骨肌影像诊断技巧丛书

关注获取 免费视频

骨折
脱位
损伤

U0239990

影像诊断及治疗图解

〔日〕须藤启广 主编

韩 冰 郎 宁 主译

袁慧书 主审

北京科学技术出版社

著作权合同登记号　图字：01-2023-4810

图书在版编目（CIP）数据

骨折　脱位　损伤:影像诊断及治疗图解/(日)须藤
启广主编；韩冰、郎宁主译.――北京:北京科学技术
出版社,2024.8
　　ISBN 978-7-5714-3217-1

Ⅰ.①骨… Ⅱ.①须… ②韩… ③郎… Ⅲ.①骨折—
影像诊断—图解②关节脱位—影像诊断—图解 Ⅳ.
①R683.04-64②R684.704-64

中国国家版本馆CIP数据核字（2023）第162858号

责任编辑：尤玉琢		电　　话：0086-10-66135495（总编室）
文字编辑：仲小春		0086-10-66113227（发行部）
责任校对：贾　荣		印　　刷：北京顶佳世纪印刷有限公司
责任印制：吕　越		开　　本：787 mm × 1092 mm　1/16
封面设计：申　彪		字　　数：300 千字
出 版 人：曾庆宇		印　　张：20
出版发行：北京科学技术出版社		版　　次：2024年8月第1版
社　　址：北京西直门南大街16号		印　　次：2024年8月第1次印刷
邮政编码：100035		
网　　址：www.bkydw.cn		
ISBN 978-7-5714-3217-1		

定　　价：250.00元

编者名单

■ 主编

须藤启广　三重大学大学院医学系研究科骨外科学

■ 编者（按章节排序）

宫村　岳　尾鹫综合医院骨科

山田淳一　三重大学大学院医学系研究科骨外科学

竹上德彦　三重大学大学院医学系研究科骨外科学

明田浩司　三重大学大学院医学系研究科骨外科学

福田亚纪　铃鹿回生医院骨科

国分直树　铃鹿中央综合医院骨科

川村豪伸　主体会医院骨科

里中东彦　市立伊势综合医院骨科

小狱和也　铃鹿回生医院骨科

辻井雅也　三重大学大学院医学系研究科骨外科学

浅野贵裕　市立伊势综合医院骨科

森田哲正　铃鹿回生医院骨科

平田　仁　名古屋大学医学系研究科手外科

牧野祥典　铃鹿回生医院骨科

森本政司　济生会松阪综合医院骨科

浅沼邦洋　三重大学大学院医学系研究科骨外科

森川丞二　伊势红十字会医院骨科

松田　理　桑名市综合医疗中心骨科

吉川智朗　永井医院骨科

北尾　淳　三重县综合医疗中心骨科

千贺佳幸　三重大学大学院医学系研究科骨外科学

西村明展　三重大学大学院医学系研究科体育骨外科学

中空繁登　铃鹿回生医院骨科

伊东直也　伊势红十字会医院骨科

序　言

想必许多实习医师一开始在急诊值班时都接诊过骨折、脱位和损伤的患者吧？针对这种情况，日本厚生劳动省要求各医院建立一个指导体系，以保证实习医师能够通过电话或其他方式向主管或高级医师反馈情况。然而，在临床实践中，当患者被送到急诊时，第一时间联系到的往往是实习医师，在经过问诊、体格检查和辅助检查等一系列操作之后，实习医师才会向主管医师或高级医师进行反馈。因此，这也意味着实习医师必须简要地掌握骨折、脱位和损伤的基础知识及基本的治疗方法。

《骨科医师培训手册》在"一般教育的 12 个目标"中指出，受训者应该能够"具有处理肌肉、骨骼和关节急症及创伤的基本医疗技能"。此外，在"创伤（急诊）的行为目标之一"中指出，受训者应该能够"列出骨折和脱位的类型，并描述患者的临床情况和给出治疗方案"。在所有的骨科创伤治疗中，实习医师至少应该具有治疗 5 例以上病例的经验。

《骨折　脱位　损伤：影像诊断及治疗图解》于 2005 年首次出版发行，书中列出的丰富的彩色照片和插图能够让初学骨科创伤疾病初步治疗的人犹如亲临临床治疗的现场，是一本非常实用的书籍。2010 年出版的修订版也深受读者欢迎，现在已经更新以反映当前的临床实践，目的是建立新的标准。自修订版出版以来，已经过去了十年时间，为此我们结合了当前的临床实践经验，在本书中以建立新标准为宗旨而进行了更新。

本书针对实习医师和专培医师可能遇到的骨折、脱位和损伤病例，提供了基本知识以及以保守治疗为主的基本治疗方法，并尽可能地提供丰富的照片、图表和视频，以直观的形式加以展示并说明，使初学者易于理解。同时，在适当的位置专门设置了注意专栏，提醒读者注意容易犯错和误解的要点，以及提示专栏，专门记载术语解释和补充信息，以加深读者的理解。此外，在 X 线片上用箭头等清楚地标明了该检查结果，并利用网络视频以易于理解的方式对一部分治疗方法进行了讲解。本书的作者都是在创伤外科领域执业的骨科医师，因此此书中包含了更新和更先进的信息。我们相信，这本书不仅能够对实习医师和专培医师有所帮助，而且对物理治疗师、护士和急救人员同样有所帮助。

最后，我们要感谢羊土社编辑部的编辑们，感谢他们在本书的修订过程中投入的热情和辛勤的工作。

须藤启广

2020 年 9 月

目录

4 下　肢

骨折·脱位·损伤

影像诊断及治疗图解

骨折、脱位和损伤的基本知识

宫村 岳

定义

● 骨折的定义

骨折是指骨骼在解剖学上发生的连续性中断，通常是由超过骨骼自身强度的外力所引起的。

● 脱位的定义

脱位是指关节的运动被迫超出了生理范围，导致关节面之间失去了正常的位置关系。

● 损伤的定义

损伤是指在与脱位相同的损伤机制下，部分关节囊或韧带受损，但关节保持了适应性（正常的位置关系）。

分类

骨折的分类

根据原因分类

● 创伤性骨折

创伤性骨折是指强大的外力施加在正常骨骼上造成的骨折。骨折可能发生在受到外力的部位（直接外力）或远离受到外力的部位（间接外力）。

● 病理性骨折

病理性骨折是指由于全身性疾病或局部疾病导致骨的强度下降，由不会引起骨折的轻微外力造成的骨折。全身性疾病包括成骨不全、骨佩吉特（paget）病、多发性骨髓瘤和淀粉样变性等，而局部疾病包括恶性肿瘤的骨转移、原发性骨肿瘤（骨肉瘤、内生软骨瘤、骨囊肿等）和骨纤维异常增生症。

● 疲劳性骨折

疲劳性骨折是指通常不会导致骨折的轻微外力反复施加在正常的骨骼时发

生的骨折。由运动导致的疲劳性骨折多发于胫骨，其中行军骨折特指发生在跖骨上的疲劳性骨折。

● **脆性骨折**

　　与正常骨骼相比，脆性骨折患者的骨骼整体强度低下，当发生从站立姿势跌倒或受到比跌倒更小的外力负荷时即可引起骨折。骨质疏松症、佝偻病/骨软化症、长期透析、糖尿病和类风湿关节炎等均有可能造成此类骨折。与骨质疏松症有关的脆性骨折最常发生于椎体、股骨近端、桡骨远端和肱骨近端。

根据骨折线的走行和形状分类

　　根据骨折线的走行和形状，可以将骨折分为 6 种类型（表 1.1.1）。

表 1.1.1 ◆ **根据骨折线的走行和形状分类**

	a. 横行骨折	b. 斜行骨折	c. 螺旋形骨折	d. 粉碎性骨折	e. 压缩性骨折	f. 撕脱性骨折
分类						
特征	骨折线与骨的短轴线的角度呈 30° 以下	骨折线与骨的短轴线的角度呈 30° 以上	由扭转外力引起的，具有螺旋形骨折线的骨折	骨折部位碎裂成多个骨碎片，主要骨碎片之间没有接触	骨的长轴方向受到压迫，使骨骼因受到压缩而变形	肌肉的收缩，导致附着在肌肉上的部分骨被扯断

根据骨折部位分类

　　根据骨折部位可以将骨折分为 5 种类型（表 1.1.2）。

表 1.1.2 ◆ **根据骨折部位分类**

骨干骨折	干骺端骨折	骨骺骨折	骨折脱位	关节内骨折（骨软骨骨折）

注：引自参考文献 1）。

> **提示**　在长骨骨折中，这种分类是最简单和最常用的，但有些部位的骨折有特定的名称，如股骨颈骨折或胫骨平台骨折。

根据骨折部位是否与外界相通分类

● **闭合性骨折**

闭合性骨折是指骨折部位没有开放性伤口，且骨折部位不与外界相通的骨折。

● **开放性骨折**

开放性骨折是指骨折部位有开放性伤口，且骨折部位与外界相通的骨折。与闭合性骨折相比，开放性骨折出血更多，感染率更高，且更容易形成假关节，因此在治疗中需要更加小心。此类骨折一般按 Gustilo 分型进行评估（表 1.1.3）。

表 1.1.3 ◆ 开放性骨折的分型（Gustilo 分型）

Ⅰ型	● 开放性伤口 < 1 cm，且无污染
	● 通常是简单形状的骨折，如横行骨折或斜行骨折
Ⅱ型	● 开放性伤口 > 1 cm，但没有广泛的软组织损伤或瓣状创伤
	● 骨折通常是横行骨折或斜行骨折，即使是粉碎性骨折，也是轻度而简单的类型
ⅢA型	● 不论开放性伤口大小，有广泛的软组织撕脱和瓣状创伤，但骨折处可以用软组织覆盖
ⅢB型	● 有广泛的软组织损伤，伴有骨膜撕脱，有明显的污染
ⅢC型	● 开放性伤口可大可小，伴有动脉损伤需要修复

> **提示** 闭合性骨折和开放性骨折有时也被称为简单性骨折和复杂性骨折，但由于容易混淆，所以现在几乎不使用这种叫法。

脱位的分类

● **脱位（完全脱位）**

关节面失去了正常的位置关系，完全互不接触的脱位。

● **半脱位**

关节面失去了正常的位置关系，但仍保持部分接触的脱位。

● **骨折脱位**

伴有关节面骨折或关节内骨折的脱位。

损伤的分类

因为损伤的治疗方案主要取决于韧带损伤的程度，所以通常根据韧带损伤的程度来进行分类（表 1.1.4）。

表 1.1.4 ◆ 损伤的分类

1级	仅韧带纤维有轻微的损伤，韧带没有发生断裂
2级	韧带部分断裂
3级	韧带完全断裂

症状

骨折、脱位和损伤都会引起不同程度的疼痛、肿胀和功能障碍。此外，还会伴随以下症状。

骨折的症状

可以诊察到四肢畸形、异常活动和碎裂声及异常姿势，还应注意并发症（详见下文并发症）。

脱位的症状

在受伤的关节中可以诊察到异常的活动范围受限或畸形的肢位。

损伤的症状

如果是韧带完全撕裂的情况，可以诊察到关节不稳定。

并发症

骨折的并发症

● 创伤性休克

创伤后立即发生的休克往往是由出血引起的低血容量性休克（失血性休克），如骨盆骨折的失血量为 2~3 L，股骨骨折的失血量约为 1 L。需要注意的是，即使是发生在上肢或小腿的骨折，但如果是多处骨折，也可能造成失血过多。如果经快速补液 1~2 L 后休克仍未改善，则应进行输血。在引起休克的创伤中，单一部位的损伤相对罕见，应怀疑机体其他部位也存在损伤，特别是胸腔内或腹腔内出血。

● 血管损伤

血管损伤有两种类型：由直接外力引起的损伤和由骨碎片引起的损伤。特别值得关注的是与膝关节周围骨折合并的腘窝动脉损伤，以及与肩关节周围骨折合并的腋窝动脉损伤。因为血流的中断会导致受伤部位远端的坏死，所以必须尽快恢复血液循环。

● 神经损伤

典型的例子包括肱骨髁上骨折引起的正中神经麻痹（虽然相对罕见，但也可能发生桡神经和尺神经麻痹），受伤后应立即确认是否存在神经麻痹，如肱骨干骨折引起的桡神经麻痹和腓骨头骨折引起的腓神经麻痹。

● 肺栓塞（PE）和深静脉血栓（DVT）

在骨折治疗期间，由于患者需要卧床休息和外固定，很容易发生静脉功能不全。下肢骨折时更容易发生静脉功能不全，主要危险因素包括高龄、长期卧床、肥胖、糖尿病、下肢静脉曲张和血栓病史等。静脉血栓特别容易发生在比目鱼肌，而急性肺栓塞（pulmonary embolism，PE）更容易在创伤或手术后 3 周内发生。急性深静脉血栓（deep vein thrombosis，DVT）和 PE 通常都没有症状。如果一位骨折患者在下床后立即倒下，并伴有呼吸困难和胸痛，那么首先要考虑急性 PE，同时还要考虑心肌梗死和肺部疾病。有症状的 PE 患者可因呼吸衰竭和循环衰竭而死亡。因此，预防 DVT 对需要卧床休息的骨折患者来说是非常重要的。

● **脂肪栓塞综合征**

脂肪栓塞综合征是最严重的全身性并发症之一，特别容易发生在合并骨盆或下肢骨折的多发性创伤中。最初的症状是发热和心动过速，大约 50% 的病例在前胸、腋下和结膜出现出血点。胸部 X 线片可见"暴风雪"样阴影 (snow storm shadow)。如果在急性期不采取适当的治疗措施则会危及患者生命，死亡率为 10%~20%。在日本，鹤田等医师制定的诊断标准（表 1.1.5）被普遍使用。

表 1.1.5 ◆ 脂肪栓塞综合征的诊断标准

主要标准	1. 出血点（包括视网膜变化）
	2. 呼吸系统症状及胸部 X 线表现
	3. 无头部外伤史但出现脑部和神经系统症状
次要标准	1. 低氧血症（$PaO_2 < 70$ mmHg）
	2. 血红蛋白值降低（<10 g/dl）
参考标准	1. 心动过速
	2. 发热
	3. 尿液中混有脂肪滴（脂肪尿）
	4. 血小板减少
	5. 红细胞沉降率过高（血沉加快）
	6. 血清脂肪酶水平升高
	7. 血液中含有游离脂肪滴

注：至少有 2 项主要标准
1 项主要标准，4 项以上的次要标准和参考标准 ｝临床诊断

0 项主要标准，1 项次要标准，4 项参考标准→疑似症状。

● **筋膜间隔综合征和缺血性挛缩**

筋膜间隔综合征是一种被较无弹性的筋膜包围的筋膜间隔（compartment）内压力增加后，肌肉和神经在缺血状态下发生变性和坏死，最终导致肌肉瘢痕化的综合征。该综合征往往是由骨折处的深层动脉不完全闭塞、出血进入筋膜间隔和肌肉组织水肿引起的。它最常见于小腿和前臂，其中前臂屈肌群的缺血性挛缩被称为福尔克曼挛缩（Volkmann 挛缩），可能继

发于儿童肱骨髁上骨折。

- **脱位**

骨干骨折可能会合并周围关节的脱位。例如，尺骨干骨折伴桡骨头脱位的孟氏骨折（Monteggia 骨折）（图 1.1.1），或桡骨干骨折伴桡尺远端关节脱位的盖氏骨折（Galeazzi 骨折）。为了避免漏诊脱位，发现骨干骨折时，必须确认是否上下两个关节都拍摄了 X 线片。

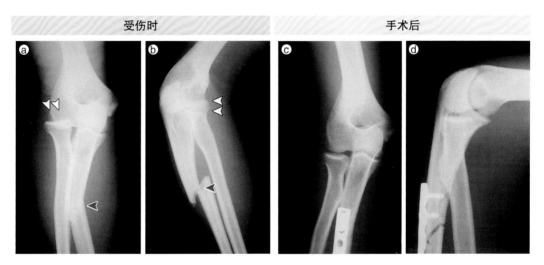

受伤时　　　　　　　　　　　　手术后

图 1.1.1 ◆ Monteggia 骨折

　　图为一名 20 多岁的男性受伤时的右肘关节 X 线片。在正位片（a）和侧位片（b）中，能够看到明显的尺骨骨干骨折（▶），正位片中可见桡骨头脱位（▷），侧位片中进一步显示了向前脱位（▷）。手术后的右肘关节 X 线正位片（c）和侧位片（d）显示，骨折和脱位都得到了复位。

脱位的并发症

- **软组织损伤**

除了骨折本身会造成神经和血管损伤外，移位的骨头也可能造成皮肤、血管和神经的损伤。虽然与骨折造成的损伤相比脱位造成的损伤发生率较低，但有时髋关节后脱位会造成坐骨神经麻痹，以及肩关节前脱位会造成腋神经麻痹。

- **骨折**

脱位合并关节周围骨折的情况并不少见，称为骨折脱位。

- **陈旧性脱位**

若脱位后未进行复位，且持续 2~3 周以上，称为陈旧性脱位。在这种情况下，通常无法进行徒手复位，而当徒手复位困难时，就需要进行有创的复位手术。

● 反复性脱位

反复性脱位是指经受过创伤性脱位后，在相对较轻的外力或关节运动下，关节反复脱位的一种情况。最常发生于肩关节。

损伤的并发症

与骨折和脱位相比，损伤很少发生严重的并发症。

■ 参考文献

1）「標準整形外科学　第 14 版」(井樋栄二，他 / 編)，医学書院，2020
2）「The Fracture Classification Manual」(Gustilo RB)，Year Book Medical Pub，1991
3）鶴田登代志：脂肪塞栓症候群 病態生理から診断，治療まで. 臨床麻酔，10: 1357–1363，1986

骨折、脱位和损伤的检查与诊断方法

宫村　岳

问诊

问诊时应详细询问直接导致发病的原因，如果怀疑是骨折，注意要询问患者是否有可能导致骨脆性增高的病史。如果怀疑是脱位或损伤，须询问患者同一部位过去是否曾发生过脱位或损伤，这也有助于诊断。

体格检查

详见第 5 页"症状"。识别压痛点对于确定受伤的确切部位很重要。

影像学检查

在所有骨折、脱位和损伤的病例中，普通 X 线片等影像学检查对于明确诊断和制订治疗方案是必不可少的。首先，拍摄普通 X 线片，以确定是否有骨折或脱位及其他状况。普通 X 线片必须至少从 2 个方位拍摄。如果单凭普通 X 线片不能做出诊断，可以考虑增加 CT 或 MRI 检查（详见"骨折影像学诊断的关键点和误区"）。对于损伤的患者，在通过 X 线片确认没有骨折或脱位后，还要进行应力位 X 线检查以确定韧带损伤的程度（图 1.2.1）。

由于超声检查具有费用低、时间短等优点，常被用于评估韧带、肌肉和肌腱等软组织的状况。超声检查在一定程度上还可以了解组织特性和血流状态，以及进行动态评估。因此，超声检查不仅可以用于诊断，还可以用于检查受损组织在治疗过程中的修复情况（图 1.2.2）。

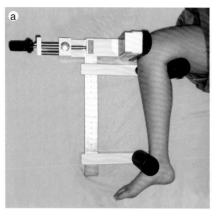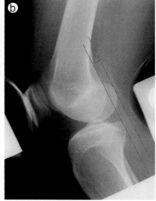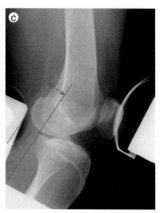

图1.2.1 ◆ 使用 telos SE® 的应力位 X 线片

应力位 X 线检查是徒手或使用能够施加恒定外力的仪器，在制动方向上对被检查的韧带施加压力并拍片。图中病例为左膝前交叉韧带损伤，使用 telos SE®（Aimedic MMT 公司生产）对双膝施加前抽屉应力，并拍摄侧位片（a）。X 线片显示，与正常的右膝（b）相比，左膝（c）胫骨向前移动的距离更大。

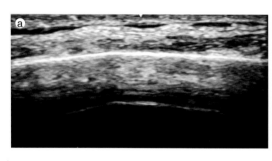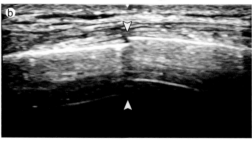

图1.2.2 ◆ 超声检查（肋骨骨折）

a. 正常情况下，骨皮质保持连续性。

b. 发生骨折时，中央部分的骨皮质不连续（▷）。

骨折影像学诊断的关键点和误区

拍摄方位和追加 X 线记波摄影

特别是对于踝关节和腕关节，仅在 2 个方位（正位、侧位）拍摄可能观察不到骨折线。在这种情况下，除了正位、侧位 2 个方位外，还应考虑增加双斜位拍摄（图1.2.3）。X 线记波摄影对判断椎体骨折等是否有新鲜骨折也非常有帮助（图1.2.4）。

与健侧比较

对于左右对称的骨骼，要另外拍摄健侧的 X 线片与患侧的 X 线片进行比较。尤其是对怀疑有骨折的儿童，由于骨折线有时会与骺线混合，所以原则上最好同时拍摄左右两侧的影像（图1.2.5）。

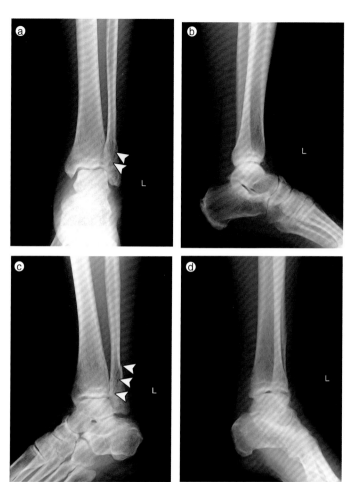

图1.2.3 ◆ 4个方位的X线片
（左足外侧踝关节骨折）

　　a. 仔细观察后，在正位片中也可以找到骨折线（▷）。

　　c. 在外斜位片中，可以确定伴有移位的骨折线（▷）。

　　b, d. 在此病例中，侧位片和内斜位片中很难找到骨折线。

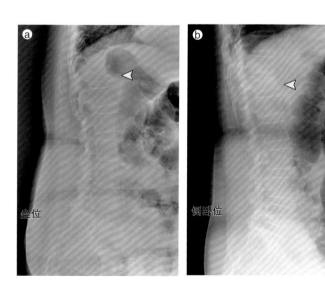

图1.2.4 ◆ X线记波摄影（第12胸椎椎体骨折）

　　相较侧卧位（b），坐位（a）时椎体高度更低，可以判断为新鲜骨折。

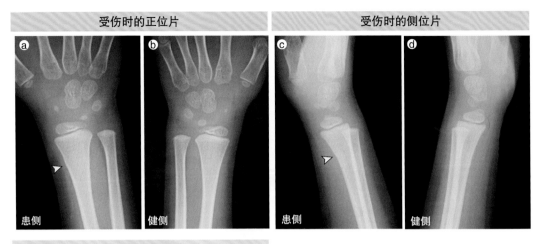

受伤时的正位片	受伤时的侧位片

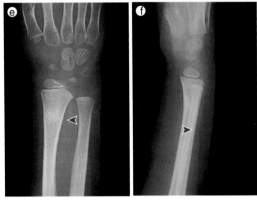

图 1.2.5 ◆ 不满 10 岁的男孩，桡骨青枝骨折

在受伤时的正位片中，患侧（a）观察不到明显的骨折线，但与健侧（b）相比，皮质有轻微的隆起状畸形（▷）。同样，在侧位片中，与健侧（d）相比，患侧（c）可表现出皮质畸形（▷）。受伤 4 周后，正位片（e）和侧位片（f）都能清晰地显示出骨愈合的实变（▶）。

骨皮质和骨小梁不连续

如果骨皮质和骨小梁的连续性被破坏，即使没有较大移位或明显的骨折线，也可以诊断为骨折（图 1.2.6）。

位置关系异常

骨折的骨碎片很小，很容易被漏诊，但通过将患侧与健侧进行对比来发现骨骼间的位置关系不同，也可以做出骨折诊断（图 1.2.7）。

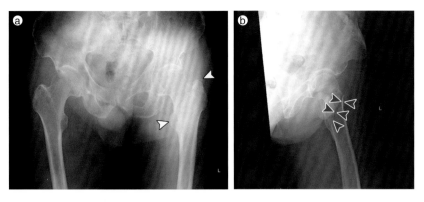

图 1.2.6 ◆ 骨皮质和骨小梁不连续（左侧股骨转子骨折）

　a. 两侧髋关节的正位片，在骨折部位的两端，可以观察到骨皮质不连续（▷）。

　b. 左侧蛙式（Lauenstein）位片，可以观察到与骨折部位一致的骨小梁（▶）紊乱。

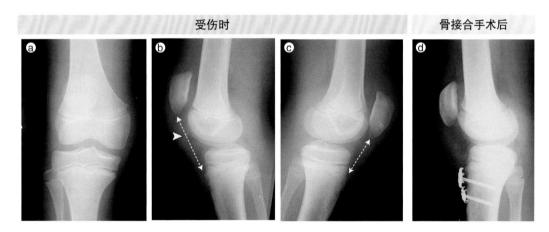

图 1.2.7 ◆ 十几岁的男孩，右侧胫骨粗隆撕脱性骨折

　在患侧的 X 线正位片（a）中，骨折线并不明显，但在侧位片（b）中，可以看到髌骨处于比健侧（c）更高的位置（即高位髌骨，patella alta）。此外，仔细观察可以看到，患侧的侧位片显示存在一个从胫骨粗隆撕脱的骨碎片（▷）。图 d 是骨接合手术后的侧位片，已经观察不出高位髌骨。

▌异常软组织阴影

　　　即使没有大的移位或明确的骨折线，也可以通过周围软组织阴影的异常来诊断骨折（图 1.2.8）。

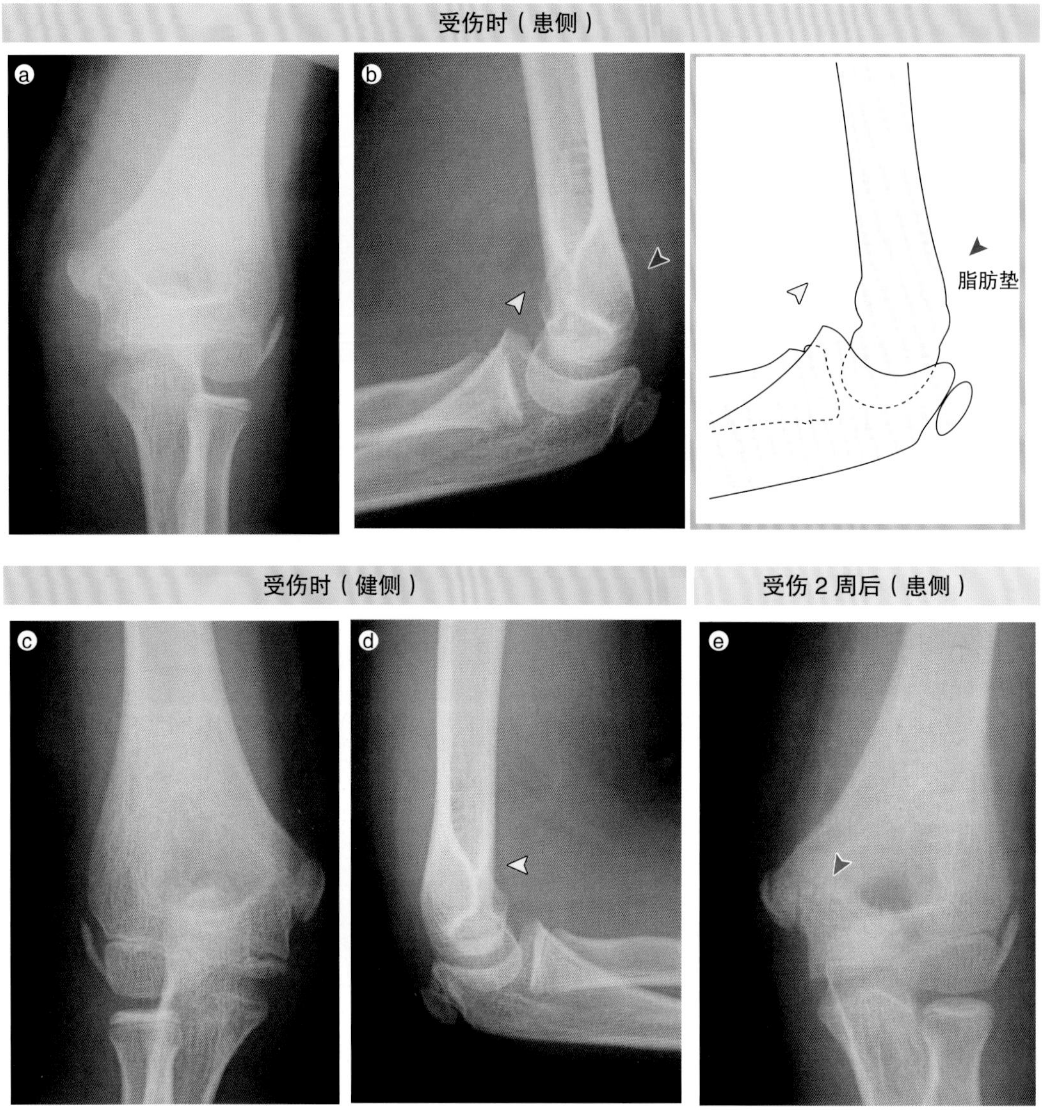

脂肪垫

受伤时（健侧）　　受伤 2 周后（患侧）

图1.2.8 ◆ 十几岁的女孩，左侧肘关节内骨折

　　在受伤当天的左侧肘关节 X 线片中，无论是正位片（a）还是侧位片（b），都未显示明显的骨折线，与右侧肘关节的正位片（c）和侧位片（d）相比，也没有发现明显的骨影异常。但是，当观察软组织阴影时，与右侧位片（d）相比，在左侧位片（b）中，可发现肘关节前的脂肪组织的透亮区（脂肪垫，fad pad）向近端移动（▷），出现了后部脂肪组织的透亮区，这是正常情况下看不到的（▶）。这些阴影的变化代表了关节囊有肿胀，这种情况可以证明关节内骨折导致关节内出血。图 e 是受伤 2 周后的左侧肘关节正位片，显示肱骨内上髁上有明显的骨折线（▶）。这些脂肪组织的透亮区的阴影变化被称为脂肪垫移位征（displaced fat pad sign），可以帮助诊断骨折。

CT和MRI检查

有时，普通 X 线检查无法明确的骨折线，可以通过 CT 或 MRI 检查确认（图 1.2.9）。

> **提示**　尽管近年来 CT 和 MRI 等影像学检查取得了显著进步，但依然可通过普通 X 线片获得大量信息，所以骨折的影像学诊断基本上还是借助普通 X 线片。

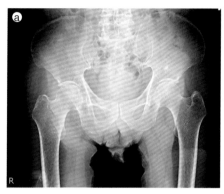
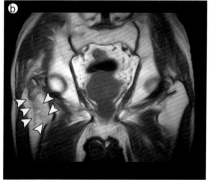

图 1.2.9 ◆ 采用MRI检查（右侧股骨转子间骨折）

a. 通过普通 X 线片无法明确辨别骨折线。

b. 通过 MRI 在转子处可观察到骨折线（▷）。

查看拍摄区域内的所有骨骼影像

当出现明显的骨折时，拍摄者的注意力很容易被其吸引，从而忽略了邻近的合并骨折（图 1.2.10）。因此，要养成查看拍摄区域内所有骨骼影像的习惯。

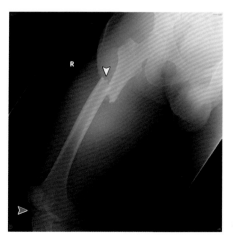

图 1.2.10 ◆ 确认合并骨折的情况

右侧股骨干骨折（▷）明显，同时合并右侧髌骨骨折（▶）。

骨折、脱位和损伤的治疗方法

宫村 岳

初步治疗

RICE 疗法是一种在现场对骨折、脱位和损伤及挫伤患者实施急救的经典方法（图 1.3.1）。RICE 是 "休息（rest）、冰敷（ice）、压迫（compression）、抬高（elevation）" 的英文首字母缩写，在受伤后的前期应该进行这些处理以尽量减少继发性炎症。此外，如果观察到患者有开放性伤口出血时，则应在该部位实施压迫法止血。当进行及时和恰当的治疗时，要牢记除了关注受伤部位的局部状况外，也应注意不要让全身状态发生恶化。

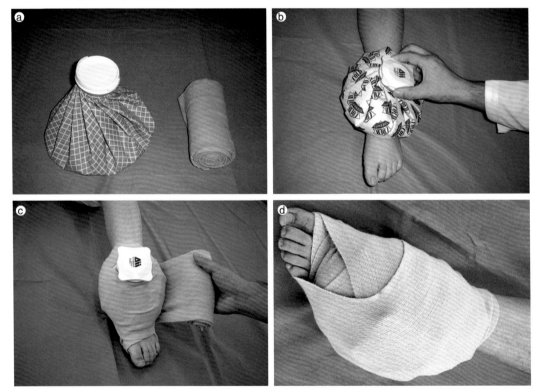

图 1.3.1 ◆ 踝关节扭伤的 RICE 疗法

a. 准备一个装满冰水的冰袋和一个弹性绷带。

b. 发生扭伤后，应停止体育活动，将冰袋敷在患处，做降温处理。

c. 用弹性绷带将冰袋固定于患处，并进行压迫。

d. 如果可能的话，仰卧位将足部抬高至高于心脏的位置。

骨折的治疗

骨折的治疗目标是在标准时间内使骨骼以良好的形态愈合，且不留有功能障碍。骨折的治疗原则：①复位；②固定；③康复治疗。

复位

复位是指将骨折处的移位尽可能地恢复到正常的人体解剖学位置。复位操作大致可分为无创复位和有创复位。无创复位包括徒手复位和牵引两种方式。

徒手复位

进行徒手复位时，必须先通过 X 线片掌握骨折线的走行或移位情况，并充分考虑到肌肉、韧带和其他因素的影响。在通常情况下，徒手复位应在肿胀恢复之前进行，即在受伤后 6 小时内，施以适当的麻醉并在 X 线透视监测下进行。盲目和暴力的复位或坚持无创操作，可能会对血管和神经造成二次损伤，所以一定要谨慎对待。

牵引

牵引有两个目的：逐步修复骨折的移位，并保持复位位置。由于牵引的时间限制和固定力薄弱，最终往往改为采取内固定或外固定的方法。牵引有两种类型：间接牵引（图 1.3.2）和直接牵引（图 1.3.3、1.3.4）。一般来说，间接牵引适用于 5 岁以下的儿童，对于年龄更大的患者则需要采用直接牵引。

固定

外固定

外固定是一种从体外固定骨折部位的方法。使用胶布、铝板或钢丝夹板的固定，虽然方法简单方便，但在固定性上稍差（图 1.3.5~1.3.7）。最近，常用的是由合成纤维和水固化性树脂制成的外部固定材料（石膏板，plastic gips cast）。原则上，固定部位应包括骨折骨上方和下方的关节（图 1.3.8）。

内固定

内固定是一种通过手术在体内放置固定材料来固定骨折部位的方法。内固定的材料包括钢板、髓内钉、螺钉和钢丝（图 1.3.9）。如果通过内固定实现了牢固的固定，患者就可以尽早积极地开始功能恢复训练，但也有发生感染和出血等并发症的风险，因此在判断适应性和进行手术操作时应谨慎。

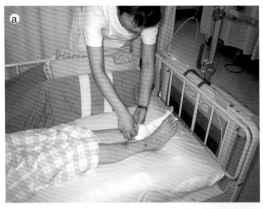
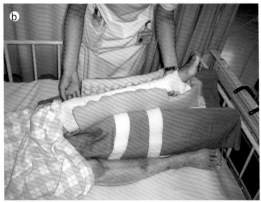
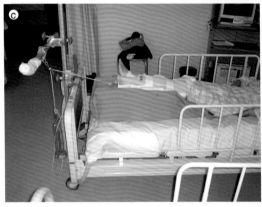

图 1.3.2 ◆ 股骨颈骨折的间接牵引

　　a. 从患侧足部到膝关节套上筒形绷带。

　　b. 套上海绵筒，并放置在架子上。

　　c. 系紧绑带，开始用重锤牵引。

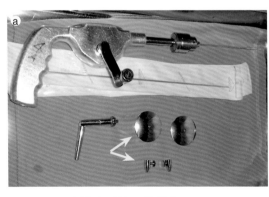
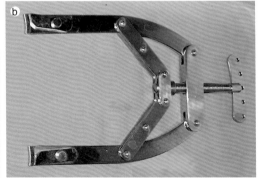

图 1.3.3 ◆ 直接牵引使用的器具

　　a. 清洁并准备好 Kirschner 钢丝、手摇钻和卡子（ ⟶ ）。

　　b. 钢丝张力弓可以不做无菌处理。

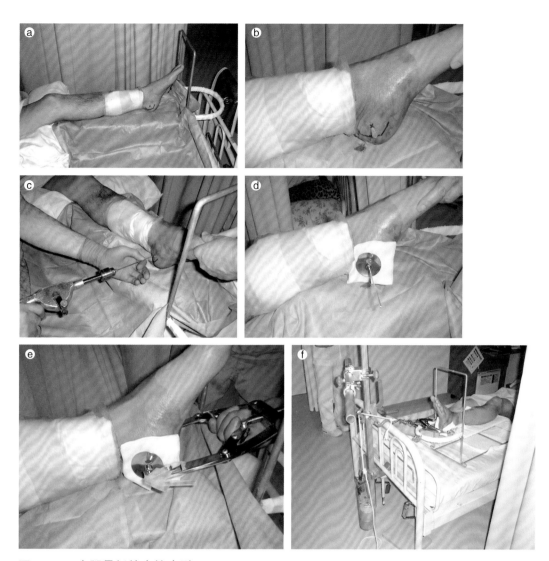

图 1.3.4 ◆ 小腿骨折的直接牵引

a. 将患侧的小腿放在 Braun 型架子上。

b. 对足跟周围的区域进行消毒，并对跟骨的钢丝钻入点（照片中的 X 标记）和钢丝钻出点周围的皮肤进行局部麻醉。

c. 用手摇钻头钻入 Kirschner 钢丝。

d. 装上纱布和卡子。

e. 装上张力弓，并将 Kirschner 钢丝的多余部分剪断或弯曲，使其不具有危险性（图中是套上了注射器的针帽）。

f. 最后施加重锤并开始牵引。原则上，跟骨的钢丝应从内侧钻入，以避免损伤胫骨后动脉和胫神经。具体来说，在距离内踝顶端约两横指的位置，将 Kirschner 钢丝从其后方垂直钻入跟骨。

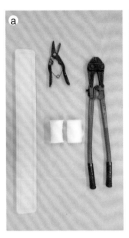
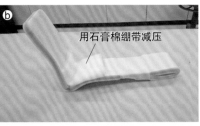
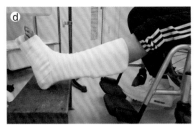
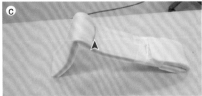

用石膏棉绷带减压

图 1.3.5 ◆ 小腿夹板的制作方法

　　a. 准备好夹板、石膏棉绷带、弹性绷带和各种剪切框架的工具。

　　b. 将夹板做成足部与小腿呈约 90° 的形状，剪掉多余的部分并翻折，只留下海绵部分。足跟部位容易发生压疮，所以最好是多折几层石膏棉绷带来缓解压力。

　　c. 去掉一个或几个最可能碰到足跟的框架（▶）会更安全。

　　d. 用弹性绷带将夹板固定在患肢上，就此完成。

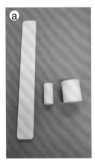
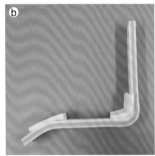
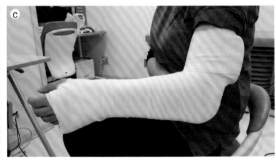

图 1.3.6 ◆ 上肢夹板的制作方法

　　a. 准备与制作小腿夹板相同的材料。

　　b. 将肘关节屈曲约 90°，并将腕关节略微向尺侧偏。如果上臂部分过长，可以剪掉或弯曲翻折。在肘关节和腕关节处放置石膏棉绷带，以防止形成压疮。

　　c. 用弹性绷带将夹板固定在患肢上，就此完成。

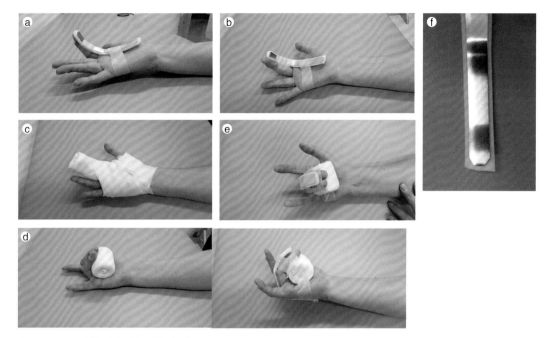

图 1.3.7 ◆ 手指夹板的制作方法

a. 示指受伤时，根据手指的大小将夹板弯曲成形，将其固定在掌侧。

b. 将固定好的夹板与相邻的中指绑在一起，以提高牢固性。

c. 在手指上缠绕弹性绷带予以保护，就此完成。

d. 无须使用夹板，只需握紧绷带就可以起到一定程度的固定作用。图示为中指或环指受伤的情况。

e. 在手掌背侧使用夹板，可以实现更加稳固的效果。最后，通过握住一个弹性绷带来提供保护。

f. 截断夹板时，应将断端的两个角稍微剪掉一点。

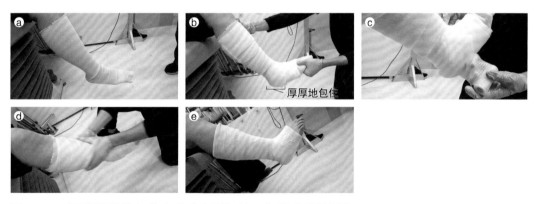

图 1.3.8 ◆ 石膏绷带的包扎方法（小腿远端，如踝关节骨折）

a. 套上筒形绷带。

b. 用石膏棉布绷带包扎。将足跟和两踝厚厚地包住，以防止局部形成压疮。在上面缠绕纸质绷带，以稳定形状，并在切割时保护皮肤不被石膏切割器的热量烫伤。包扎完毕后，请一名助手协助保持肢位。

c. 从远端位置开始包扎石膏绷带。足跟部位很容易松动，应将绷带折叠加固，最好是将绷带纵向折叠。

d. 包扎完毕后，通过塑形保持肢位。

e. 将筒形绷带的两端翻折，用胶带或其他材料进行固定，就此完成。

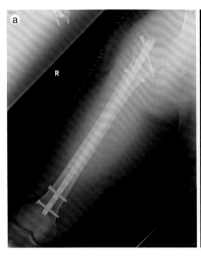
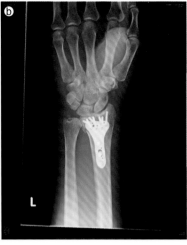

图1.3.9 ◆ 内固定

　　a. 右侧股骨干骨折的髓内钉固定。

　　b. 左侧桡骨远端骨折的钢板固定。

康复治疗

　　康复治疗的目标是通过早期的关节活动和力量训练，使患者运动功能恢复到受伤前的状态。骨折的康复治疗应在受伤后尽早开始。原则上，即使采用石膏固定进行治疗，患者也应在石膏固定期间立即开始肌肉的等长运动，以防止发生失用性肌萎缩。

开放性骨折的治疗

　　开放性骨折的治疗具有高度的紧迫性和特殊性，因此需要采取一系列的措施。开放性骨折越严重，则越需要多样化和具体化的治疗方法，而不能仅限于常规治疗。

稳定全身状态

　　因开放性骨折的患者往往具有高能量的损伤机制，容易合并其他器官的损伤，所以医师要牢记这一点——需对患者进行全身状态检查。根据症状，可能需要对患者采取各种抢救措施，如清理气道、吸氧、输液和输血等。本节不做详述，请参考相应的指南和参考书，如《日本高级创伤评估和护理》（*Japan Advanced Trauma Evaluation and Care*，JATEC）。

全身使用抗菌药

　　在开放性骨折中，感染率高于皮下骨折，所以患者在伤后有必要尽早全身使用抗菌药；在 Gustilo 分型 Ⅰ 型或 Ⅱ 型（详见表 1.1.3）中伤口轻度污染的情况下，可使用一般的抗菌药，如第一代头孢菌素类。如果是 Gustilo 分型 Ⅲ 型中伤口严重污染的情况，则应选择广谱抗菌药。

伤口处理（清创）

应用大量的生理盐水彻底清洗伤口，以清除挫伤或污染的软组织和游离的小骨碎片，然后切除伤口边缘。如果是在受伤后 6~8 小时（黄金时间），且在伤口可以顺利缝合的情况下，应放置引流管并缝合皮肤。如果无法进行缝合，或者受伤后经过了太长时间，则应保持伤口开放的状态，仅做覆盖处理，以后再进行软组织重建。

骨折的处理

原则上，不在受伤当天进行内固定，但如果判断开放性伤口较小且基本无污染，则可以在受伤当天进行内固定。通常情况下，在受伤当天只对骨折实施伤口外固定（图 1.3.10）或外固定，在确定没有感染后，再进行内固定手术。

软组织重建

对于 Gustilo 分型 Ⅲ C 型患者和截肢患者，需要紧急进行血供重建。在需要进行大范围清创的病例中，必须对缺失的组织进行重建。近年来，"Fix and Flap"（图 1.3.11）技术，即在受伤后的早期阶段同时进行最终的内固定和皮肤移植术已成为理想的治疗方法，但由于对外科医师的技术有一定的要求，且同时需要几个科室之间的配合协作，所以只有部分医院可以实施。

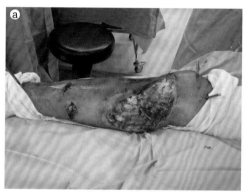
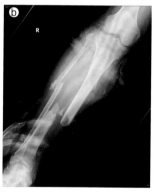
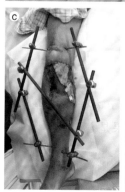
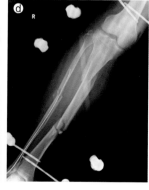

图 1.3.10 ◆ **伤口外固定（右侧胫腓骨干开放性骨折）**

a、b. 伴有广泛皮肤缺损的开放性骨折。

c、d. 伤口外固定术后。一般采用人工真皮覆盖皮肤缺损处，不过近年来的趋势是避免采用人工真皮覆盖开放性骨折，因为这样做可能使感染加剧。

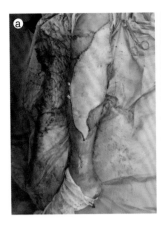
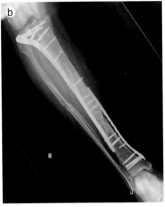

图 1.3.11 ◆软组织重建

与图 1.3.10 为同一病例。

a. 皮肤缺损处用背阔肌皮瓣覆盖。

b. 术后 X 线片。胫骨用钢板固定，腓骨用髓内钉固定。

脱位的治疗（图1.3.12）

如果患者经 X 线片诊断为脱位，应尽快进行复位。复位的方法取决于关节的形态和脱位的发生机制。因为强行复位的操作可能导致新的骨折出现，所以如果有必要，可以使用麻醉药来缓解疼痛和肌肉紧张，然后对脱位的患肢实施牵引。复位后，通常要进行 2~3 周的外固定，使关节囊等软组织得以修复。在陈旧性脱位或脱位性骨折等徒手复位困难的情况下，则需要进行有创复位。

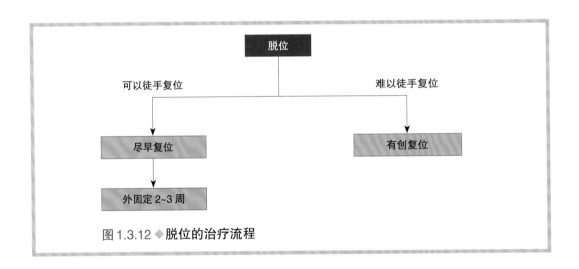

图 1.3.12 ◆脱位的治疗流程

损伤的治疗（图1.3.13）

损伤的治疗方案取决于损伤的严重程度，即韧带损伤的程度。因此，通过体格检查、应力位 X 线检查、超声检查、MRI 和关节镜检查来评估韧带的损伤情况是很重要的。一般来说，如果韧带完全撕裂，通常需要进行手术治疗或牢固的外固定，如石膏固定。如果只是部分撕裂，需要用合适的绷带或石膏固定2~4周。如果韧带没有撕裂，那么需要用贴布或弹性绷带固定2周以内。

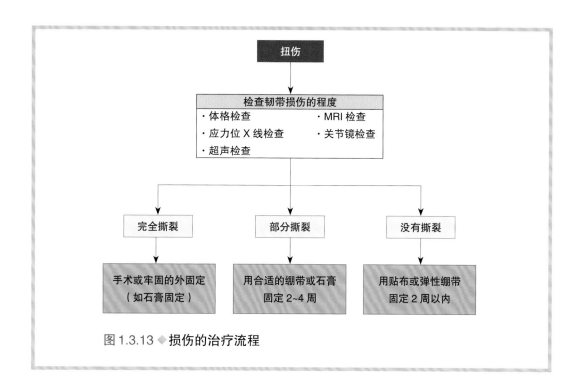

图1.3.13 ◆ 损伤的治疗流程

2 脊柱

2.1 颈椎

上颈椎损伤

山田淳一

由于齿突骨折或创伤性枢椎滑脱（Hangman 骨折）的发生率很高，且神经系统症状往往很轻微，所以上颈椎损伤是最常被漏诊的脊柱损伤之一。在重症病例中，颈部脊髓损伤可能会导致患者呼吸和循环系统功能衰竭，因此需要特别注意。

创伤的概述

由于寰椎没有椎体，枢椎有向上突出的齿突，所以寰枢椎活动为颈椎旋转提供了约 60% 的活动范围。上颈椎损伤包括寰椎骨折（图 2.1.1）、枢椎骨折、寰枕关节后脱位和寰枢椎脱位，但齿突骨折（图 2.1.2）和 Hangman 骨折（创伤性枢椎滑脱）（图 2.1.3）更为常见，特别是齿突骨折，是最常见于 65 岁以上人群的颈椎骨折。

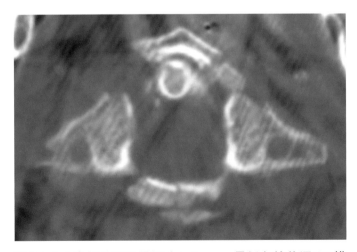

图 2.1.1 ◆寰椎前后弓骨折（Jefferson 骨折）的普通 CT 横断面影像

可以看到寰椎前弓和后弓的爆裂性骨折。

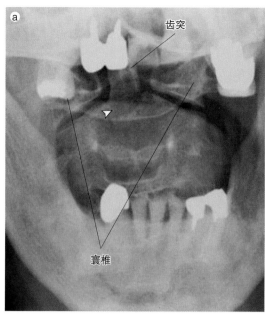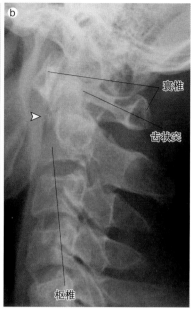

图2.1.2 ◆ 齿突骨折的普通X线片

　　a.颈椎开口正位片，骨折部位（▷）。

　　b.颈椎中间侧位片，骨折部位（▷）。

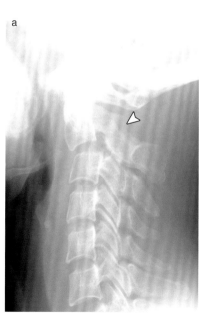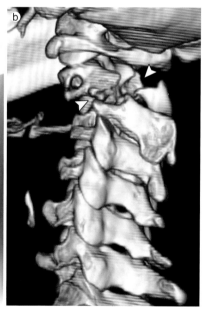

图2.1.3 ◆ Hangman骨折（伴枢椎脱位）

　　枢椎椎弓骨折，可以看到枢椎上下关节突之间的骨质连接区发生了骨折（▷）。

　　a.侧位X线片。

　　b.3D CT。

症状

　　发生上颈椎的脊髓损伤后，不仅会合并四肢瘫痪，还会并发呼吸肌麻痹，这往往是致命的，并且患者可出现到院前心肺功能停止（dead on arrival, DOA）。在一般情况下，上颈椎所特有的大面积椎管往往会使脊髓症状表现的比较轻微。如果患者出现严重的头颈部疼痛、颈椎旋转障碍、枢椎棘突压痛、托腮支撑头部的姿势、自主运动时抬头困难等情况，则应怀疑上颈椎损伤（表 2.1.1）。对患者的检查应采取仰卧位（即使是步行而来的患者，也应采取仰卧位），并检查患者自主运动时是否能够抬头，以及枢椎棘突是否有压痛。检查患者有无神经系统的症状，如四肢瘫痪等神经系统的表现也很重要。

表2.1.1 ◆ 强烈怀疑上颈椎损伤的症状

- 严重的头颈部疼痛和颈椎旋转障碍
- 枢椎棘突压痛
- 托腮支撑头部的姿势
- 自主运动时抬头困难

影像学检查和诊断

　　通过 X 线检查开口位正位片和中立位侧位片来诊断。在侧位片中，对颈椎在形态学上的理解（图 2.1.4）很重要。有些病例仅靠 X 线片很难诊断，如果从症状上怀疑是上颈椎损伤，则需要通过 CT 或 MRI 对颈椎损伤进行详查。尤其是送医急救的患者，当其出现无法自主抬高头部的表现时，应对其进行详细的检查。

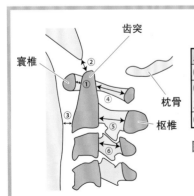

距离		
① 寰椎和齿突之间	正常在 3 mm 或以下	
② 枕骨下缘和齿突之间	正常在 5 mm 或以下	
③ 咽后间隙	正常在 7 mm 或以下	

椎管前后径平均值	
④ 寰椎	22 mm
⑤ 枢椎	19 mm
⑥ 第 3 颈椎	16 mm

图2.1.4 ◆ 颈椎侧面示意图

颈椎侧位 X 线片中的关键指标。

并发症

上颈椎损伤往往会合并头部挫伤。如果患者因头部外伤而出现意识障碍，也应关注上颈椎损伤，在进行头部 CT 检查时，应将颈椎 CT 检查包括在内。这作为先天性枢椎齿突分离（齿突小骨，os odontoideum）的鉴别诊断是非常重要的。

治疗

原则上，上颈椎损伤通常采取保守治疗，一般使用颈托或 Halo-Vest 颈椎外固定支架固定 4~8 周（图 2.1.5）。如果不能实现无创复位，对于脊髓受压的病例和出现假关节的病例，可采取手术治疗。

注意 在年轻人中，上颈椎损伤往往是由高能量创伤引起，但在老年人中，因跌倒而造成头部挫伤或颈部外伤综合征的患者可能会发生上颈椎损伤，因此必须注意。

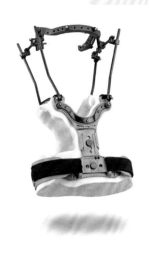 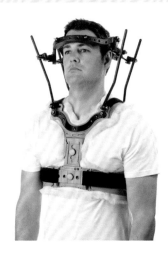

图 2.1.5 ◆ Halo-Vest 颈椎外固定支架

经许可转载自 Japan Medical Dynamic Marketing, INC。

■ 参考文献

1）Iyer S, et al: Management of Odontoid Fractures in the Elderly: A Review of the Literature and an Evidence-Based Treatment Algorithm. Neurosurgery, 82: 419-430, 2018
2）竹上謙次：上位頸椎損傷.「カラー写真でみる！骨折・脱臼・捻挫　改訂版」（内田淳正・加藤　公 / 編），pp34-35，羊土社，2010

中颈椎和下颈椎损伤

竹上德彦

第 3 颈椎及以下的损伤被称为中颈椎和下颈椎损伤。据统计，其占所有脊柱损伤的 20%~30%，是一种比较常见的颈椎损伤，其特点是脊髓损伤的并发症发生率高。根据是否存在颈椎不稳定和脊髓损伤，治疗方案有很大的不同。在脊髓损伤的病例中，防止疾病发展成神经瘫痪是很重要的。

创伤的概述

中颈椎和下颈椎损伤是一种比较常见的损伤，据估计占所有脊柱损伤的 20%~30%，其特点是脊髓损伤的并发症发生率高。根据是否存在颈椎不稳定和脊髓损伤，治疗方案有很大的不同。

症状

脊髓损伤大致分为完全瘫痪和不完全瘫痪。在不伴有脊髓损伤的病例中，颈椎疼痛、颈椎活动受限和压痛为主要症状，有时可能出现颈神经根综合征，如上肢感觉下降和肌肉无力。

影像学检查和诊断

首先确定疼痛的部位和神经系统的表现，其次进行影像学检查。

颈椎的普通 X 线片是诊断的基础（图 2.1.6）。正位片显示了棘突的排列，而侧位片则显示了椎体后缘的排列、棘突之间的距离和咽后腔的厚度。

然而，只进行普通 X 线检查可能会漏掉颈椎的骨折，所以要增加 CT 检查（图 2.1.7）；3D CT 也有助于确定损伤的形态（如骨折类型和损伤模式）（图 2.1.7d）。

当难以判断是否发生骨折时，MRI 可以提供可靠的诊断，还可以观察到椎间盘、椎间关节、棘间韧带等软组织的损伤，以及血肿和疝气（图2.1.8）。另外，如果患者存在神经系统症状，评估脊髓损伤的程度及神经系统症状（如感觉和活动障碍）的演变过程也很重要。

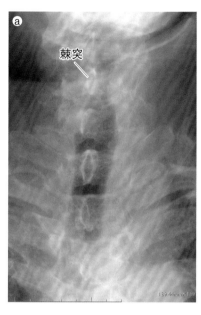

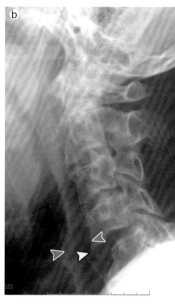

图2.1.6 ◆ 颈椎普通X线片

图 2.1.6~2.1.9 为同一病例（咽后腔：▶；脱位部位：▷）。

a. 正位片。

b. 侧位片。

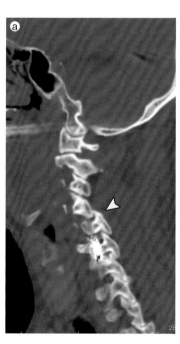

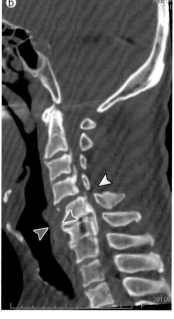

图2.1.7 ◆ 颈椎CT

可见第4~5颈椎的右侧椎间关节单侧脱位（咽后间隙：▶；脱位部位：▷）。

a. 矢状位图像（右侧）。

b. 矢状位图像（正中）。

c. 矢状位图像（左侧）。

d. 3D CT。

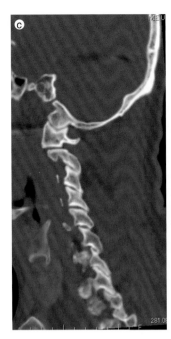

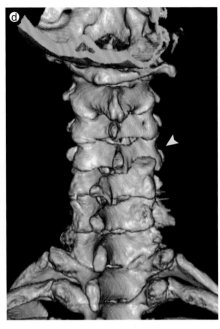

图2.1.7（续）

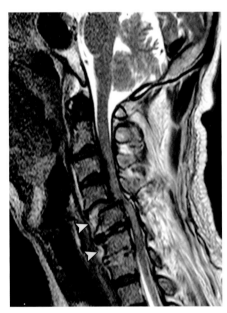

图2.1.8 ◆ 颈椎MRI T2加权矢状位图像

可见脊髓压迫，并能观察到髓内亮度的变化。
椎体前部也可见血肿（▷）。

提示 Allen 分型

Allen 分型是一种基于损伤机制，并通过普通 X 线片评估的分型系统。其可以评估受轴向压缩、屈曲、伸展和旋转及其组合应力的部位，有助于治疗方法的选择。其中，颈椎损伤被分为屈曲压缩型、垂直压缩型、牵张屈曲型、伸展压缩型、牵张伸展型 5 种类型。

> ### AO/OTA 分型
>
> AO/OTA 分型系统将颈椎损伤分为 3 种类型。即 A 型：压缩型（compression injury）；B 型：牵张型（tension band injury）；C 型：偏移型（translation），并将其进一步分为各种亚型。椎间关节损伤被归为 F 型，有无神经系统损害被归为 N 型。

注意 在颈椎 X 线侧位片中，下颈椎可能被肩部遮挡，无法确定损伤情况，因此应再增加 CT 或 MRI（图 2.1.9）检查。

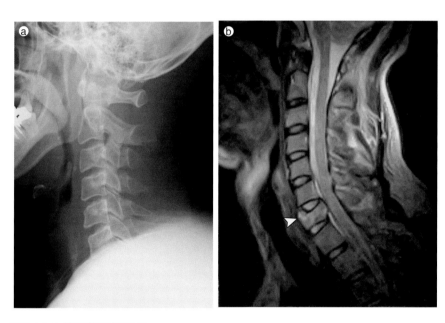

图2.1.9 ◆ 第 7 节颈椎骨折

在 X 线片中，第 7 节颈椎椎体被肩部遮挡，因此无法做出诊断，但在 MRI 中则可以很容易地做出诊断（骨折部位：▷）。

a. X 线侧位片。

b. 颈椎 MRI T2 加权矢状位图像。

并发症

颈椎损伤患者可能会合并头部创伤和胸腔损伤等症状。在脊髓损伤的情况下，由于四肢没有感觉，四肢的创伤很容易被忽略。

另外，由于颈椎损伤有时会合并椎动脉损伤，因此需通过对比增强 CT 或血管造影检查（angiography）的图像来进行评估（图 2.1.10）。

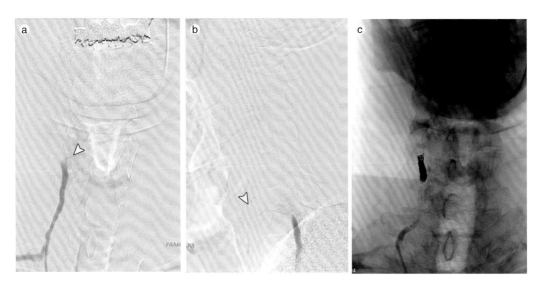

图2.1.10 ◆血管造影检查

椎动脉损伤部位：▷。

a. 正位片。

b. 侧位片。

c. 动脉闭塞后的正位片。

治疗

　　在患者有脊髓损伤的情况下，应实施全身监测，特别是呼吸系统监测，这是非常重要的。在多发性创伤的情况下，还应根据患者有无其他器官损伤，应对循环系统功能障碍（循环衰竭），如创伤性休克和失血性休克。

　　对于骨折和脱位，要采取急救措施进行颈椎固定和牵引。如果随后患者出现了脊髓损伤（瘫痪）的情况，就需要进行紧急手术（图2.1.11）。

　　有创的固定术适用于不稳定型的损伤，而无关乎是否存在瘫痪。根据损伤的形态，从前部、后部或前后部使用钢钉进行牢固的内固定（图2.1.12）。

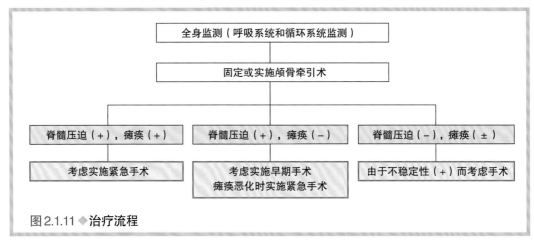

图2.1.11 ◆治疗流程

受伤时	颈椎后路融合手术后	
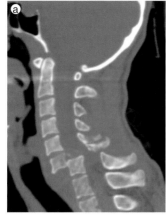	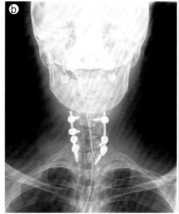	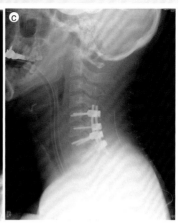

图2.1.12 ◆ 第6颈椎脱位性骨折的后路融合术

a. CT 矢状位图像。

b. 正位 X 线片。

c. 侧位 X 线片。

对于适合保守治疗的患者，可使用颈椎固定支架或护具（颈托或 Halo-Vest 颈椎外固定支架）（图 2.1.13、2.1.5）。然而，近年来，随着脊柱内固定（spinal instrumentation）术的改进，以及以患者尽早回归社会为目的的手术的开展，保守治疗的适应证范围已经在逐步缩小。

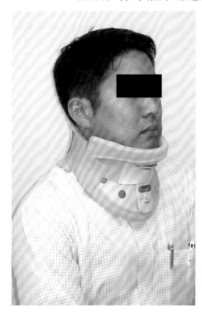

图2.1.13 ◆ 颈托

费城颈托：可限制约一半的颈部活动范围。

■ 参考文献

1）Meinberg EG, et al: Fracture and Dislocation Classification Compendium–2018 J Orthop Trauma, 32 Suppl 1: S1–S170, 2018

2）「カラー写真でみる！ 骨折・脱臼・捻挫　改訂版」（内田淳正・加藤　公／編），pp37–41，羊土社，2010

外伤性颈部综合征

明田浩司

外伤性颈部综合征是指由交通事故和跌倒等外部压力引起的颈部综合征。患者除了颈部疼痛外，还会出现各种症状，也被称为颈椎扭伤和颈椎过伸性损伤（挥鞭伤，WAD）。据研究报道，大约 50% 的病例在受伤 1 年后症状仍然存在。

创伤的概述

外伤性颈部综合征一般被认为是颈椎软组织的损伤。它被定义为一种综合征，是颈椎和神经系统受到创伤后的结构学和神经学上的后果，可伴有各种运动和神经系统的异常，以及精神神经学和耳科学上的视觉平衡功能障碍。外伤性颈部综合征的症状通常可在 1~2 周内改善，但据报道约有 50% 病例的症状可能延续至受伤后 1 年。

症状

外伤性颈部综合征患者可出现颈椎疼痛、神经根症状、脊髓症状、头痛和自主神经症状（如头晕、耳鸣、面部和上肢感觉障碍等）。即使患者在受伤后没有立即出现症状，也可能在受伤后 1~3 天出现。

分类

诊断时，根据 QTF 给出的分级法（表 2.1.2）对 WAD 患者进行评估。其中，1 级和 2 级对应于外伤性颈部综合征，3 级和 4 级对应于外伤性颈部脊髓功能损伤。

表 2.1.2 ◆ QTF 的 WAD 分级法

等级	临床表现	推测的病理学表现和临床症状
0	● 无颈椎不适 ● 体格检查无异常	—
1	● 颈椎疼痛、僵硬和压痛 ● 体格检查无异常	● 显微镜下的颈部肌肉和韧带损伤 ● 不足以引起肌肉痉挛 ● 受伤后超过 24 小时就诊
2	● 颈椎不适 ● 关节活动范围（ROM）减少 ● 有压痛	● 颈椎扭伤、软组织内出血 ● 软组织挫伤导致的肌肉痉挛 ● 受伤后 24 小时内就诊
3	● 颈椎不适 ● 神经系统异常（如感觉障碍、肌肉无力、深腱反射异常）	● 神经组织损伤 ● 受伤后 2~3 小时内就诊 ● 伴有神经系统症状的关节活动范围（ROM）受限
4	● 颈椎不适 ● 有脊柱脱位和骨折	● 脊柱和神经组织严重挫伤和损伤

注：QTF 指加拿大魁北克汽车保险协会所属的魁北克工作组（quebec task force）；WAD 指颈部挥鞭伤（whiplash-associated disorders）。

治疗

患者受伤后应休息 2~3 天；QTF 的 WAD 分级法建议从受伤后 3 天开始进行早期运动治疗。关于是否需要使用颈托，目前还没有统一的意见。非甾体抗炎药（NSAID）应在急性期（受伤后 2~3 周）使用，而肌肉松弛药和抗抑郁药则用于症状转为慢性期的情况。

注意 对于颈椎外伤，观察患者的症状、体格检查和影像学（颈椎普通 X 线片、CT 和 MRI）表现是非常重要的，如果怀疑有颈椎和神经组织损伤，应咨询脊柱外科医师。

■ 参考文献

1）寒竹　司，田口敏彦：頸部外傷性症候群の診療．脊椎脊髄，29: 437-442, 2016
2）「むちうち損傷：診断と治療」（Cesarani A，他／著，遠藤謙次，他／監訳），シュプリンガー・フェアラーク東京，2000
3）米　和徳，他：外傷性頸部症候群における発生と疫学と最新の統計．整形・災害外科，52: 129-138, 2009
4）Spitzer WO, et al: Scientific monograph of the Quebec Task Force on Whiplash-Associated Disorders: redefining "whiplash" and its management. Spine (Phila Pa 1976), 20: 1S-73S, 1995

颈脊髓损伤

山田淳一

当外伤患者肢体发生运动性麻痹时，应怀疑其发生了脊髓损伤。近年来，随着老年人无骨折脱位型颈髓损伤和高能量创伤引起的颈脊髓损伤不断增加，其处理方式也有很大的不同。

创伤的概述

颈脊髓损伤是指由于外伤造成的颈部脊髓损伤。颈脊髓损伤大致可分为两类：颈椎骨折伴脊髓损伤（图 2.1.14）和无骨折脱位型颈髓损伤（图 2.1.15）。

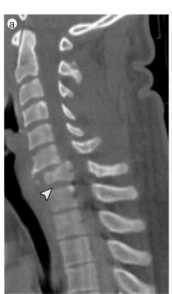

图2.1.14 ◆ 颈椎骨折伴脊髓损伤（颈椎骨折脱位）。

CT 矢状位图像 CT（a）显示伴有第 7 颈椎骨折脱位（▷），MRI STIR 影像（b）显示 C6~C7 的脊髓损伤（▶）。

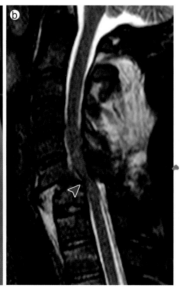

图2.1.15 ◆ 无骨折脱位型颈髓损伤

颈椎 MRI T2 加权成像显示，由于中颈椎的椎间盘突出，硬膜受到压迫，同一部位的脊髓有一个 T2 高信号区（▷）。

颈椎骨折伴脊髓损伤

颈椎骨折伴脊髓损伤是指伴有颈椎骨折或脱位的颈髓损伤，主要是由高能量的创伤造成的，如跌倒或道路交通事故。

无骨折脱位型颈髓损伤

无骨折脱位型颈髓损伤是指不伴有骨折或脱位的颈髓损伤。因颈椎病或后纵韧带骨化导致颈椎管狭窄的患者，在摔倒后面部挫伤致使颈椎过度伸展时，往往会造成这种损伤。当道路交通事故引起的外伤性颈椎综合征出现上肢神经症状时（如中枢性脊髓损伤），也可能包括无骨折脱位型颈髓损伤。

症状

颈髓损伤患者可出现上肢和下肢的感觉障碍和运动障碍，表现出的症状因脊髓损伤的程度而异。在上颈椎损伤的情况下，有时会出现呼吸障碍。在严重的病例中，可能会出现循环障碍（神经性休克，如低血压和心动过缓）。

检查和诊断

肢体肌力可通过徒手肌力评定（manual muscle test，MMT）进行评估（表2.1.3、2.1.4）。如果肢体 MMT 分级为 0 且感觉丧失，通过直肠检查确认肛门括约肌的收缩和肛门周围有无感觉是很重要的。完全瘫痪是指损伤水平面以下的所有神经区域的感觉和运动神经麻痹，包括骶骨脊髓区域。如果保留了少量的功能，则被认为是不完全瘫痪。

表2.1.3 ◆ MMT 分级标准

数值得分		肢体部位	徒手阻力	参考运动范围
5	N（normal）	抗重力位	最大阻力	全范围可活动
4	G（good）	抗重力位	中等阻力	全范围可活动
3	F（fair）	抗重力位	不施加阻力	全范围可活动
2	P（poor）	免负荷位	无	
1	T（trace）	免负荷位	无	有轻微肌肉收缩，但不能引起关节活动
0	0（zero）	无肌肉收缩和关节运动		

表2.1.4 ◆ 按高位划分的上肢运动障碍

高位	运动
C4	肩胛骨抬高
C5	肘部屈曲
C6	腕关节背屈
C7	肘部伸展
C8	手指屈曲
T1	手指外展

评估脊髓损伤的程度时，可采用 Frankel 分级标准（表 2.1.5）和美国脊髓损伤协会（American Spinal Injury Association，ASIA）推荐的损伤量表（表 2.1.6，图 2.1.16）。

首先采用颈椎普通 X 线片（2 个方位）和颈椎 CT 来评估骨折情况，然后通过 MRI 来确认脊髓损伤的程度，这是非常重要的。如果发现爆裂性骨折或脱位，应立即咨询脊柱外科医师。即使不考虑是由低能量创伤造成的骨折，也应通过 MRI 确认脊髓损伤的情况。受伤的脊髓在 MRI（T2 加权成像）上可呈高信号（图 2.1.15）。

表 2.1.5 ◆ Frankel 分级标准

A	无知觉及运动功能（完全麻痹）
B	有部分知觉，但无运动功能
C	有部分知觉，但运动功能不全（不能步行）
D	有部分知觉，但运动功能不全（可以步行）
E	运动功能与知觉基本正常，可能存在病理反射

注：根据参考文献 1）编制。

表 2.1.6 ◆ ASIA 功能障碍标准

A（complete）	骶段（S4~S5）无任何感觉或运动功能
B（incomplete）	神经损伤平面以下包括骶段 S4~S5 有感觉，但无运动功能
C（incomplete）	神经损伤平面以下存在运动功能，大部分关键肌肌力在 MMT 3 级以下
D（incomplete）	神经损伤平面以下存在运动功能，大部分关键肌肌力在 MMT 3 级或以上
E（normal）	感觉或运动功能正常

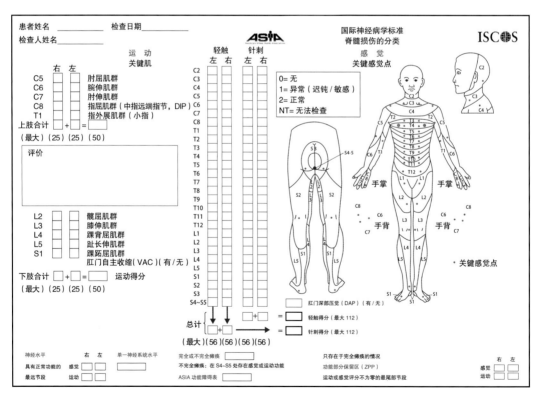

图 2.1.16 ◆ 美国脊髓损伤协会（ASIA）的神经系统评估

引自参考文献 2）和 3）。

> **注意** 由于有些四肢瘫痪的病例保留了骶骨的功能（即骶残留，sacral sparing），所以对于怀疑完全瘫痪的病例，检查骶骨功能（肛门括约肌力量和肛周感觉）是很重要的。

并发症

高能量的创伤可能伴随头部创伤、内部器官损伤和四肢创伤，必要时还需要控制因神经性休克导致的心动过缓和因大量出血导致的低血压。

治疗

如果诊断为脊髓损伤，应立即检查患者呼吸状况、心脑血管状况和神经麻痹的程度。由于颈髓损伤伴有骨折和脱位时可能需要进行紧急手术，所以一定要咨询脊柱外科医师。进行紧急手术的目的是消除脊髓压迫因素和实现脊柱稳定。

对于无骨折脱位型颈髓损伤，通常采取保守治疗。受伤后的患者应马上卧床休息或佩戴颈托进行局部制动，然后逐步进行离床训练、步行训练和康复训练。目前，没有任何证据显示药物治疗脊髓损伤有很好的效果。

> **提示** 目前研究人员正在研究和开发各种治疗急性脊髓损伤的方法。除了使用粒细胞集落刺激因子（granulocyte-colony stimulating factor，G-CSF），肝细胞生长因子（hepatocyte growth factor，HGF）的临床试验外，也有报道称人类（自体）骨髓间充质干细胞的再生医学对颈髓损伤患者有疗效。

■ 参考文献

1）竹上謙次：下位頸椎損傷.「カラー写真でみる！骨折・脱臼・捻挫 改訂版」（内田淳正・加藤 公／編），p37，羊土社，2010

2）Frankel HL, et al: The value of postural reduction in the initial management of closed injuries of the spine with paraplegia and tetraplegia. Spinal Cord, 7: 179-192, 1969

3）American Spinal Injury Association: International Standards for Neurological Classification of Spinal Cord Injury, revised 2011: Atlanta, GA. Reprinted 2011

4）The American Spinal Injury Association: International standards committee updates (https://asia-spinalinjury.org/wp-content/uploads/2019/04/ASIA-ISCOS-IntlWorksheet_2019.pdf)

5）Inada T, et al: Multicenter prospective nonrandomized controlled clinical trial to prove neurotherapeutic effects of granulocyte-colony stimulating factor for acute spinal cord injury: analyses of follow-up cases after at least 1 year. Spine (Phila Pa 1976), 39: 213-219, 2014

6）Kitamura K, et al: Application of Hepatocyte Growth Factor for Acute Spinal Cord Injury: The Road from Basic Studies to Human Treatment. Int J Mol Sci, 20: doi:10.3390/ijms20051054, 2019

7）Morita T, et al: Intravenous infusion of mesenchymal stem cells promotes functional recovery in a model of chronic spinal cord injury. Neuroscience, 335: 221-231, 2016

2.2 胸椎和腰椎

胸椎和腰椎椎体骨折

竹上德彦

胸椎和腰椎骨折是指脊柱前部元素受到周围的压迫引起的骨折，可由跌倒和交通事故创伤引起，也可因骨质疏松症由轻微的外力造成。基本的治疗方法是采取保守治疗，但如果有延迟愈合或脊髓瘫痪的并发症，则要进行手术。本节主要讨论的是骨质疏松性骨折。

创伤的概述

胸椎和腰椎骨折是指脊柱前部元素受到周围的压迫引起的骨折，可由跌倒和交通事故创伤引起（图 2.2.1）。在患者患有骨质疏松症的前提下，通常会发生由轻微外力（跌倒造成的纵向压应力）引起的脆性骨折，这种骨折在日常诊疗中会经常遇到（图 2.2.2）。椎体骨折是最常见的骨质疏松性骨折。

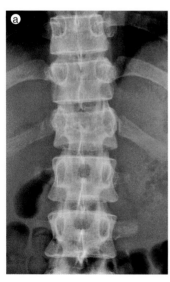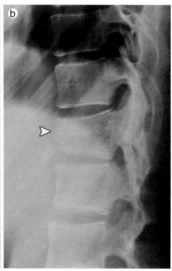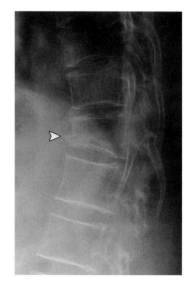

图 2.2.1 ◆ 第 12 胸椎椎体骨折

20 多岁的男性，在第 12 胸椎处可以观察到椎体楔形变（▷）。

a. 正位片。

b. 侧位片。

图 2.2.2 ◆ 骨质疏松症导致的第 12 胸椎椎体骨折（侧位片）

70 多岁的女性，在第 12 胸椎处可以观察到椎体楔形变（▷）。

症状

腰背部疼痛往往因身体活动而加重。然而,许多骨质疏松性骨折是没有症状的,因此应注意患者是否存在脊柱神经系统症状,如下肢症状和膀胱直肠功能障碍等。

> **提示** **与骨折有关的术语**
>
> 陈旧性骨折:由椎体在某个时间点的变形程度确定的骨折。
>
> 新增骨折:通过比较两个时间点的 X 线片确定的骨折,是发生在两个时间点之间的骨折。
>
> 新鲜骨折:在急性期(受伤后 4 周内)发生的骨折。
>
> 临床骨折:新增骨折中伴有临床症状(如疼痛)的骨折。
>
> 隐匿性骨折:无法通过 X 线片确定的骨折,主要通过 MRI 或核素骨显像诊断。
>
> 延迟愈合:受伤后 3~6 个月骨折端仍未连接愈合。
>
> 假关节:受伤后 12 个月骨折端仍未愈合的状态。

检查和诊断

对主诉腰痛(不管有无明显的损伤机制)的患者进行腰椎普通 X 线检查,包括胸腰椎的过渡区。

检查方法有定量评估(quantitative measurement,QM)法(图 2.2.3)和半定量评估(semiquantitative method,SQ)法(图 2.2.4)。

然而,通过普通 X 线片不一定能够清楚地判断是新鲜骨折还是陈旧性骨折。比较仰卧位和站立位(或坐位)的侧位 X 线片,可以辅助诊断椎体变形(图 2.2.5)。

图2.2.3 ◆定量评估(quantitative measurement,QM)法

如果 C/A 或 C/P 比值小于 0.8(鱼形椎体),或者 A/P 比值小于 0.75(楔形椎体)时,则判定为椎体骨折。在椎体高度整体降低(扁平椎体)的情况下,如果待判椎体的上部或下部的 A、C、P 降低 20% 以上,则定义为椎体骨折。根据参考文献 1)编制。

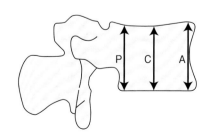

等级	类型			椎体高度	椎体面积
	楔形椎体	鱼形椎体	扁平椎体		
0= 正常 （无椎体骨折）	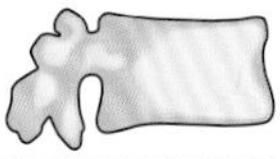			—	—
1= 轻度骨折	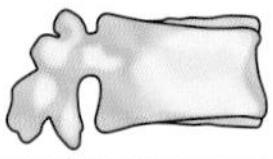	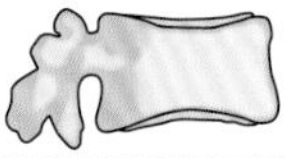	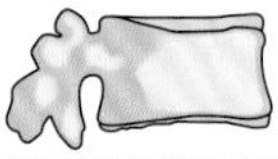	降低 20%~25%	减少 20%~25%
2= 中度骨折	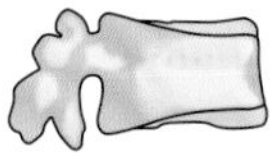	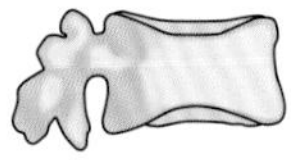	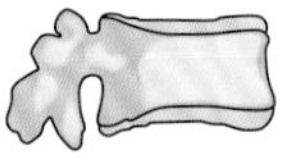	降低 25%~40%	减少 25%~40%
3= 重度骨折	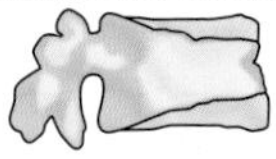	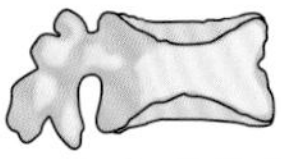	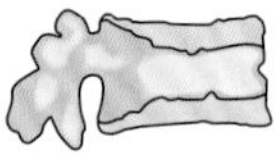	降低 40% 以上	减少 40% 以上

图2.2.4 ◆ 半定量评估（semiquantitative method，SQ）法

分类等级为 0~3 级，级别为 1 级或以上时诊断为椎体骨折。根据参考文献 2 ）编制。

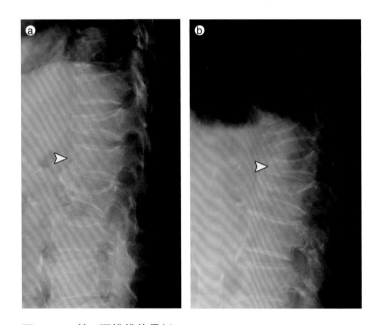

图2.2.5 ◆ 第 1 腰椎椎体骨折

普通 X 线侧位片，显示椎体变形（▷）。经修改后转载自参考文献 3 ）。

a. 仰卧位。

b. 坐位。

另外，MRI 是骨折早期诊断中最准确的影像学方法（图 2.2.6）。

AO/OTA 分型是一种结合了形态学和神经学的分型标准（图 2.2.7）。从

形态学上看，骨折分为 3 种类型：压迫性损伤（A 型），伴随前方或后方部位

受损但无移位（B 型），以及在任意方向有移位或无移位但软组织的支持完全失效（C 型），每种类型都有其相对应的等级，还可根据神经系统症状进一步分型（N0~4）。

本节所描述病例的椎体骨折对应的分型是 A1 型，其他病例详见下文"胸椎和腰椎爆裂性骨折"。

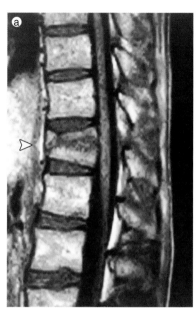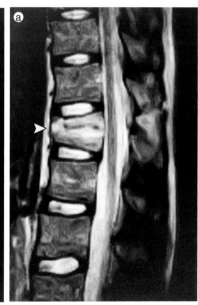

图 2.2.6 ◆ 第 12 胸椎椎体骨折的MRI

第 12 胸椎处可见椎体呈楔形（▷）。

a. T1 加权成像。

b. T2 加权成像。

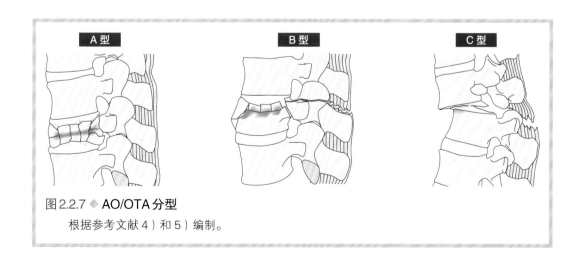

图 2.2.7 ◆ AO/OTA 分型

根据参考文献 4）和 5）编制。

鉴别诊断和并发症

应该加以鉴别的疾病包括转移性脊柱肿瘤、脊柱结核病和化脓性脊柱炎。如果患者既往有癌症病史或发热的情况，应怀疑骨折是由肿瘤或感染性疾病引起的。

另一个重要的并发症是由假关节引起的弛缓性瘫痪。

治疗

新鲜椎体骨折治疗的主要目标是缓解疼痛和预防椎体变形及再骨折。基本上采取保守治疗，以静养、穿带矫形器（图2.2.8）或石膏固定（body cast）和药物治疗为主。关于静养的时间、静养的程度和矫形器的类型没有明确的规定。不过，尽早进行康复治疗是很重要的，特别是对于老年患者，要注意长期卧床导致的并发症，如废用综合征、压疮、肺炎和尿路感染等。

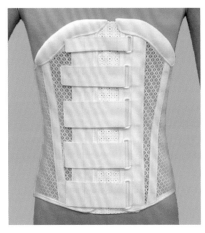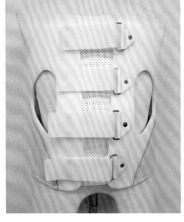

图2.2.8 ◆ 矫形器
a. 软质矫形器。
b. 硬质矫形器。
经松本假肢制造有限公司许可转载。

对于老年患者来说，在发生椎体骨折时诊断出患有骨质疏松症，开始骨质疏松症的治疗和预防继发性骨折是很重要的。患者在经历过一次椎体骨折后，未来再次发生椎体骨折的风险将上升至 3.2 倍，经历过两次椎体骨折后风险上升至 9.8 倍，经历过三次椎体骨折后风险则上升至 23.3 倍，患者死亡的风险也会随着经历骨折的次数而上升，分别为 1.3 倍、2.5 倍和 3.9 倍。

双膦酸盐类药物、选择性雌激素受体调节剂（SERM）、活性维生素 D3、抗 RANKL 抗体、甲状旁腺激素和抗硬骨素单克隆抗体已被证明可以减少椎体骨折的发生。

对于假关节引起的弛缓性瘫痪及延迟愈合病例，可以实施后方螺钉内固定术（图 2.2.9），以及前方椎间融合术等治疗方法。

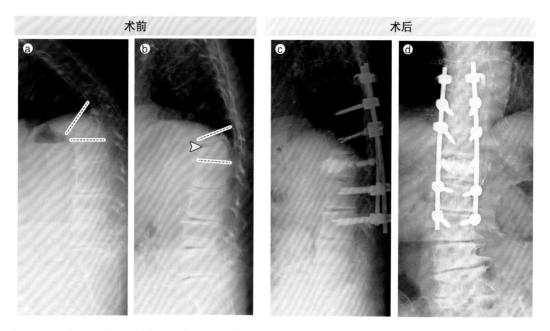

图2.2.9 ◆ **第1腰椎椎体骨折后发生假关节和脊髓损伤致不完全瘫痪的病例**

站立位和仰卧位的侧位片可以见到局部前弯角随体位的变化而变化（a和b）；在仰卧位时，可以见到椎体内有一个裂缝（▷）（b）。对患者实施后方螺钉内固定术和椎体成形术后的侧位片和正位片（c，d）。

自2011年起，手术创伤侵入性较小的球囊扩张椎体成形术（balloon kyphoplasty，BKP）在日本已被纳入医保范围（图2.2.10）。

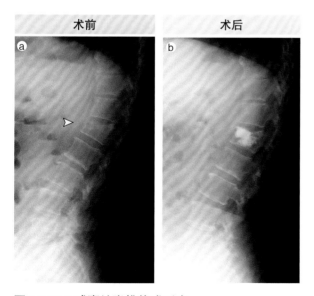

图2.2.10 ◆ **球囊扩张椎体成形术**

针对第1腰椎椎体骨折（a：▷），实施了球囊扩张椎体成形术（b）。

> **注意** 在关节强直性脊柱炎合并骨肥厚引发的椎体骨折病例中，保守治疗可能无法实现骨愈合，且可能会导致假关节或脊髓瘫痪，因此应考虑手术治疗（图 2.2.11）。

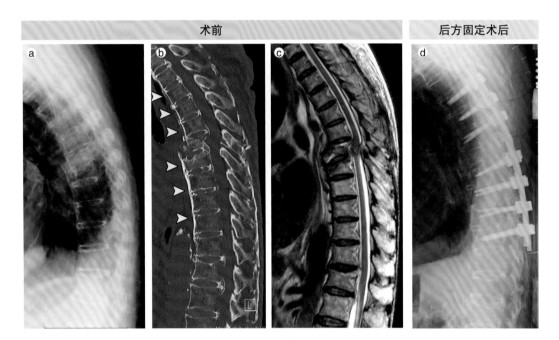

图 2.2.11 ◆关节强直性脊柱炎合并骨肥厚引发的椎体骨折病例

a. 普通 X 线侧位片。

b. 普通 CT 矢状位图像，可观察到前纵韧带的骨化（▷）。

c. 普通 MRI T2 加权像矢状位图像，可观察到骨折分级中的椎管狭窄现象。

d. 实施了脊柱后方固定术后的普通 X 线侧位片。

■ 参考文献

1）笠井裕一：圧迫骨折．「カラー写真でみる！骨折・脱臼・捻挫 改訂版」（内田淳正・加藤 公 / 編），pp42–44，羊土社，2010

2）森 諭史：椎体骨折評価基準（2012 年度改訂版）．Clin Calcium, 24: 331–338, 2014

3）Genant HK, et al: Vertebral fracture assessment using a semiquantitative technique. J Bone Miner Res, 8: 1137–1148, 1993

4）Niimi R, et al: Efficacy of the dynamic radiographs for diagnosing acute osteoporotic vertebral fractures. Osteoporos Int, 25: 605–612, 2014

5）Vaccaro AR, et al: AOSpine thoracolumbar spine injury classification system: fracture description, neurological status, and key modifiers. Spine (Phila Pa 1976), 38: 2028–2037, 2013

6）Schnake KJ, et al: AOSpine Classification Systems (Subaxial, Thoracolumbar). J Orthop Trauma, 31 Suppl 4: S14–S23, 2017

胸椎和腰椎爆裂性骨折

明田浩司

胸椎和腰椎爆裂性骨折是由于椎体受到强大的外力而引起的，可伴有椎体后壁的粉碎。如果骨碎片突入椎管内，患者会出现下肢神经症状和膀胱直肠功能障碍，因此受伤后需要尽早进行脊椎手术。

创伤的概述

由外伤引起的脊柱损伤称为脊椎骨折，包括椎体、椎间盘和韧带组织的损伤。伴随椎体后壁粉碎的椎体骨折，称为爆裂性骨折。在年轻患者中，爆裂性骨折往往是由高能量创伤引起，而在老年患者中，爆裂性骨折更容易由骨脆性增高引起。

症状

爆裂性骨折患者主诉腰背部疼痛。如果椎体后方的骨碎片突入椎管内，还可能会出现神经系统症状，且患者可出现下肢神经系统症状和膀胱直肠功能障碍。在胸腰椎过渡区有一个脊髓圆锥（图2.2.12），根据爆裂性骨折的位置，患者可能出现不同类型的神经症状（表2.2.1）。

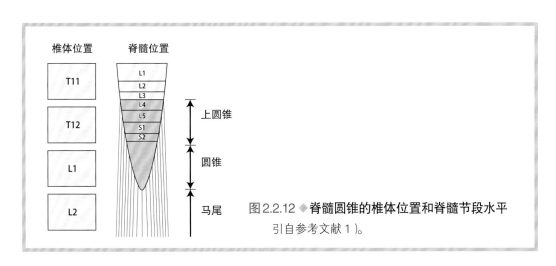

图2.2.12 ◆ 脊髓圆锥的椎体位置和脊髓节段水平（引自参考文献1）。

表2.2.1 ◆ 上圆锥、圆锥和马尾综合征在神经学上的不同症状

项目	上圆锥综合征	圆锥综合征	马尾综合征
受伤部位	T12 椎体	L1 椎体	L2 椎体及以下
障碍部位	L4~S2 节段 L2~L4 神经根	S3~Co 节段	L2 以下神经根
下肢疼痛	+	+	++
感觉障碍	主要是下肢	主要是会阴部和肛门周围	会阴部和下肢
运动障碍	下肢 （足下垂，肌肉萎缩）	无	下肢 （足下垂，肌肉萎缩）
腱反射	PTR–/+ ATR–/+	PTR+ ATR+	PTR– ATR–
病理反射 （Babinski 征）	有	无	无
膀胱直肠功能障碍	++	+++	+

注：PTR 指膝跳反射试验；ATR 指跟腱反射试验。
根据参考文献 1）编制。

检查和诊断

仔细检查患者疼痛部位及下肢和会阴部的神经系统症状（如反射、感觉和肌力）是很重要的。在影像学检查中，可通过 X 线检查椎体损伤的程度和脊椎排列的变化（图 2.2.13a、b）；通过 CT 评估椎体破坏的程度和骨碎片进入椎管内的占位情况（图 2.2.13c、d）；通过 MRI 检查脊髓、马尾和其他神经组织的压迫和损伤程度（图 2.2.13e、f）。

急救处理

患者需要卧床静养。若出现下肢神经症状和膀胱直肠功能障碍，则需要进行紧急手术治疗，因此应向脊柱外科医师进行咨询。

治疗

根据影像学检查结果对损伤类型进行分类，并根据患者神经系统症状制订治疗方案。可以在椎体后方、前方或前后方同时实施融合术（一期或二期，图 2.2.14）。即使在没有神经症状的情况下，对严重的椎体塌陷、可能残留的脊柱变形和需要尽早离床活动的病例，手术仍是首选的治疗方法。

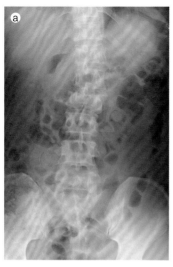

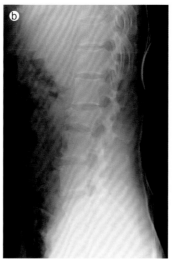

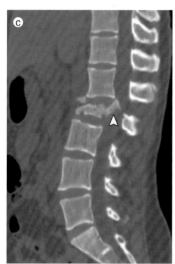

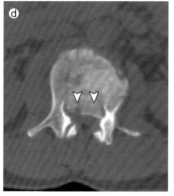

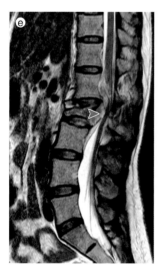

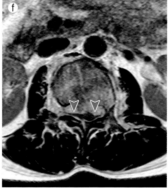

图 2.2.13 ◆ 第 2 腰椎爆裂性骨折（40 多岁的女性）

　　a、b. X 线正位片和侧位片可观察到第 2 腰椎的椎体塌陷。

　　c、d. CT 矢状位图像和 CT 横断面影像示椎体后方的骨碎片突入椎管内（▷）。

　　e、f. MRI 矢状位图像和 MRI 横断面影像示椎体后方的骨碎片突入椎管内，使硬膜（神经组织）被严重压迫（▶）。

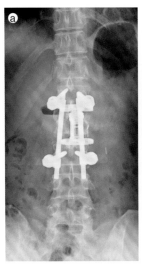
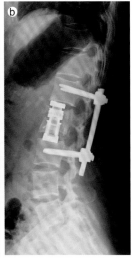

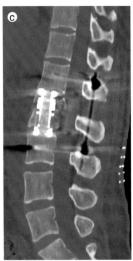
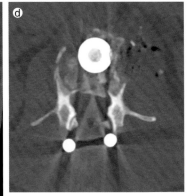

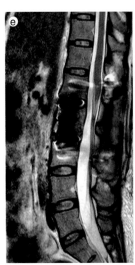
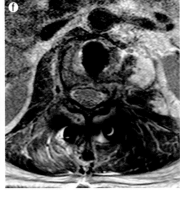

图2.2.14 ◆ 第2腰椎爆裂性骨折手术后（与图2.2.13为同一病例）

a、b. 对患者进行了二期手术治疗。X线正位片和X线侧位片可观察到从椎体后方用钢钉对骨折进行复位，之后再进行前柱重建。

c、d. CT矢状位图像和CT横断面影像示脊椎排列已得到改善，椎管内的骨碎片已被修复。

e、f. MRI矢状位图像和MRI横断面影像示椎管内的骨碎片已被修复，受压的硬膜（神经组织）已获得充分减压。

注意 在胸椎和腰椎爆裂性骨折中，患者常常会出现下肢神经症状和膀胱直肠功能障碍，通常需施以手术治疗。

■ 参考文献

1）小田　博，德橋泰明：部位別の神経学 下位胸椎，上位腰椎の神経症候. 脊椎脊髄ジャーナル，18: 419-424, 2005

锁骨骨折

福田亚纪

锁骨骨折是一种发生率很高的骨折，约占所有骨折的 5%。锁骨中央 1/3 处的骨干骨折是最常见的骨折类型，通常合并有多发性创伤。在制订治疗方案时，应考虑到患者的年龄、骨折部位、移位程度和背景资料等，对于发生延迟愈合和形成假关节风险比较高的病例，应考虑进行手术治疗。

创伤的概述

锁骨骨折往往是由间接外力引起的，如摔倒或跌落时用手或肘部支撑，或肩部受到撞击。按其发生部位可分为：近端 1/3 处的近端骨折、中央 1/3 处的骨干骨折和远端 1/3 处的远端骨折。以中央 1/3 处的骨干骨折最为常见（80%），近端骨碎片在胸锁乳突肌的牵引下可向前上方移位，远端骨碎片在三角肌和下胸肌的牵引下可向后下方移位。其次是远端 1/3 处的远端骨折（15%），近端 1/3 处的近端骨折则很少见（5%）。锁骨骨折有几种分型标准，其中 Robinson 分型是根据骨折部位、移位程度及骨碎片的大小和有无关节内骨折进行的详细分型，有助于治疗方案的制订（图 3.1.1）。

症状

除了骨折部位的疼痛和肿胀症状外，还有很多病例有肩关节抬高困难的现象。在骨折移位较大的病例中，可以观察到骨折部位的突起。

检查和诊断

可根据患者创伤史、局部压痛、肿胀、畸形和活动度异常等表现进行诊断。在大多情况下，可以采用 X 线片进行诊断，但应该注意的是，儿童的不完全骨折（青枝骨折）在初次检查时，可能难以通过 X 线检查发现。CT 对于评估骨折移位的方向和程度，以及是否存在其他部位的骨折有很好的价值。特别是锁骨近端骨折，由于骨折与肋骨、肺和纵隔重叠，因此诊断困难，而采用 3D CT 则具有良好的效果。

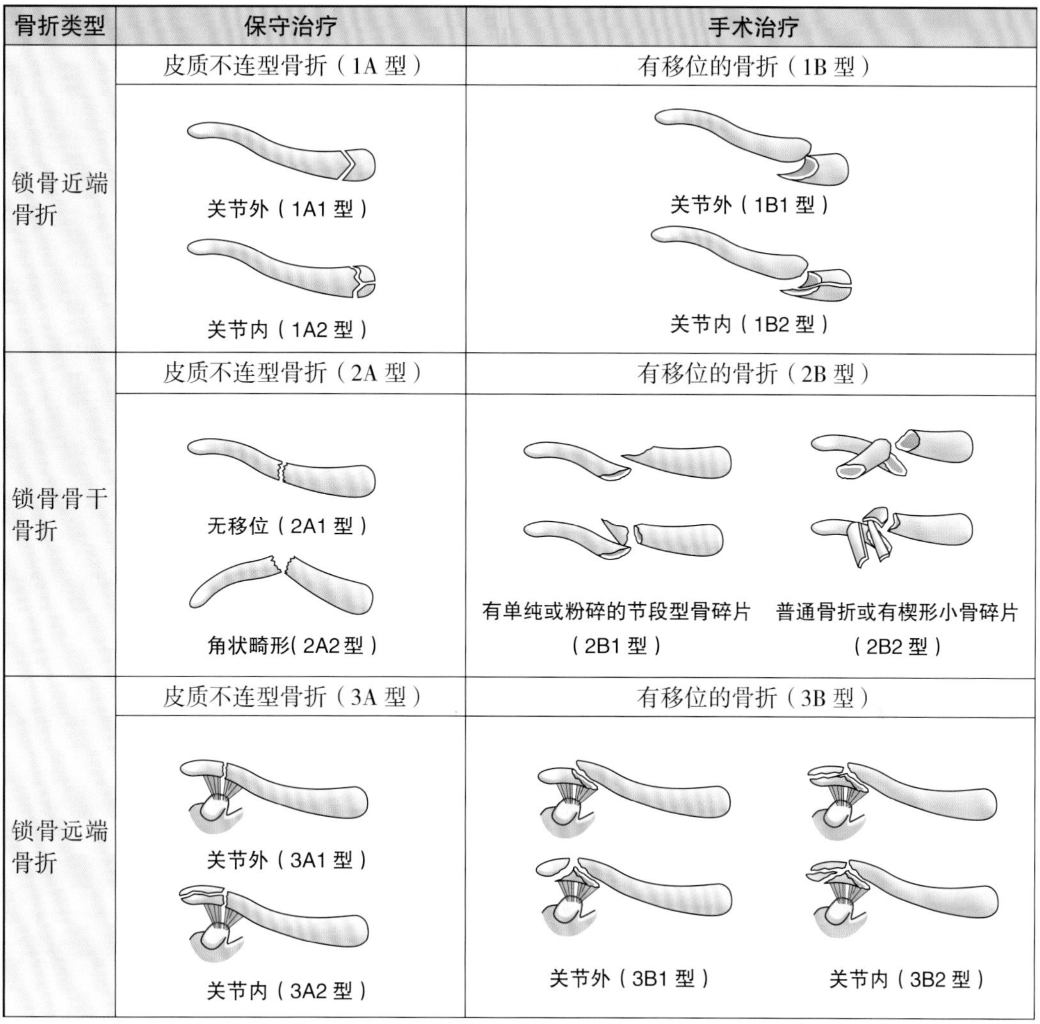

骨折类型	保守治疗	手术治疗
锁骨近端骨折	皮质不连型骨折（1A 型） 关节外（1A1 型） 关节内（1A2 型）	有移位的骨折（1B 型） 关节外（1B1 型） 关节内（1B2 型）
锁骨骨干骨折	皮质不连型骨折（2A 型） 无移位（2A1 型） 角状畸形（2A2 型）	有移位的骨折（2B 型） 有单纯或粉碎的节段型骨碎片（2B1 型）　　普通骨折或有楔形小骨碎片（2B2 型）
锁骨远端骨折	皮质不连型骨折（3A 型） 关节外（3A1 型） 关节内（3A2 型）	有移位的骨折（3B 型） 关节外（3B1 型）　　关节内（3B2 型）

图 3.1.1 ◆ Robinson 分型

并发症

对于锁骨骨干骨折，应注意臂丛神经损伤和锁骨下动静脉损伤。此外，在高能量创伤的病例中，应注意对侧肋骨骨折、同侧肩胛骨骨折和胸部外伤等合并损伤。近端骨折可能会合并气管或大血管损伤。

治疗

锁骨近端骨折

由于锁骨近端具有一个由锁间韧带、胸锁韧带和肋锁韧带提供的强大的支持机制，所以对于骨碎片移位最小的 Robinson 分型 1A 型，可以用三角绷带或锁骨固定带进行保守治疗（图3.1.2）。对于伴有移位的Robinson分型1B型，由于假关节的发生率很高，应进行手术治疗（图3.1.3）。虽然可以采用钢丝固定或钢板固定，但在近端骨碎片较小或老年患者等骨质较差的病例中，可能难以实现牢固的固定。另外，需要注意手术引起的血管损伤和神经损伤等并发症。

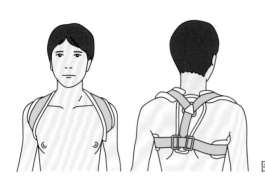

图3.1.2 ◆ 使用锁骨固定带固定

术前	术后

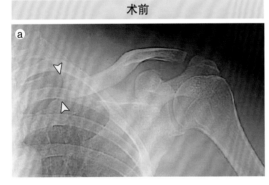

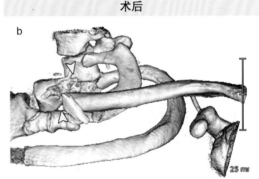

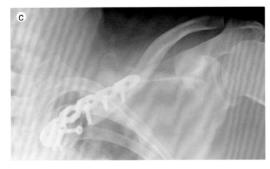

图3.1.3 ◆ 左侧锁骨近端骨折（Robinson分型1B1型）

a、b.X线正位片和3D CT可见锁骨近端骨折（▷）。

c.采用钢板固定法进行有创的骨接合术（X线正位片）。

锁骨骨干骨折

保守治疗适用于儿科病例和当骨折端缩短和移位小于2 cm时。徒手复位的方法是让患者坐在椅子上，将其两肩向后拉，使移位的骨碎片复位。使用锁骨固定带或"8"字绷带以维持复位的位置。固定的时间取决于患者的年龄和骨折类型，一般来说儿童固定 2~3 周，成人固定 4~6 周，直至骨痂形成。

手术治疗的绝对适应证是合并有开放性骨折或血管神经损伤的病例。相对的适应证包括难以维持复位的病例（Robinson 分型 2B 型），如粉碎性骨折或明显的骨碎片移位，以及需要尽早恢复功能的病例，对这些病例可采用经皮螺钉或钢板固定法（图 3.1.4）。

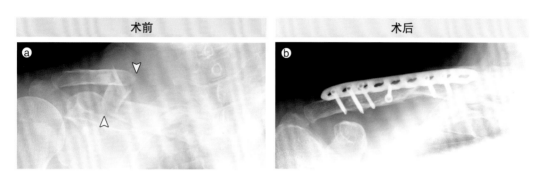

图 3.1.4 ◆ 右侧锁骨骨干骨折（Robinson 分型 2B2 型）

a. X 线正位片可见锁骨骨干骨折，伴有节段性骨碎片（▷）。
b. 采用锁定钢板固定法进行了有创的骨接合术（X 线正位片）。

锁骨远端骨折

对于锁骨远端骨折，重要的是要确定是稳定骨折还是不稳定骨折，骨折部位的稳定性与由锥状韧带和斜方韧带组成的喙锁韧带有无撕裂有关。对于移位较小的 Robinson 分型 3A 型，可以用三角绷带或锁骨固定带进行保守治疗，而对于伴有移位的 Robinson 分型 3B 型，由于难以维持复位和实现骨愈合，所以要进行手术治疗。治疗不稳定型骨折的手术方法包括张力带钢丝内固定法和钢板固定法（图 3.1.5）。

注意 锁骨骨折的治疗方案取决于骨折部位。通过 X 线和 CT 检查能准确地评估骨折类型，然后在充分了解骨折部位解剖学特征和患者背景资料的基础上制订治疗方案是非常重要的。

提示 虽然锁骨骨折通常采取保守治疗实现骨愈合，但有 10%~20% 的病例会出现假关节或畸形愈合。最近的一项荟萃分析报道指出，采用钢板固定法治疗有移位的锁骨骨干骨折时，假关节的发生率为 1.9%，明显低于保守治疗组的 16.5%，并能尽早实现功能恢复。对于有移位的锁骨骨干骨折，在决定治疗方案之前，充分了解手术治疗的优点和缺点是很重要的。

术前

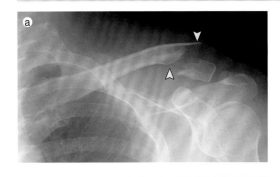

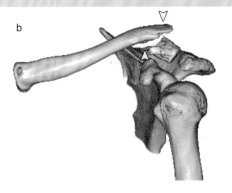

术后

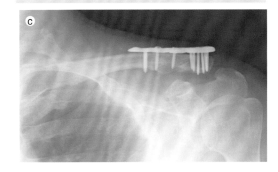

图3.1.5 ◆ 左侧锁骨远端骨折（Robinson 分型 3B1 型）

a、b. X 线正位片和 3D CT 可见锁骨远端骨折（▷）。

c. 采用锁定钢板固定法进行了有创的骨接合术（X 线正位片）。

■ 参考文献

1）Robinson CM: Fractures of the clavicle in the adult. Epidemiology and classification. J Bone Joint Surg Br, 80: 476–484, 1998

2）McKee RC, et al: Operative versus nonoperative care of displaced midshaft clavicular fractures: a meta–analysis of randomized clinical trials. J Bone Joint Surg Am, 94: 675–684, 2012

3）Qvist AH, et al: Plate fixation compared with nonoperative treatment of displaced midshaft clavicular fractures: a randomized clinical trial. Bone Joint J, 100–B: 1385–1391, 2018

4）Woltz S, et al: Plate Fixation Versus Nonoperative Treatment for Displaced Midshaft Clavicular Fractures: A Meta–Analysis of Randomized Controlled Trials. J Bone Joint Surg Am, 99: 1051–1057, 2017

肩锁关节脱位

福田亚纪

肩锁关节脱位常由摔倒、跌落或接触性运动引起，脱位的原因是喙锁韧带损伤。对于 Rockwood 分型 Ⅲ 型的肩锁关节脱位的治疗仍存有争议，因此制订治疗方案时必须考虑脱位的严重程度和患者的背景资料。

创伤的概述

肩锁关节脱位是由于摔倒或跌落，或进行柔道或橄榄球等接触性运动导致肩部外侧受到重击而引起的。肩部受到的直接外力将肩峰向下推，破坏了肩锁韧带（连接肩峰和锁骨远端）或由斜方韧带和锥状韧带组成的喙锁韧带（连接喙状突和锁骨远端下侧），导致肩锁关节脱位。对于肩锁关节脱位病例，不应将其视为锁骨远端向上移位，而应将其视为肩胛骨向下移位（图3.1.6）。

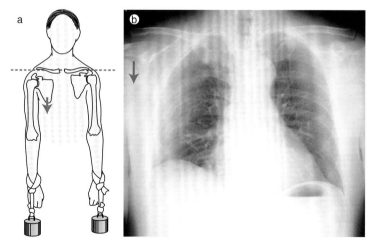

图3.1.6 ◆ 肩锁关节脱位的发病机制

a、b. 对于肩锁关节脱位病例，不应将其视为锁骨远端向上移位，而应将其视为肩胛骨向下移位（ → ）。

症状

在移位较大的病例中，可以观察到锁骨远端的突出。在移位较小、软组织肿胀明显的病例中，锁骨远端突出在外观上可能不明显，但会出现肩关节活动时疼痛和锁骨远端压痛的现象。

检查和诊断

根据患者的创伤史和局部压痛、肿胀、畸形及活动度异常等表现可做出诊断。在完全脱位的病例中，当按下突出的锁骨远端时，可以触及像钢琴键一样的浮动感（即钢琴键征，piano key sign）。另外，当患者肩关节处于 90° 屈曲位并进行水平内收时，也会引起疼痛（即 cross body adduction test）。

应拍摄 X 线片，包括正位片、X 线束对准关节头侧倾斜 10° 侧位片（Zanca view）和肩胛骨 Y 位片（scapula-Y）。如果诊断困难，则应拍摄双侧 X 线片以比较左右两侧肩关节，并于直立位和负重情况下拍摄应力位片。CT 对于评估移位的程度和方向很有帮助。

分类

Rockwood 分型（图 3.1.7）根据肩锁韧带和喙锁韧带有无损伤，将肩锁关节脱位分为 6 种类型（Ⅰ ~ Ⅵ型），对于评估移位的严重程度和制订治疗方案很有帮助。

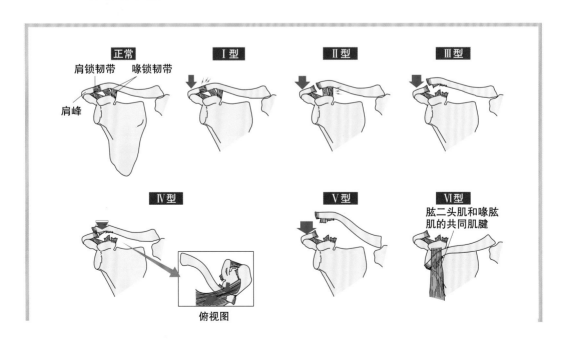

Ⅰ型	● 肩锁韧带扭伤
Ⅱ型	● 肩锁韧带撕裂 ● 喙锁韧带扭伤
Ⅲ型	● 肩锁关节上方脱位（是正常喙突到锁骨间距离的 25%~100%） ● 肩锁韧带和喙锁韧带撕裂 ● 三角肌和斜方肌从锁骨远端剥离
Ⅳ型	● 锁骨向后脱位 ● 锁骨远端移位到斜方肌中 ● 肩锁韧带和喙锁韧带均撕裂 ● 三角肌和斜方肌从锁骨远端剥离
Ⅴ型	● 肩锁关节有明显的向上脱位（是正常喙突到锁骨间距离的 100%~300%） ● 肩锁韧带和喙锁韧带均撕裂 ● 三角肌和斜方肌从锁骨远端的 1/2 处剥离
Ⅵ型	● 锁骨向下脱位 ● 锁骨远端向喙突下方、共同肌腱的后方移位 ● 肩锁韧带和喙锁韧带均撕裂 ● 三角肌和斜方肌从锁骨远端剥离

图 3.1.7 ◆ Rockwood 分型

➡️ 表示外力的方向和大小。

根据参考文献 1）编制。

治疗

几乎没有移位的 Rockwood 分型Ⅰ型和Ⅱ型适合采取保守治疗，可采用三角绷带、支架（图 3.1.8）或绑带进行固定，当患者疼痛消失后开始进行可动范围训练和力量训练。在可动范围和肌肉力量恢复后，才能进行体育活动。许多报道称，对于 Rockwood 分型Ⅲ型，保守治疗和手术治疗在功能预后方面没有区别，至于应该选择哪种方案，目前还没有结论。治疗方案应根据患者的年龄、性别、活动能力和从事的体育项目来综合考虑。而 Rockwood 分型Ⅳ ~ Ⅵ型有较大的移位，是手术治疗的绝对指征（图 3.1.9）。手术方法包括肩锁韧带修复术（Phemister 法和 Neviaser 法）、喙锁韧带重建术（Bosworth 法、Cadenat 法、Weaver 法、人工韧带重建等）和肌腱移位术（Dewar 法）。

转移带有骨碎片的喙肩韧带的改良 Cadenat 法手术（图 3.1.10），是用两根 Kirschner 钢丝固定肩锁关节后，再用空心螺钉和垫圈将带有骨碎片的喙肩韧带固定在锁骨远端。术后，用三角绷带和胸部固定带进行固定，术后 3 周患者开始进行 90° 以内的可动范围训练。于术后 6 周拆除 Kirschner 钢丝，并可以进行全方位的可动范围训练。

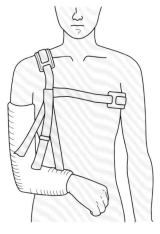

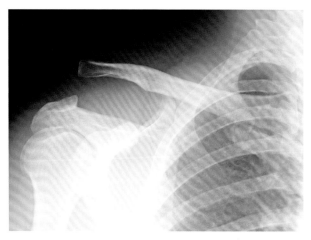

图 3.1.8 ◆ Kenny-Howard   图 3.1.9 ◆ 肩锁关节脱位（Rockwood 分型 V 型）

支架

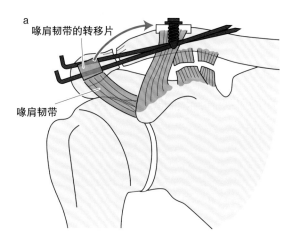

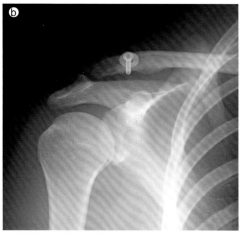

图 3.1.10 ◆ 改良的 Cadenat 手术

　　a. 利用喙肩韧带重建喙锁韧带。

　　b. 术后的 X 线片（在移除 Kirschner 钢丝后）。

■ 参考文献

　　1）Rockwood CA Jr: Fractures and dislocations of the shoulder, Part Ⅱ: Subluxations and dislocations about the shoulder. Fractures in Adults, 1: 722–985, 1984

肩胛骨骨折

福田亚纪

肩胛骨的可活动范围很大，由于其周围有很大的肌肉群，因此骨折发生的可能性较小。肩胛骨骨折的发生率占所有骨折的 0.4%~1.0%。肩胛骨骨折往往合并多发性创伤，如交通事故或跌倒损伤。大多数肩胛骨骨折患者的骨愈合情况良好，原则上采取保守治疗。手术治疗适用于不稳定骨折和关节内骨折。

骨折的形态和分类

肩胛骨骨折按骨折部位可分为肩胛体骨折、肩胛颈骨折、肩胛冈骨折、肩胛盂骨折、肩峰骨折和喙突骨折（图 3.1.11），按骨折形态分为稳定骨折和不稳定骨折、关节内骨折和关节外骨折。根据 Ideberg 分型标准，肩胛盂骨折可

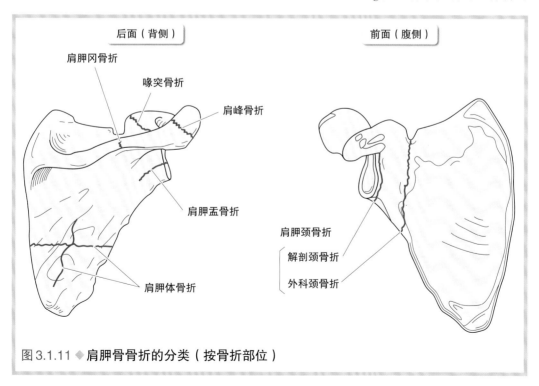

后面（背侧）　　　　　　前面（腹侧）

肩胛冈骨折

喙突骨折

肩峰骨折

肩胛盂骨折

肩胛颈骨折

解剖颈骨折

外科颈骨折

肩胛体骨折

图 3.1.11 ◆ 肩胛骨骨折的分类（按骨折部位）

分为5种类型（图3.1.12、3.1.13），通常如患者合并肩关节脱位时，可导致创伤后肩关节不稳定。肩胛带区的重复损伤伴有锁骨骨折和肩锁关节脱位时，常常导致不稳定骨折，称为浮肩损伤（floating shoulder injury, FSI）（图3.1.14）。

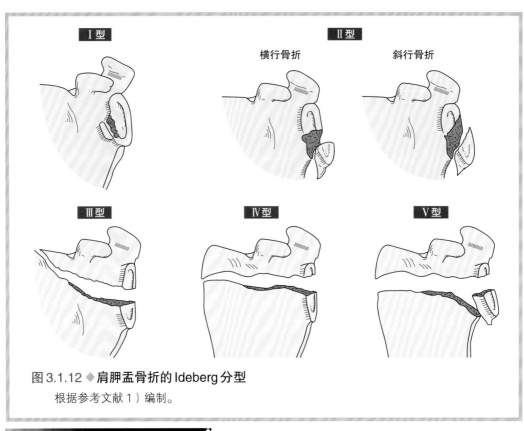

图3.1.12 ◆ 肩胛盂骨折的 Ideberg 分型

根据参考文献1）编制。

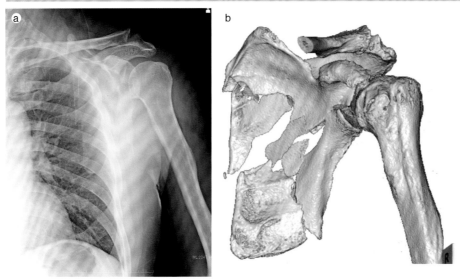

图3.1.13 ◆ 左侧肩胛盂骨折（Ideberg 分型 V 型）

a. X 线正位片。

b. 3D CT。

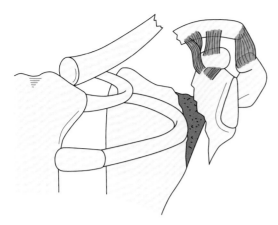

图 3.1.14 ◆ 浮肩损伤

影像学检查和诊断

对于 X 线检查，应拍摄肩胛骨正位片和肩胛骨 Y 位片，如有必要，还可增加对切线位（skyline view）的影像学检查。

当患者有骨折线不清楚和骨碎片移位的情况时，CT（尤其是 3D CT）有助于诊断。

除了常见的骨折症状外，当肩袖形成血肿时可导致患者肩部抬高困难（即假性肩袖断裂，pseudo rupture of the rotator cuff），将其与肩袖撕裂相鉴别是很重要的。

另外，肩峰骨折也必须与肩峰小骨（os acromiale，即肩峰骺线的残留物）相鉴别。

对于骺线闭合前的儿童，由于其有骺核和骺线的存在，很容易被误诊为骨折，因此尤其要与肩胛骨下端、肩峰和喙突的骺核及骺线相鉴别。

并发症

肩胛骨骨折往往会伴有多发性损伤，应注意合并的损伤，如肋骨骨折、肩胛带的损伤（如锁骨骨折或肩锁关节脱位）、胸部外伤和头颈部损伤等。在神经损伤方面，应注意臂丛神经损伤、肩胛上神经损伤和腋下神经损伤。

治疗

在制订治疗方案时，除了要评估骨折部位的稳定性外，还要评估相邻肩胛带的合并损伤，这是非常重要的。大多数肩胛骨骨折患者的骨愈合情况良好，保守治疗是主要的治疗手段。

保守治疗包括用三角绷带和胸部固定带固定 2~3 周，当患者疼痛消失后，就可以开始进行可活动范围训练和力量训练。

肩胛体骨折是最常见的肩胛骨骨折类型，虽然患者会有一些畸形后遗症，但一般不会造成功能障碍，所以很少有手术指征。肩胛盂骨折属于关节内骨折，手术治疗适用于移位超过 5 mm、关节对位差或关节严重不稳定而导致再脱位的病例。在肩胛颈骨折中，对于变形角度超过 40° 或移位超过 1 cm 的不稳定型肩胛颈部骨折，或肩胛带区重复损伤的病例，应进行手术。对于喙突、肩峰和肩胛冈骨折，当患者有明显移位和肩胛带区重复损伤时应进行手术。对于伴有向下移位的肩峰骨折患者，应注意三角肌功能障碍和肩峰下撞击综合征等后遗症。

在肩胛骨骨折的治疗中，无论是保守治疗还是手术治疗都容易引起肩关节挛缩，所以必须尽早开始可活动范围训练。

注意 肩胛骨骨折很少孤立发生，更多的是作为多发性损伤的一部分。在多发性损伤中，它可能会被漏诊，所以需要引起注意。

提示 上肩胛悬吊复合体（superior shoulder suspensory complex，SSSC）理论是由 Goss 提出的关于肩部和肩胛带稳定性的理论，其指出"肩胛带区域是一个由关节盂、喙突、喙锁韧带、锁骨远端、肩锁关节和肩峰组成的环状复合体，其上面由锁骨骨干支撑，下面由肩胛主体支撑。其中只有一部分断裂仍可以维持复合体的稳定，但两处或更多处的断裂就会导致复合体的不稳定"，这就是手术指征的理论基础（图 3.1.15）。

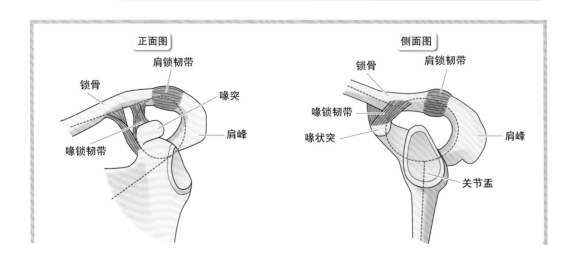

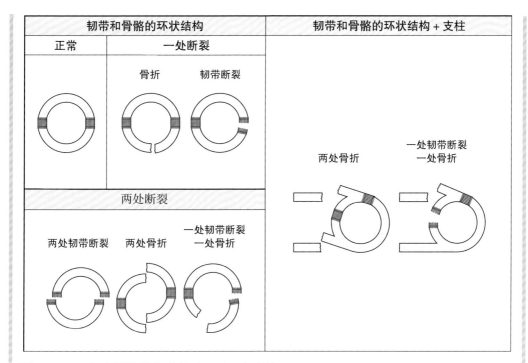

图 3.1.15 ◆ 上肩胛悬吊复合体（SSSC）理论

根据参考文献 2）编制。

■ 参考文献

1）Ideberg R, et al: Epidemiology of scapular fractures. Incidence and classification of 338 fractures. Acta Orthop Scand, 66: 395–397, 1995

2）Goss TP: Double disruptions of the superior shoulder suspensory complex. J Orthop Trauma, 7: 99–106, 1993

肩关节脱位

福田亚纪

肩关节脱位是一种常见的损伤，在日常诊疗中经常会遇到。重要的是要注意有无合并损伤，如骨折、神经和血管损伤，并尽早对患者进行舒适无痛的复位。特别是年轻患者的肩关节脱位复发率很高，对于复发性肩关节脱位的病例也应考虑手术治疗。

创伤的概述

虽然肩关节是人体活动范围最大的关节，但它也是最容易发生脱位的关节，大约有一半的创伤性脱位发生在肩关节。当肩关节因摔倒、跌落或运动中的碰撞而外展、外旋或水平伸展时，就容易发生脱位。

肩关节脱位根据脱位方向分为前脱位、后脱位、上脱位和下脱位（垂直脱位），其中前脱位最常见（98%），其次是后脱位（2%），而上脱位和下脱位则极为罕见。

肩关节脱位可导致 Bankart（班卡特）损伤，即前下盂唇及关节囊复合体（主要是盂肱下韧带，inferior glenohumeral ligament）与关节盂分离，也可能同时合并肱骨头后外侧的骨软骨缺损［希尔 – 萨克斯（Hill-Sachs）损伤］（图3.1.16）。在罕见的情况下，还可能发生盂肱下韧带肱骨止点撕脱损伤（humeral avulsion of the inferior glenohumeral ligament，HAGL），或关节囊断裂，即在中央实质区撕裂。

症状

肩关节脱位后患者立即出现剧烈疼痛，通常是由于肱骨头向前偏移导致肩部在肩峰外侧的正常隆起消失所引起的，疼痛可使患侧上肢难以进行自主运动和被动运动（弹性固定）。

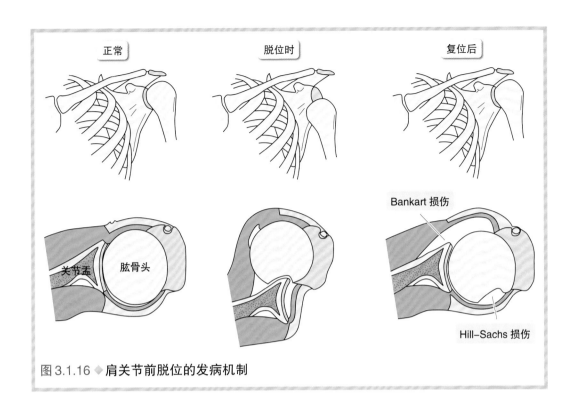

图 3.1.16 ◆ 肩关节前脱位的发病机制

影像学检查和诊断

可采用 X 线片中的肩关节正位片和肩胛骨 Y 位片，来评估脱位的方向及骨折等合并损伤的情况。在正常的 X 线正位片中，肱骨头与肩胛盂重叠称为半月重叠征（half-moon overlap sign）（图 3.1.17a），肱骨颈与肩胛颈形成的抛物线称为肩胛肱骨弓（Moloney arch）（图 3.1.17b），两者对于判断肩关节

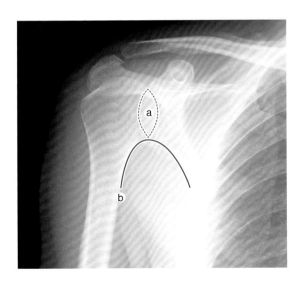

图 3.1.17 ◆ 普通 X 线正位片（正常情况）

a. 半月重叠征（-----）。

b. 肩胛肱骨弓（——）。

的位置关系都很重要。如果发现半月重叠征消失，关节间隙变窄或变宽，或肩胛肱骨弓移位，则怀疑关节位置关系异常，如肩关节脱位等。3D CT 可用于识别骨性 Bankart 损伤（图 3.1.18a）和 Hill-Sachs 损伤（图 3.1.18b）。另外，MRI 对显示 Bankart 损伤也很有帮助（图 3.1.19）。

并发症

并发症包括腋下动静脉损伤、臂丛神经损伤和腋下神经损伤。特别是腋神经麻痹，它是一种常见的并发症，患者可有三角肌无力和外侧肩部麻痹等症状。在中老年患者中，骨折和肩袖撕裂是常见的并发症，应谨慎对待。

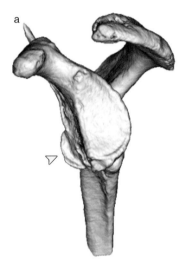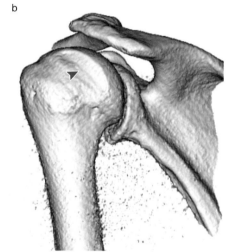

图 3.1.18 ◆ 3D CT（左侧肩关节）

a. 骨性 Bankart 损伤。

b. Hill-Sachs 损伤。

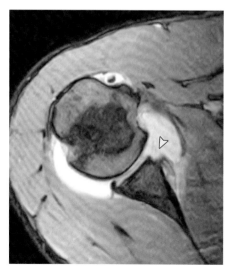

图 3.1.19 ◆ MRI 关节造影

Bankart 损伤（▷）。

治疗

脱位复位法

　　在复位前，检查脱位的方向及是否存在骨折或神经血管损伤是很重要的。经典的复位方法包括希波克拉底法（Hippocrates method）和牵引回旋复位法（Kocher method），但这些方法容易引起并发症，如医源性骨折和神经血管损伤，所以并不推荐使用。在日本，Milch 法（图 3.1.20）等提举方法是最常见的治疗方法，包括外旋法（图 3.1.21）、Stimson 法（图 3.1.22）和牵引 – 反牵引法（图 3.1.23）。如果无麻醉复位有困难，则应先对患者实施麻醉，然后再进行舒适无痛的复位。

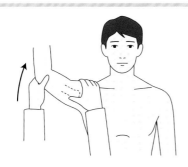

图 3.1.20 ◆ Milch 法

　　患者取仰卧位，外科医师将一只手的拇指放在患者肱骨头的前下方，用其余手指抓紧锁骨。用另一只手一边将患肢在长轴方向上牵引，一边将其外展外旋和上举。如果不能复位，则用拇指将肱骨头向后外侧推。如果有助手，可以让他们协助进行复位的操作。

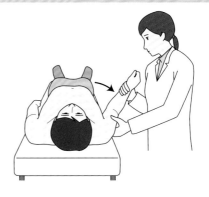

图 3.1.21 ◆ 外旋法

　　患者取仰卧位，使肩关节呈 20° 屈曲，肘关节呈 90° 屈曲。外科医师用一只手握住患者肘部，另一只手握住患者手腕，缓慢地外旋，一般外旋 70° ~110°，从而达到复位目的。外旋法的特点是不需要重物牵引，患者痛苦也较小。

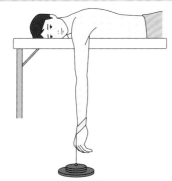

图 3.1.22 ◆ Stimson 法

　　患者取俯卧位，患肢从床上垂下，在患者手腕系一个重约 5 kg 的重物，保持 20~30 分钟。如果不能自然复位，则应增加内 / 外旋或将肩胛骨下角向内侧和背侧推动进行复位（肩胛骨手法复位）。

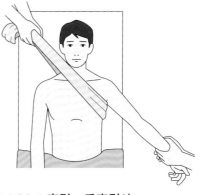

图 3.1.23 ◆ 牵引 – 反牵引法

　　患者取仰卧位，由一名外科医师对裹在患者胸部的布或毛巾进行牵引（反牵引），另一名外科医师将患者患肢以 45° 向外和向下牵引。

脱位复位后的固定方法

通常情况下，采用三角绷带和胸部固定带固定（内旋位固定法）约 3 周，但据报道该方法在防止再次脱位方面效果较差。报道称，外旋位固定后患者的再脱位发生率为 26%，而内旋位固定后的再脱位发生率为 42%，外旋位固定法（图 3.1.24）可使再脱位的相对风险降低 38%。

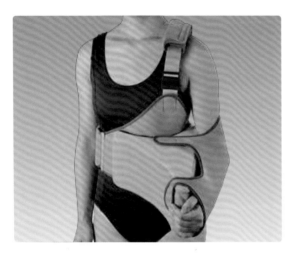

图 3.1.24 ◆ 外旋位固定法

经 Alcare 有限公司许可转载。

另据报道，首次脱位后的复发率在年轻患者中为 66%~94%，在中老年患者中为 4%~16%，说明年轻患者的再脱位发生率更高，更容易转化为反复性脱位。对于反复性肩关节脱位的病例，手术治疗具有很好的疗效，包括在关节镜下修复 Bankart 损伤的盂唇修复术。

> **提示** 肩关节后脱位在最初的检查中常常被漏诊，所以通过普通 X 线正位片及肩胛骨 Y 位片和 CT 检查来做出准确的诊断是非常重要的。肩关节后脱位的特征性 X 线检查结果包括灯泡征（lightbulb sign）（肱骨头内旋，呈圆形）、环征（ring sign）（关节间隙增宽 >6 mm）和半月重叠征消失（loss of half-moon overlap sign）（肱骨头与关节盂重叠消失）（图 3.1.25）。

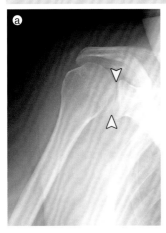

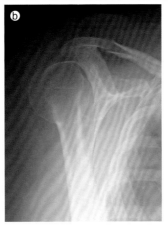

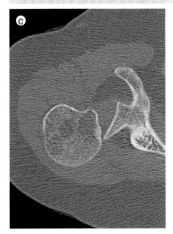

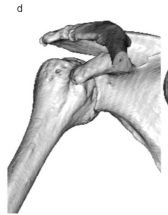

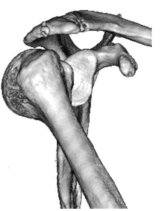

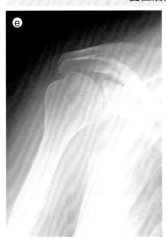

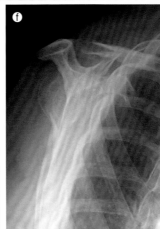

图 3.1.25 ◆ 右侧肩关节后脱位

可见肱骨头呈圆形，肱骨头与关节盂重叠现象（半月重叠征）消失（▷）。

a. 正位片。

b. 肩胛骨 Y 位片。

c. CT 横断面影像。

d. 3D CT。

e. 正位片。

f. 肩胛骨 Y 位片。

■ 参考文献

1) Itoi E, et al: Immobilization in external rotation after shoulder dislocation reduces the risk of recurrence. A randomized controlled trial. J Bone Joint Surg Am, 89: 2124–2131, 2007
2) 井樋栄二：外傷性肩関節脱臼の治療．日本整形外科学会雑誌，84: 481–485, 2010
3) Wasserstein DN, et al: The True Recurrence Rate and Factors Predicting Recurrent Instability After Nonsurgical Management of Traumatic Primary Anterior Shoulder Dislocation: A Systematic Review. Arthroscopy, 32: 2616–2625, 2016

肱骨近端骨折

国分直树

肱骨近端骨折约占所有骨折的 5%，患有骨质疏松症的老年患者在遭受低能量创伤时容易发生这种骨折。虽然保守治疗的效果很好，但随着积极参与社会活动的老年人数量的增加，越来越多的患者选择采用手术治疗来尽早回归社会。然而，有许多关于手术并发症的报道，当对骨质高度脆弱的患者进行手术治疗时，应注意实现良好的复位位置和选择合适的植入材料。

创伤的概述

肱骨近端骨折是老年骨质疏松症患者最常见的骨折之一，通常由跌倒等低能量的创伤引起。由于肱骨头与肩袖相连，冈上肌、冈下肌和小圆肌与肱骨大结节相连，肩胛下肌与肱骨小结节相连，因此大结节骨折和小结节骨折均会导致骨碎片向不同的方向移位。

症状

肱骨近端骨折的症状主要表现为肩关节疼痛，以及肩关节活动困难。如果能够观察到肩关节的肿胀和皮下出血点，随着时间的推移，患者的前臂和手指可能出现水肿，皮下出血点也会向远端移行。

检查和诊断

肱骨近端骨折的诊断主要通过 X 线检查，建议进行 3 个方向的"创伤全套"肩部 X 线片评估（即肩关节前后位、肩胛骨 Y 位和肩关节 Velpeau 对切线位）。对于在 X 线片中不明显的骨折，通过 CT 扫描可能会发现，所以如果根据症状怀疑患者发生了骨折，增加 CT 扫描是很有必要的。在有较大移位的严重粉碎性骨折中，3D CT 对了解骨折的形态很有帮助。大结节的隐匿性骨折并不罕见，需要通过 MRI 来诊断。

采用 Neer 分型来区分骨折类型，对于制订治疗方案具有较好的实用价值（图 3.2.1、3.2.2）。肱骨近端分为 4 个部分：肱骨头（解剖颈）、肱骨大结节、肱骨小结节和肱骨干（外科颈），如果骨折造成的移位超过 1 cm 或成角超过 45°，则被归为伴有移位的骨折，可根据移位的骨碎片数量（2~4 部分骨折）进行分型。如果骨折移位小于 1 cm，则不论骨折线多少，都被归类为轻度移位骨折（1 部分骨折）分型。

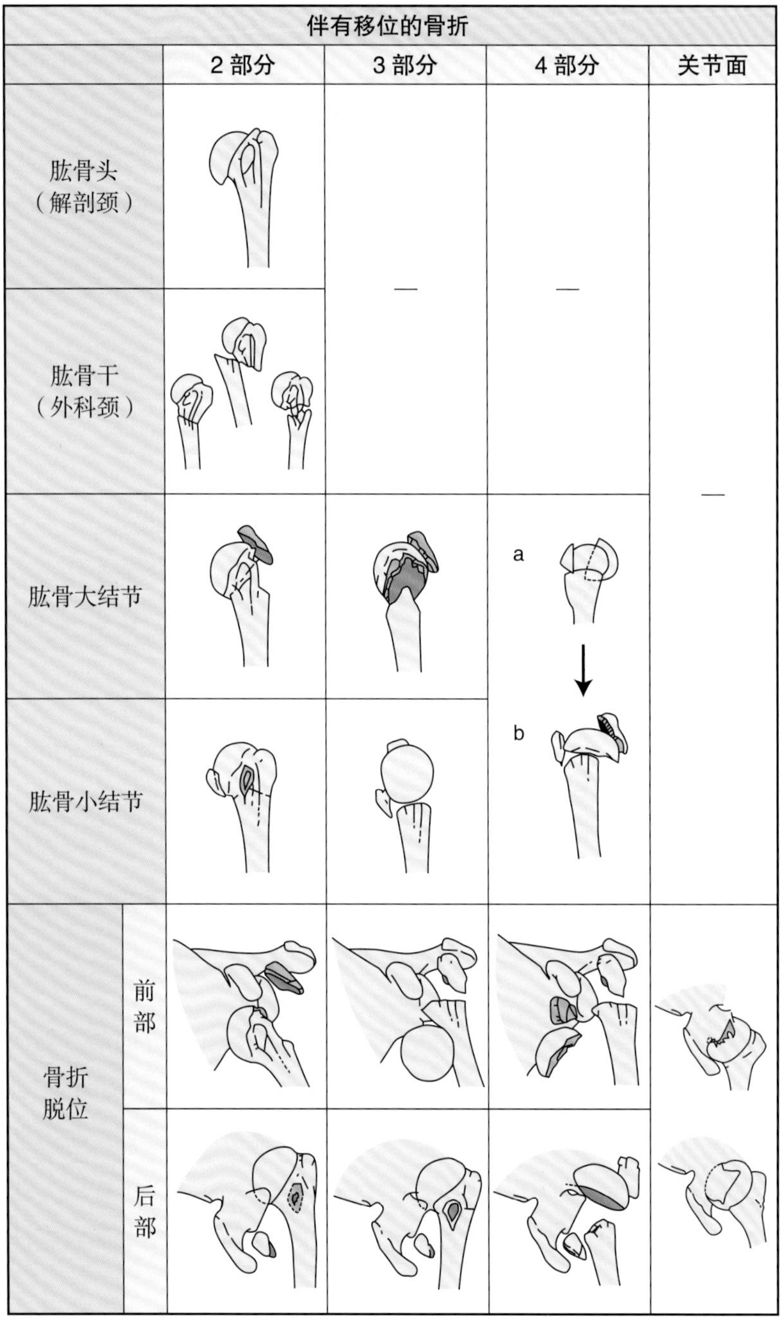

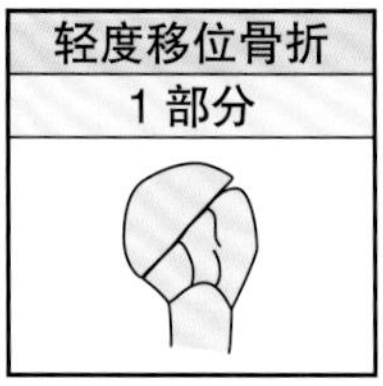

	伴有移位的骨折				轻度移位骨折
	2 部分	3 部分	4 部分	关节面	1 部分
肱骨头（解剖颈）		—	—		
肱骨干（外科颈）				—	
肱骨大结节			a ↓ b		
肱骨小结节					
骨折脱位　前部					
骨折脱位　后部					

图 3.2.1 ◆ Neer 分型

a. 有轻度移位的骨折。

b. 肱骨小结节骨碎片从肱骨头前部游离，肱骨颈内侧的连续性被破坏的骨折。

根据参考文献 1）编制。

并发症

肱骨近端骨折可能伴有脱位，当伴有大结节骨折的脱位时应及时复位，但由于在复位操作中可能会发生肱骨外科颈骨折，所以对老年女性患者应以舒适无痛的方式进行复位。除了肱骨大结节外，可能还存在其他骨折，所以在复位前仔细查看影像学检查也很重要。另外，肱骨近端骨折还可能发生末梢神经麻痹（腋神经和臂丛神经），这在脱位性骨折中比较常见。但预后良好，据报道大多数病例能够在 4 个月内恢复。

急救处理

急救处理时，采用三角绷带（或手臂吊带）和胸部固定带进行固定（图3.2.3）。在患者腋窝处加上一条叠起的薄毛巾，用三角绷带固定，再从上面加装胸部固定带，将患肢固定在躯干上。

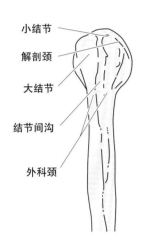

图 3.2.2 ◆肱骨近端的解剖学结构

小结节
解剖颈
大结节
结节间沟
外科颈

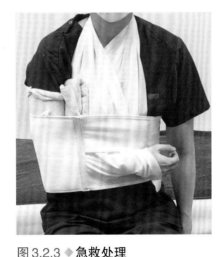

图 3.2.3 ◆急救处理

用三角绷带固定后，再从上面加装胸部固定带，将患肢固定在躯干上。

治疗

治疗方案取决于骨折类型和患者的病情（表 3.2.1）。

保守疗法适用于轻度移位的骨折、社会活动少的老年患者和有许多并发症的患者。保守治疗包括在受伤后立即用三角绷带和胸部固定带进行躯干固定。受伤 1 周后，应积极进行躯干前屈位和上肢下垂位的钟摆运动，受伤 6 周后，在确认骨痂已形成后，可经由自动运动开始进行患肢抬高运动。

表 3.2.1 ◆ 根据骨折类型和患者病情制订治疗方案

1 部分	2 部分	3 部分	4 部分
保守治疗	保守治疗	手术治疗	手术治疗
如果大结节移位大于 5 mm，则应进行手术治疗	如果有以下情况应进行手术治疗：大结节移位 5 mm 或 5 mm 以上，外科颈（肱骨干）骨折移位 20 mm 或 20 mm 以上，或肱骨头骨碎片成角 45° 或 45° 以上	通常情况下，要进行骨接合术。然而，对于社会活动少的老年患者和并发症多的患者，可以选择保守治疗	可进行人工肱骨头置换术，但对于外翻嵌入类型，可以选择骨接合术。不过，对于社会活动少的老年患者，也可以考虑保守治疗

对于移位较小，需要尽早返回社会的年轻患者或社会活动多的老年患者来说，手术治疗是首选的治疗方法。对于不同的骨折类型，手术治疗适用于脱位骨折、大结节或小结节移位超过 5 mm、肱骨干移位超过 20 mm 或肱骨头骨碎片成角超过 45° 的情况，这些类型约占全部类型的 20%。在手术治疗中，对患者的骨折类型、年龄、基础疾病和其他因素进行综合评估后，可以选择以下手术方法：使用螺钉和钢丝的微创手术、髓内钉固定术、锁定钢板固定术、人工肱骨头置换术和反式人工肩关节置换术（图 3.2.4）。

> **注意** 对 1 部分或 2 部分骨折进行保守治疗后，有时也会出现治疗效果欠佳的情况。如果在治疗过程中出现内翻移位进展，应考虑转为手术治疗。

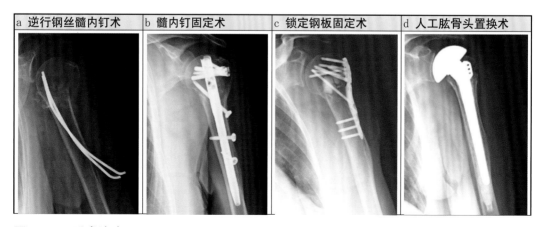

图 3.2.4 ◆ 手术治疗

■ 参考文献

1）Neer CS 2nd: Four-segment classification of proximal humeral fractures: purpose and reliable use. J Shoulder Elbow Surg, 11: 389-400, 2002
2）保坂正人，他：上腕骨近位端骨折・脱臼骨折および肩関節脱臼に合併した末梢神経麻痺例の検討．肩関節，15: 238-243, 1991
3）石黒　隆，他：上腕骨近位端骨折に対する保存的治療―下垂位での早期運動療法について―．Orthopaedics, 23（11）: 21-29, 2010
4）糸満盛憲，他：上腕骨：近位部．「AO法 骨折治療 第2版」（Thomas PR，他／原著，糸満盛憲，他／編），pp410-425，医学書院，2010
5）玉井和哉，他：上腕骨近位端骨折の分類と治療―JSSデータベースの検討―第2部 治療．肩関節，32: 587-592, 2008
6）高瀬勝己：上腕骨近位端骨折のボーダーライン―保存治療の是非．Orthopaedics, 31（11）: 29-33, 2018

肱骨干骨折

国分直树

肱骨干骨折约占所有骨折的 1%。虽然使用功能支具（functional brace）的保守治疗对不稳定骨折（如斜行骨折和螺旋形骨折）通常效果显著，但也有许多病例需要进行手术治疗。

创伤的概述

肱骨干骨折经常发生在相对年轻的患者中，可以由直接外力或间接外力（如掰手腕或投掷时的扭转力）引起。

症状

肱骨干骨折时，患者手臂疼痛明显，手臂可发生畸形或短缩。往往合并神经和血管损伤。在这种情况下，可以观察到手指的颜色异常，以及感觉和运动功能障碍。

影像学检查和诊断

肱骨干骨折的诊断可采用 X 线检查，从 2 个方位进行拍摄（即正位和内旋位）。与躯干重叠时，读片比较困难，拍摄侧位片则有助于评估对位，CT 检查也可以对骨折部位进行详细评估，如果怀疑有血管损伤，应考虑使用造影剂。

采用 AO/OTA 分型标准评估骨折类型时，可按肱骨干的近端、中间和远端 3 部分将其分为 3 种类型（图 3.2.5）。

并发症

据报道，约有 10% 的肱骨干骨折病例会伴有桡神经麻痹。应该注意的是，肱骨干远端 1/3 处的斜行骨折可有远端骨碎片的移位，远端骨碎片的近端（▷）在桡侧，这在荷尔斯泰因－刘易斯（Holstein-Lewis）骨折中更为常见（图 3.2.6）。大多数桡神经麻痹的病例可以进行保守治疗，所以没有必要在早期进行神经系统检查。

但是，由于有报道称骨折处会有神经的嵌顿和撕裂可能，如果 3~4 个月后患者仍没有恢复的趋势，则应考虑手术治疗。高能量创伤造成的开放性骨折恢复不良的概率也很高，对此也有学者建议应在损伤早期对患者进行神经系统检查。

其他并发症包括血管损伤，高能量创伤时也应评估外周血流的情况。

急救处理

用夹板固定患者的肩部到前臂，如 U 形夹板固定（图 3.2.7）。

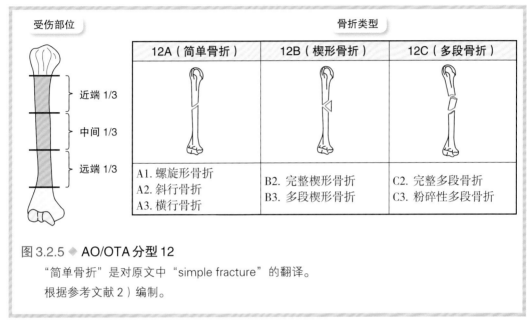

图 3.2.5 ◆ AO/OTA 分型 12

"简单骨折"是对原文中 "simple fracture" 的翻译。

根据参考文献 2）编制。

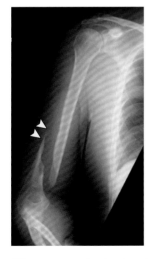

图 3.2.6 ◆ Holstein–Lewis 骨折

桡神经麻痹是一种常见的并发症。

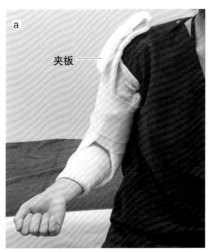
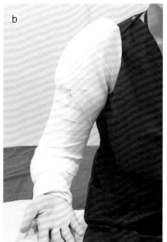

图 3.2.7 ◆ U 形夹板固定

a、b. 用 U 形夹板固定患者的肩峰上方到腋下内侧。

治疗

肱骨干中央 1/3 处骨折中，对于 AO/OTA 分型为 12A、接触面积大的斜行骨折或螺旋形骨折，可以通过固定来维持复位位置，所以使用功能支具进行保守治疗是比较适合的方案。在复位后的影像学评估中，成角畸形小于 20°、内翻畸形小于 30°、短缩小于 3 cm 被认为是在可以接受的范围内。

由于受伤后会产生剧烈疼痛，所以应立即进行外固定，并指导患者活动邻近关节（肩关节和手指），以防止出现挛缩。当受伤经过 2~3 周后，肿胀和疼痛减轻时，就可以使用功能支具（图 3.2.8）。

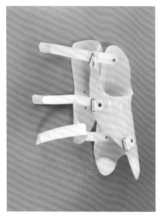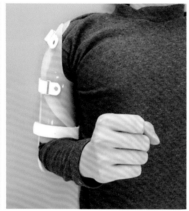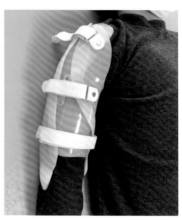

图 3.2.8 ◆ 功能支具

此时，由于肘部运动会给骨折部位带来负荷，所以应结合使用三角绷带或悬吊绷带，确认疼痛是否减轻及有无骨痂形成，同时进行肘关节活动度训练。在受伤 3~4 个月后，当骨痂已完全形成，且骨折部位的疼痛减轻时，就可以移除功能支具。重新开始运动时有再次骨折的风险，所以应嘱患者耐心等待骨愈合完全后再进行运动是比较安全的。

手术指征取决于骨折类型、并发症和患者情况（表 3.2.2）。手术时通常采用钢板或髓内钉进行内固定（图 3.2.9）。

表 3.2.2 ◆ 手术适应证

骨折类型	近端 1/3 骨折、横行骨折、短斜行骨折、节段性骨折、开放性骨折
并发症	神经血管损伤、多发性骨折、多发性外伤
患者情况	患者无法接受或配合保守治疗，希望尽快回归社会

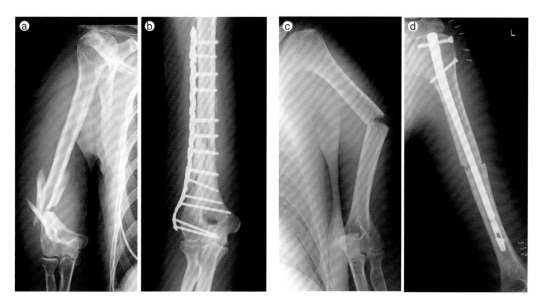

图3.2.9 ◆ 手术治疗

a、b. 钢板固定（肱骨干远端 1/3 处骨折），AO/OTA 分型 12C3。

c、d. 髓内钉固定（肱骨干中央 1/3 处骨折），AO/OTA 分型 12A3。

> **注意** 对肱骨干骨折患者采取保守治疗时，如果能确定骨折类型，并能取得良好的治疗效果，可以积极地进行治疗。但是也应该认识到，保守治疗过程中通过 X 线片确认骨折部位，调整固定肢位和功能支具，以及进行康复训练，都需要患者频繁地就医，这对医师和患者来说都是比较费时的。

■ 参考文献

1）Sarmiento A, et al: Functional bracing for the treatment of fractures of the humeral diaphysis. J Bone Joint Surg Am, 82: 478–486, 2000

2）Meinberg EG, et al: Fracture and Dislocation Classification Compendium–2018 J Orthop Trauma, 32 Suppl 1: S1–S170, 2018

3）DeFranco MJ & Lawton JN: Radial nerve injuries associated with humeral fractures. J Hand Surg Am, 31: 655–663, 2006

4）Chang G & Ilyas AM: Radial Nerve Palsy After Humeral Shaft Fractures: The Case for Early Exploration and a New Classification to Guide Treatment and Prognosis. Hand Clin, 34: 105–112, 2018

5）糸満盛憲，他：上腕骨：骨幹部.「AO 法 骨折治療 第 2 版」（Thomas PR，他 / 原著，糸満盛憲，他 / 編），pp426–435，医学書院，2010

肱骨远端骨折

国分直树

> 大多数成人肱骨远端骨折通常为经髁骨折类型。在年轻患者中，除了少数轻微移位的病例外，手术往往是首选的治疗方法。特别是在治疗粉碎性骨折和关节内骨折时，通过手术可实现解剖学复位和牢固的内固定，尽早开始康复训练对取得良好的治疗效果非常重要。

创伤的概述

肱骨远端骨折容易发生在相对年轻的患者中，通常是由高能量创伤引起，如道路交通事故或跌倒，创伤多伴有关节面的粉碎性骨折。另外，患有骨质疏松症的老年患者也常发生此类骨折，且大多容易出现骨愈合不全，因此应通过手术进行牢固的内固定。

症状

肱骨远端骨折的症状有肘关节部位的肿胀和疼痛，以及肘关节活动困难。

影像学检查和诊断

首先，应进行详细的问诊，以确定外力的大小和方向，并推断出受伤的部位和形态（图 3.2.10）。其次，可以用 X 线片来诊断，并尽可能准确地拍摄肘部正、侧位片，必要时再拍摄斜位片。通过 CT 检查可以对骨折进行详细的评估，在关节内粉碎性骨折的情况下，3D CT 对于制订术前计划很有帮助。

骨折的分型通常采用 AO/OTA 分型标准（图 3.2.11）。

并发症

高能量创伤造成的有较大移位的骨折或开放性骨折均可能导致神经血管损伤，因此要评估外周血流和手部感觉及运动情况。如果肿胀严重，则可能会出

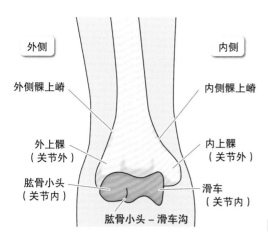

图 3.2.10 ◆ 肱骨远端的解剖学结构

外侧 | 内侧

外侧髁上嵴 | 内侧髁上嵴

外上髁
（关节外） | 内上髁
（关节外）

肱骨小头
（关节内） | 滑车
（关节内）

肱骨小头－滑车沟

13A	A1	A2	A3
关节外骨折	外侧髁撕脱骨折 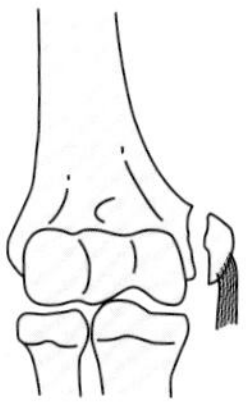	干骺端简单骨折 （髁上骨折和经髁骨折） 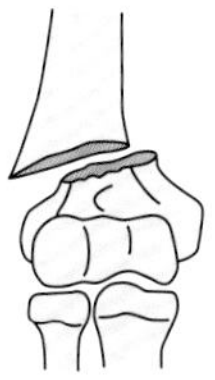	干骺端粉碎性骨折 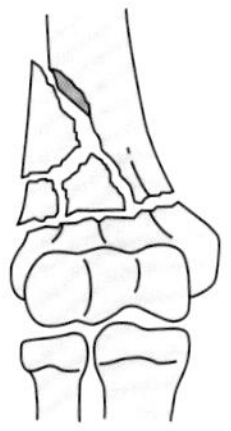
13B	**B1**	**B2**	**B3**
关节面 部分骨折	肱骨外髁骨折 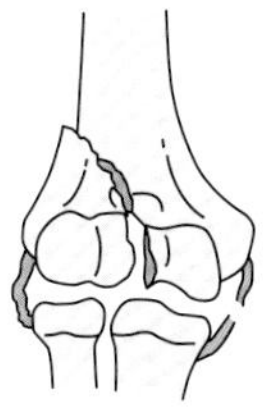	肱骨内髁骨折 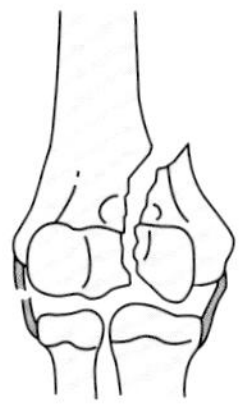	肱骨小头和滑车的前表面骨折 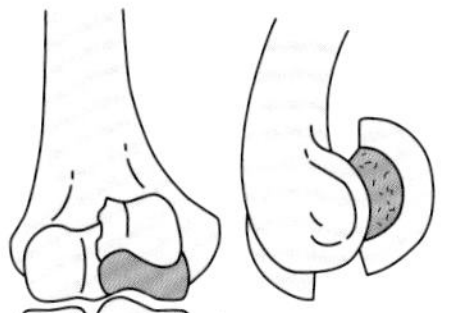 （侧面图）
13C	**C1**	**C2**	**C3**
关节内骨折	关节内简单骨折 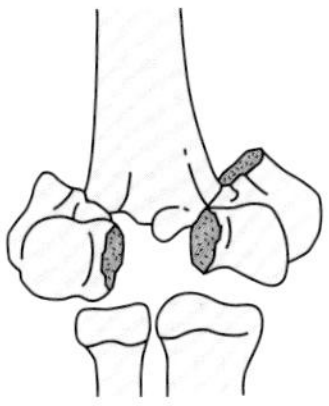	关节内骨折伴有干 骺端粉碎性骨折 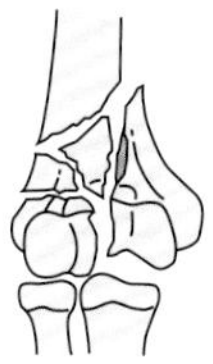	关节内粉碎性骨折 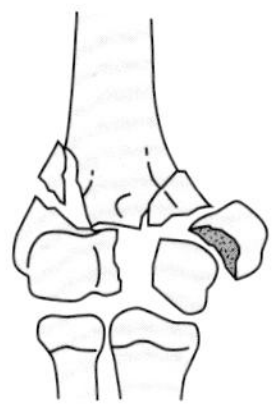

图 3.2.11 ◆ AO/OTA 分型 13

"简单骨折"是对原文中"simple fracture"的翻译。

根据参考文献 1）编制。

现水疱等皮肤病表现，因此在进行外固定后也应定期进行内部检查。如果患者出现筋膜间隔综合征的症状，如手部苍白、手指被动伸展时引发疼痛，或剧烈疼痛，应对切口进行充分减张（松弛切口），以避免造成严重的功能障碍。

急救处理

如果骨折移位较小或没有出现循环障碍，应在肘关节屈曲位用夹板和三角绷带进行固定（图 3.2.12）。在有比较严重的粉碎性骨折的情况下，如果条件允许可将患者收治入院，并定期检查患肢的状况是比较安全的。对于开放性骨折、严重粉碎性骨折或伴有移位的情况，或出现皮肤病表现或筋膜间隔综合征症状时，在通过手术用钢丝或外固定术稳定住骨折部位后，为防止并发症的发生，可进行 2 期手术。

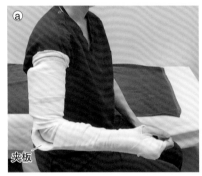
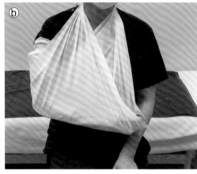

图 3.2.12 ◆ **急救处理**
a、b. 患者取肘关节屈曲位，采用夹板和三角绷带进行固定。

治疗

肘关节的活动范围是屈曲 120°，在进行梳头等需要将肘关节伸向头部后方的动作时，则需要更大的活动范围。因此，治疗这种骨折时，需要尽可能地扩大患肢的活动范围。建议进行牢固的内固定和早期康复治疗，因此笔者通常采取手术治疗，而保守治疗只适用于骨折没有移位，或患者年龄较大、日常生活活动能力（activities of daily living，ADL）受限或出现并发症的情况。

保守治疗包括采用长臂石膏固定和三角绷带固定，尽早指导患者进行肩关节和手指的活动范围训练以防止挛缩。4 周后，如果能够确认骨痂已形成，则改用石膏托固定，使患者以舒适无痛的方式开始肘关节活动范围训练。外固定的时间通常为 6~8 周。然而，在发生于老年患者的胫骨经髁骨折中，因为骨折部位的接触面积小，容易发生石膏内移位，所以即使暂时没有移位的情况，也建议进行手术治疗。如果选择保守治疗应严密监测患者的情况，当移位出现进展时，应转为手术治疗。

对于 AO/OTA 分型 13A1 的骨折，手术治疗采用螺钉固定或张力带钢丝内固定法；AO/OTA 分型 13B 是关节内骨折，需要对关节面进行精确复位，采用螺钉或锁定钢板固定；对于 AO/OTA 分型 13A2、13A3 和 13C 的骨折，锁定钢板固定是最常见的方法。近年来，双板固定已成为首选方法，因为它可以通过在内侧和外侧放置钢板而使固定更加牢固（图 3.2.13、3.2.14）。不过，侵入性手术会引起许多并发症，如尺神经障碍等。对于 AO/OTA 分型 13A 的骨折，也有必要根据患者情况选择创伤较小的手术（图 3.2.15）。对于 AO/OTA 分型 13C3 骨折的老年患者，如果判断为难以实现复位和固定的骨折时，也可以选择人工关节置换术。

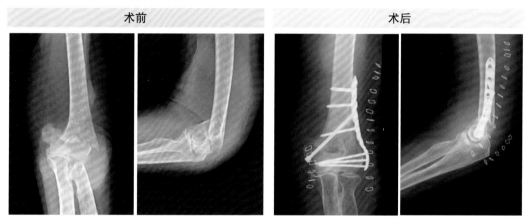

图 3.2.13 ◆ **锁定钢板固定法（单板固定法）**

对于 AO/OTA 分型 13A2 的骨折，手术时采用单板固定。在外侧放置钢板是为了使 3 个足够长的经髁螺钉能够插入远端骨碎片，而内侧钢板则用 HCS 固定。

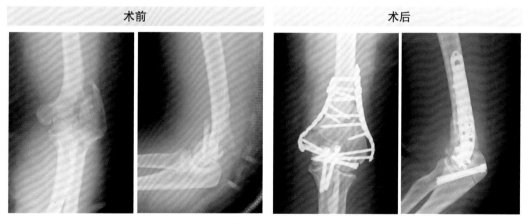

图 3.2.14 ◆ **锁定钢板固定法（双板固定法）**

对于 AO/OTA 分型 13C3 的骨折，采用双板固定。对尺骨鹰嘴实施截骨术，由于滑车严重粉碎，则先用人工骨和螺钉构成滑车，然后再从内外两侧进行钢板固定。

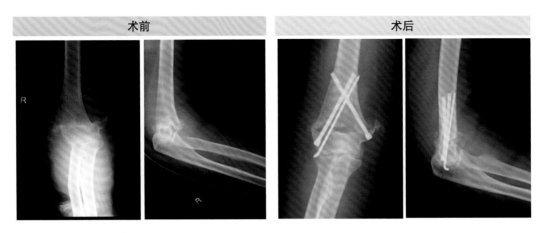

术前	术后

图 3.2.15 ◆ 螺钉固定法

　　AO/OTA 分型 13A2 的骨折病例。患者为老年人，同时患有阿尔茨海默病，日常生活活动能力（ADL）评分低，故选择微创手术，从内外两侧插入 HCS 并固定。

> **注意** 部分老年患者由于患有阿尔茨海默病从而导致理解力下降，或是由于背部或膝盖问题，常常需要采用上肢支撑来站立和走动，这些都有可能造成上肢超负荷而发生危险。对于选择保守治疗，或进行手术治疗但用钢丝或螺钉固定的患者，检查和指导其日常生活活动也非常重要。

■ 参考文献

1）Meinberg EG, et al: Fracture and Dislocation Classification Compendium–2018 J Orthop Trauma, 32 Suppl 1: S1–S170, 2018

2）西村誠次，他：道上生活動作における肘関節屈曲，前腕回旋の可動範囲. 日本作業療法研究学会雑誌，12（1）：7–10, 2010

3）今谷潤也，他：高齢者の上腕骨通顆骨折に対する治療戦略. MB Orthop, 26（8）：1–7, 2013

4）友利裕二，他：骨折部の転位が軽度な高齢者上腕骨通顆骨折3例に対する保存治療. 整・災外，62: 921–926, 2019

5）Nauth A, et al: Distal humeral fractures in adults. J Bone Joint Surg, 93–A: 686–700, 2011

6）森谷史郎，他:成人上腕骨遠位端骨折 AO/OTA type A に対し double plate 固定は必要か？. 骨折，36: 507–10, 2014

肘关节脱位和肘关节韧带损伤

川村豪伸

肘关节脱位

在成人中，肘关节脱位是仅次于肩关节脱位的第二常见脱位。大多数是后方脱位，诊断和修复都相对容易。然而，这种脱位往往会合并韧带损伤和骨折，所以对脱位的评估在治疗中是非常重要的。

创伤的概述

大多数肘关节脱位发生在摔倒时，由肘部处于伸直状态时用手撑地所致。肘关节脱位也可能因运动或高能量创伤引起，如道路交通事故或跌落。除去孤立性脱位，合并韧带损伤或骨折的病例往往需要手术治疗。

症状

肘关节脱位除了疼痛和严重肿胀，以及肘关节无法活动等症状外，还可有外观上的畸形和尺骨鹰嘴向后突出。

影像学检查和诊断

可通过 X 线正位片和侧位片来进行肘关节脱位的诊断（图 3.3.1）。在侧位片中可以清楚地看到向后方的脱位。除非对脱位进行复位，否则通常很难发现伴随的损伤，所以一经 X 线检查确认脱位，则应该进行复位操作。

> **提示**
>
> **其他脱位**
>
> 前脱位：是一种罕见的脱位，几乎都会合并尺骨鹰嘴骨折。
>
> 分离性脱位：相关报道较少，常常是由于高能量的创伤造成的，是一种伴有骨折的脱位。

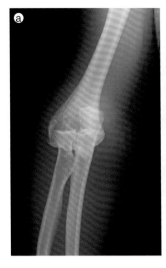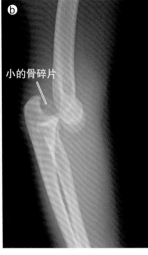

小的骨碎片

图 3.3.1 ◆ 受伤时的 X 线片

a. 正位片可以看到肱骨和桡骨头重叠在一起。

b. 侧位片示肱骨已经脱离了关节面，可见小的骨碎片。

急救处理

复位

如果不加以治疗，肘关节脱位可能会合并筋膜间隔综合征（尤其是 Volkmann 挛缩）而使病情复杂化，应尽快进行复位。需要注意的是，如果患者正在服用阿司匹林或其他容易引起出血的药物，则很难控制软组织损伤引起的出血。

肘关节发生后脱位时，患者的肘关节通常处于 90° 屈曲位，因此需要通过抓住患者上臂并在轴向将前臂拉直，使尺骨鹰嘴越过滑车完成复位。受伤后，可以立即对其进行重新定位，而无须麻醉。

复位操作结束后，应再次进行 X 线检查，以确认是否已经完成复位（图 3.3.2）。同时，进行应力位 X 线检查以评估有无副韧带损伤（图 3.3.3）。在两侧关节的健侧和患侧同时进行肘关节屈曲 30° 的内、外应力位 X 线检查，以比较左右两侧关节的差异。同样的评估也可以通过超声检查来完成。

确认合并损伤

- 触诊桡动脉，检查正中神经和尺神经是否受损。

- 检查肘关节是否稳定。容易再次脱位的病例，可能存在韧带损伤或关节周围肌肉损伤，需要进行手术治疗。

- 通过 CT 检查韧带附着点有无撕脱骨折，以及有无尺骨鹰嘴、桡骨头和桡骨颈的骨折。肘关节脱位合并桡骨颈和尺骨冠状突骨折的病例称为肘关节恐怖三联征（terrible triad of the elbow），治疗起来非常困难。

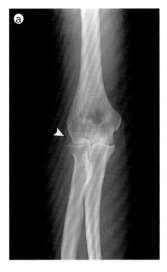

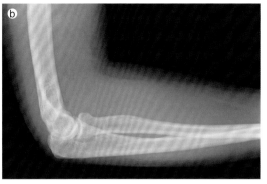

图 3.3.2 ◆ 复位后的 X 线片

　　a. 正位片示在外侧髁上可以看到小的骨碎片（▷）。

　　b. 复位后的侧位片。

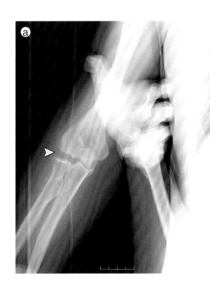

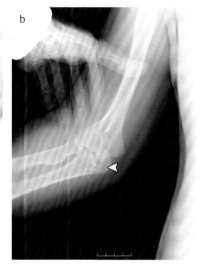

图 3.3.3 ◆ 应力位
X 线片

　　a、b. 内翻应力
位 X 线片和外翻应
力位 X 线片可见关
节间隙扩张（▷）。

● MRI（磁共振成像）用于检查内侧副韧带和外侧副韧带及关节周围肌肉组织有无损伤。

外固定

　　嘱患者将肘关节呈 90° 屈曲位，在前臂内外旋中间位用夹板固定患者的上臂到手。

治疗

保守治疗

　　如果患者没有不稳定的情况，则于受伤 1 周后安装带有支杆的支架，并开始进行活动范围训练。如果患者有不稳定的情况，则要进行 2~3 周的外固定。

在稳定的情况下，患者需要佩戴支架 4 周。如果存在不稳定的情况，患者则需要佩戴支架 6 周。

手术治疗

脱位的手术治疗适用于无法进行徒手复位、合并神经血管损伤、开放性脱位、肘关节习惯性脱位、陈旧性脱位及韧带损伤导致的高度不稳定的病例。如果伴有骨折，则参照骨折的治疗方法。

> **注意** 挛缩
>
> 肘关节脱位尤其容易留有伸展受限的后遗症，建议尽早佩戴支架，并进行运动康复训练。

原发性韧带损伤（无脱位）

在接触性运动或滑雪等运动中受伤时，几乎都会产生内侧副韧带损伤。根据患者的背景资料，有时可能需要进行手术治疗。

症状

在接触性运动中，当在用手支撑的状态下从外侧被人冲撞，或者在滑雪板上用手撑地时，都可能会造成韧带损伤。大多数是内侧副韧带（medical collateral ligament，MCL）损伤。

诊断

● X 线检查

拍摄 X 线正位片和侧位片，以检查是否伴有骨折。

● 超声检查

超声检查用于了解是否存在纤维连续性的中断和韧带周围出血 / 肿胀（低回声影像）。检查患者受到应力的关节间隙扩张的情况，并将患侧与健侧进行对比。

● MRI

MRI 用于检查韧带的损伤程度和是否有骨挫伤。

治疗

保守治疗包括外固定 1~2 周，之后开始使用带支柱的支架进行活动范围训练。

手术治疗适用于运动员和使用上肢工作的劳动者。手术主要采用锚固定方法。

桡骨头骨折和桡骨颈骨折

川村豪伸

  大多数桡骨头骨折和桡骨颈骨折发生于 20~60 岁的患者中。在移位较大的病例中，常常伴有肘关节副韧带损伤和前臂骨间膜损伤，对这些病例进行评估对于治疗十分重要。在孤立性骨折中，无论是移位较小的病例，还是移位较大的病例，通过妥善的治疗往往都可以获得良好的关节功能。此外，在合并肘关节严重创伤的病例中，评估其他受伤部位的情况也非常重要。

创伤的概述

  由于摔倒等原因，在肘关节处于伸展状态时用手去撑地，肘关节被迫外翻，导致桡骨头与肱骨头相撞，就会发生这种骨折。受伤时承受的能量越大，骨折就越严重，在牵引力对抗外部压缩力的作用下，可能会发生内侧副韧带损伤。此外，如果移位足够严重的话，不仅前部和后部的组织（如尺骨冠状突和尺骨鹰嘴）会受损伤，在桡骨的长轴负荷的作用下，还会合并前臂骨间膜损伤和腕关节处的尺骨头脱位，即所谓的 Essex-Lopresti 骨折，使病情更加复杂。

症状

  此类骨折患者可表现为肘关节的外侧发生疼痛和畸形。如果骨折程度较轻，可能会由于关节内血肿而无法从外观上看到明显的畸形，所以如果患者主诉摔倒后肘关节外侧疼痛，应结合此类骨折特征检查压痛部位，并进行详细的影像学评估。因为桡骨头构成了影响前臂旋转的近端桡尺关节，所以有时患者会发生前臂旋转困难的情况。

影像学检查和诊断

  此类骨折可通过拍摄肘关节的正、侧位普通 X 线片进行诊断。通常采用 Mason-Morrey 分型来评估骨折类型（图 3.3.4）：Ⅰ型是指桡骨头骨折的移位小于 2 mm，桡骨颈骨折的角度畸形小于 10°；Ⅱ型是指桡骨头骨折的移位为 2~3 mm，骨折块累及小于 30% 的桡骨头关节面，桡骨颈成角大于 10°；Ⅲ型是指桡骨头的粉碎性骨折，以及桡骨颈骨折伴移位；Ⅳ型是指合并肘关节脱位的骨折。因此，应根据以上分型来制订治疗方案。

如果骨折程度较轻，在 X 线片中可以通过脂肪垫征（fat pad sign）推测发生了骨折（图 3.3.5），但 CT 检查可以提供更加准确的诊断。此外，CT 在治

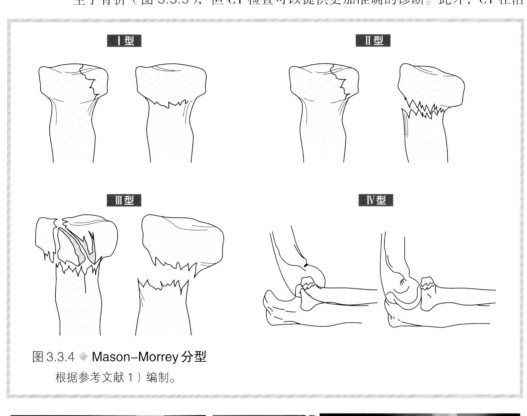

图 3.3.4 ◆ Mason–Morrey 分型

根据参考文献 1）编制。

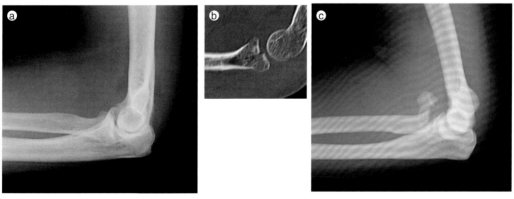

图 3.3.5 ◆ 桡骨头骨折和桡骨颈骨折

　　a. 桡骨头骨折不伴移位（X 线片）。
　　b. 桡骨头骨折不伴移位（CT 片）。
　　c. 桡骨颈骨折伴移位（X 线片）。

疗中的作用也很重要，因为它可以详细地确认骨折的程度，对诊断其他小的合并损伤也很有帮助。

并发症

桡骨头骨折和桡骨颈骨折经过妥善的治疗，往往能保留肘关节的功能，患者在生活中几乎没有功能障碍。但对于移位较大的病例，几乎都会留有轻微的肘关节伸展障碍和其他后遗症，且很少能完全恢复正常。另外，在手术治疗中，由于手术位置接近骨间后神经，因此术前对患者手指的伸展情况进行评估，以及向患者说明手术可能导致损伤的风险也很重要。

治疗

Mason-Morrey 分型 I 型是保守治疗的一个指征。患者受伤时，应先保持肘关节 90° 屈曲位，使前臂在可能的范围内旋后（旋外，手心向上），再从手到上臂进行外固定。之后建议患者进行积极的保守治疗，仅外固定 1 周，然后开始使用三角绷带或其他吊带进行前臂旋转的活动范围训练。吊带在 4 周后移除。

Mason-Morrey 分型 II 型或以上的病例可考虑手术治疗。然而，对于前臂旋转不受限制的 II 型病例，可能更适合采用保守治疗，以及进行早期的活动范围训练。

进行手术治疗时，对于 II 型病例，应对骨折处进行复位，并采用无头螺钉或钢板进行固定（图 3.3.6）。桡骨头不仅与肱骨小头，还与尺骨乙状切迹（sigmoid notch）构成了影响前臂旋转的近端尺桡关节。因此，采用钢板固定时，应该将钢板放在与近端尺桡关节不相连的 80° 的安全区域（safe zone）内

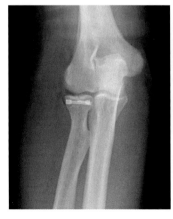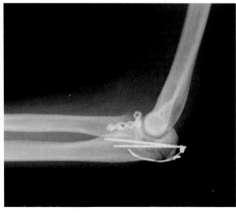

图 3.3.6 ◆ 手术治疗

（图 3.3.7）。术中应进行最大限度地旋前和旋后运动，并确保该区域不影响尺骨乙状切迹。

　　对于 Mason-Morrey 分型 Ⅲ 型病例，可考虑进行桡骨头切除术或人工肱骨头置换术（图 3.3.8），但即使是可预见骨愈合不良的病例，特别是在年轻患者中，为了防止桡骨近端移位，也可以考虑进行骨接合术。

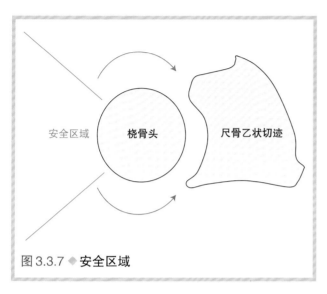

图 3.3.7 ◆ 安全区域

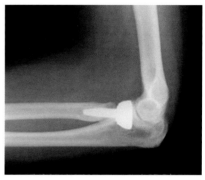

图 3.3.8 ◆ 人工肱骨头置换术

注意 如果患者桡骨头骨折移位超过 5 mm，桡骨颈角状畸形超过 20°，旋转受限则不可避免，所以应根据影像学检查结果和活动范围受限情况选择治疗方案。

■ 参考文献

1）「The Elbow and its Disorders」(Morrey BF, et al, eds), W.B. Saunders, 1985

尺骨鹰嘴骨折

川村豪伸

尺骨鹰嘴骨折是一种比较常见的骨折，约占上肢所有骨折的 10%。由于尺骨鹰嘴的皮下组织很薄，骨折发生时经常表现为开放性骨折。据报道，尺骨鹰嘴骨折的发生率约为 6%。尺骨鹰嘴是肱三头肌的附着点，这导致了骨碎片被拉向近端。因此，在许多病例中可以看到移位，往往需要手术治疗。

创伤的概述

在 50 岁以上的患者中，尺骨鹰嘴骨折通常由摔倒等相对较轻的创伤引起。相比之下，在年轻患者中，尺骨鹰嘴骨折多由高能量的创伤引起。损伤的机制是肘关节在 90° 屈曲位时，外力直接作用于尺骨鹰嘴部；或是在跌倒等情况下，用手撑地的过程中，肘关节被迫过度伸展。

症状

此类骨折患者可表现为肘关节后部有明显的疼痛和肿胀。在骨折部位可以摸到由于骨碎片移位导致的凹陷，在移位较大的病例中，可以在相同部位观察到凹陷。另外，还会出现肘关节无法自主伸展的情况，必须注意这一点。由于患者在站立位或坐位时，肘关节会受重力影响而伸展，因此有必要让患者仰卧在检查台上，将手放在胸部位置，进行肘关节伸展，以检查对抗重力的自主伸展情况。

影像学检查和诊断

X 线检查时，需要拍摄肘关节的正、侧位片（图 3.3.9a、b）。通过侧位片很容易做出诊断。但是，当患者因剧烈疼痛而无法拍摄标准的侧位片时，也可以取斜位片。大多数的尺骨鹰嘴骨折可以通过这些影像学检查诊断出来，但是在发生罕见的肱三头肌肌腱附着点撕脱骨折（图 3.3.9c）的情况下，由

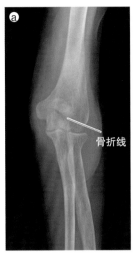
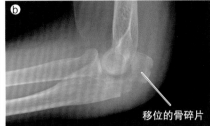
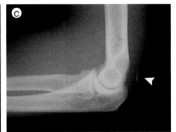

骨折线

移位的骨碎片

图 3.3.9 ◆ 尺骨鹰嘴骨折

a. 正位片示尺骨鹰嘴处可见骨折线。

b. 侧位片示有移位的骨碎片存在。

c. 肱三头肌肌腱附着点撕脱骨折撕脱的骨碎片（▷）。

于骨碎片的尺寸较小，必须通过标准的侧位片进行诊断。因此，只要条件允许，就应拍摄标准的侧位片。另外，CT 可以详细评估是否存在关节面凹陷或关节面粉碎，以及其他并发的骨折，对于诊断也非常有帮助。

Mayo 分型是最常用的骨折类型评估方法。1 型是指无移位的稳定型病例，2 型是指移位超过 3 mm 的病例，3 型是指移位加关节不稳定型病例。亚型又分为 a 型和 b 型，骨折部位无粉碎性骨折为 a 型，骨折部位有粉碎性骨折为 b 型（图 3.3.10）。

并发症

虽然尺神经在尺骨鹰嘴的内侧走行，但尺神经障碍的并发症是很罕见的。不过，也有一些关于术后发生尺神经障碍的报道。因此，应评估患者手指的感觉和运动情况，并在病历中予以记录。关于术后并发症，应在术前对患者进行充分说明，如在使用较大的金属材料如钢板固定时，由于皮下组织较薄，容易发生伤口感染而开裂等情况。

治疗

保守治疗适用于无移位的 Mayo 分型 1 型，嘱患者保持肘关节略大于 90° 的伸展姿势，从上臂到手固定约 3 周，但应避免更长时间的固定，因为这可能导致挛缩。手术治疗适用于有移位的 Mayo 分型 2 型和 3 型。最常见的手术方法是张力带钢丝（tension band wiring，TBW）固定法（图 3.3.11）或钢板固定法，但钢板固定法（图 3.3.12）更适用于有粉碎性骨折的 2b 型和 3b 型。

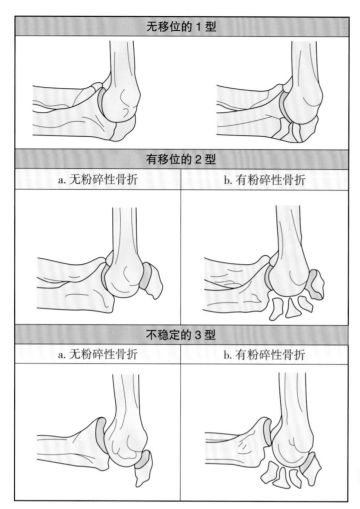

无移位的 1 型	

有移位的 2 型	
a. 无粉碎性骨折	b. 有粉碎性骨折

不稳定的 3 型	
a. 无粉碎性骨折	b. 有粉碎性骨折

图 3.3.10 ◆ Mayo 分型

引自参考文献 1）。

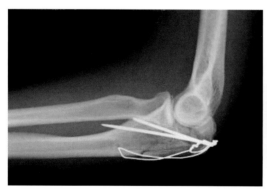

图 3.3.11 ◆ 张力带钢丝（TBW）固定法

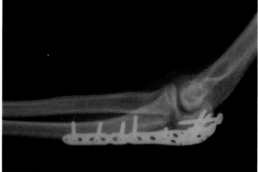

图 3.3.12 ◆ 钢板固定法

■ 参考文献

1）Morrey BF: Current concepts in the treatment of fractures of the radial head, the olecranon, and the coronoid. Instr Course Lect, 44: 175–185, 1995

3.4 前臂和腕关节

前臂骨干骨折

里中东彦

在前臂骨干骨折成人患者中，没有发生骨折移位的情况很少见。虽然是骨干骨折，但前臂骨对前臂的旋转运动很重要，故与关节内骨折一样，需要准确地复位。因此，在大多数情况下需要进行手术治疗，而不仅限于不稳定性很大的桡骨骨折和尺骨骨折。

创伤的概述

前臂骨干骨折的发生，可由摔倒或跌落时用手撑地，或被机器夹住时前臂受到了扭转的间接外力，或前臂受到了强大的直接外力引起。

症状

桡骨和尺骨的双骨骨折都表现为前臂的严重肿胀和畸形，并伴有严重的疼痛和自主运动困难。单骨骨折也会出现肿胀和畸形，但不像双骨骨折那样明显。伴有开放性伤口的情况也很常见，而且常常合并软组织损伤，以及神经和血管损伤（图 3.4.1）。

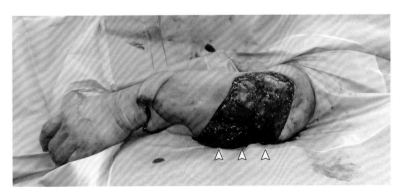

图 3.4.1 ◆ 被传送带夹住，左前臂骨发生的开放性骨折
皮肤已被切除，暴露出受损的肌肉和骨骼（脱套伤：▷）。

影像学检查和诊断

  在普通 X 线检查中，需要拍摄包括肘关节和腕关节在内的前臂骨的正、侧位片（图 3.4.2）。另外，尺骨骨折可能会合并桡骨头脱位（Monteggia 骨折），桡骨骨折也可能合并尺骨头脱位（Galeazzi 骨折），所以还应拍摄肘关节和腕关节的正、侧位片（图 3.4.3）。在罕见的情况下，桡骨近端骨干骨折或桡骨头骨折可能导致桡骨向近端移位，损伤骨间膜和远桡尺关节（Essex-Lopresti 骨折）。CT 检查（包括肘关节和腕关节）对于诊断骨折类型及评估桡骨头或尺骨头的移位很有帮助。

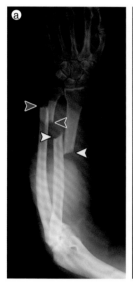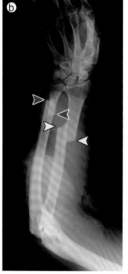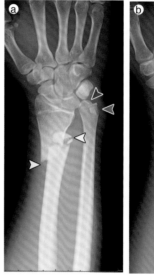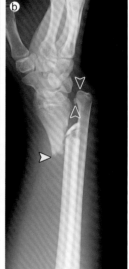

图 3.4.2 ◆ 左侧前臂的双骨骨折

  与图 3.4.1 为同一病例。桡骨（▷）和尺骨（▶）的骨干都有骨折并移位，导致严重畸形，所以无法拍摄标准的正位片（a）和侧位片（b）。

图 3.4.3 ◆ 右侧前臂 Galeazzi 骨折

  桡骨远端骨干骨折，并向掌侧移位（▷），伴有尺骨茎突骨折（▶）的尺骨头向背侧脱位（▷）。

  a. 正位片。

  b. 侧位片。

  骨折类型可以采用 AO/OTA 分型 2R2/2U2 进行评估（图 3.4.4）。

并发症

  据报道，假关节的发生率为 2%~5%，但在开放性骨折和粉碎性骨折中发生率会更高。前臂的肿胀可能会引起筋膜间隔综合征。畸形愈合后可能导致前臂和腕关节的活动范围受限，以及桡尺远端关节的疼痛。

2R2	2R2A	2R2B	2R2C
	简单骨折	楔形骨折	多骨碎片骨折
桡骨			

2U2	2U2A	2U2B	2U2C
	简单骨折	楔形骨折	多骨碎片骨折
尺骨			

图3.4.4 ◆ AO/OTA 分型 2R2/2U2

"简单骨折"是对原文中"simple fracture"的翻译。根据参考文献 1 ）编制。

治疗

对于无移位的桡骨和尺骨干单骨骨折，可使患者前臂保持在中间位至旋后位，将肘关节 90° 屈曲，腕关节轻度背屈，采用长臂石膏托固定约 6 周（直至确认骨愈合）。

在有移位的情况下，几乎无法在没有麻醉的情况下进行徒手复位，因此需要进行手术治疗。手术治疗包括用钢板进行内固定术（图 3.4.5）。如果粉

受伤时 术后

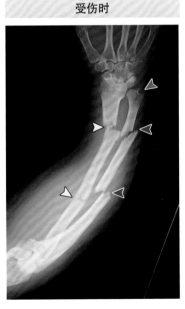
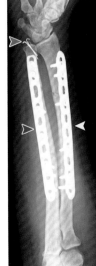

图3.4.5 ◆ **右侧前臂的双骨骨折**

受伤时，桡骨（▷）和尺骨（▶）都在骨干发生了节段性骨折并移位，导致严重的畸形，并伴有尺骨茎突的骨折（▶）。术后，桡骨（▷）和尺骨（▶）都采用钢板内固定，尺骨茎突也用钢丝和线锚钉完成了张力带钢丝内固定（▶）。

碎性骨折严重并导致骨缺损，则可进行联合骨移植术。术后不进行外固定，或者是仅短期外固定（1~2 周）后，就应尽早开始进行运动训练。在 Monteggia 骨折中，通过将尺骨复位和内固定，桡骨头脱位在大多数情况下也得到了复位，但术后需要使用长臂石膏托固定 2~3 周。在 Galeazzi 骨折中，通过将桡骨复位和内固定，尺骨头脱位也往往会得到复位，但术后需要使用长臂石膏托固定 3 周，对于 TFCC 损伤（详见 3.4 TFCC 损伤），则还需要使用短臂石膏托固定 3 周。

提示 在 Galeazzi 骨折的桡骨骨折中，如果在内固定后仍有桡尺远端关节不稳定的情况，则需要修复损伤的 TFCC 或进行尺骨茎突骨折的骨接合术。

注意
- 在前臂骨干骨折患者中，由于移位的手法复位通常比较困难，所以几乎都需要进行钢板内固定术治疗。
- 在 Monteggia 骨折和 Galeazzi 骨折的治疗中，重要的是在固定骨折的同时，对脱位的桡骨头和尺骨头进行复位。

■ **参考文献**

1）Meinberg EG, et al: Fracture and Dislocation Classification Compendium–2018 J Orthop Trauma, 32 Suppl 1: S1–S170, 2018

桡骨远端骨折

里中东彦

桡骨远端骨折占所有骨折的 16%~20%，是上肢最常见的骨折之一。合并骨缺损或骨皮质粉碎的不稳定骨折适合进行手术治疗，对于没有骨皮质粉碎但骨质脆性大的病例，由于难以保持复位位置，也往往选择手术治疗。

创伤的概述

桡骨远端骨折最常见的原因是低能量的创伤，如患有骨质疏松症的老年人摔倒时易发生桡骨远端骨折。而对于青壮年患者来说，最常见的致伤原因是高能量的创伤，如道路交通事故和跌落。

症状

桡骨远端骨折主要表现为疼痛、肿胀和皮下出血，主要集中在腕关节。最常见的骨折类型是背侧移位型骨折，也称 Colles 骨折，约占所有桡骨远端骨折的 3/4，其在外观上呈现餐叉样畸形（图 3.4.6）。

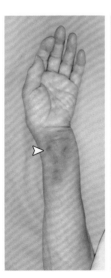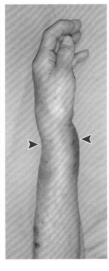

图 3.4.6 ◆ **左侧桡骨远端骨折（背侧移位型）的腕关节外观**

可见肿胀和皮下出血（▷），侧面可见餐叉样畸形（▶）。

影像学检查和诊断

桡骨远端骨折在普通 X 线检查中，需要拍摄正、侧位片（图 3.4.7），通过斜位片也可以确认是否存在关节内的骨折。此外，CT 检查对于评估关节内骨折、骨碎片的大小和移位程度及骨缺损情况也很有帮助。

著名的冠名骨折包括科利斯（Colles）骨折（背侧移位骨折）、史密斯（Smith）骨折（掌侧移位骨折）、巴顿（Barton）骨折（关节面骨折）、司机（Chauffeur）骨折（桡骨茎突骨折）和 Die-punch 骨折（桡骨内侧楔形骨折）（图 3.4.8）。基本的骨折类型分为关节外骨折和关节内骨折，一般采用 AO/OTA 分型 2R3 进行评估（图 3.4.9）。

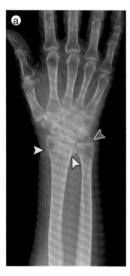
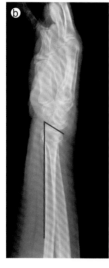

图 3.4.7 ◆右侧桡骨远端骨折

正位片（a）显示桡骨远端骨折（▷）和尺骨茎突骨折（▶）。在侧位片（b）中可以看到，断裂的桡骨远端骨碎片背屈移位（━━）。

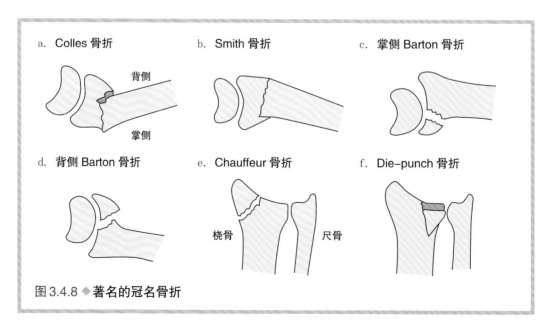

a. Colles 骨折

b. Smith 骨折

c. 掌侧 Barton 骨折

背侧

掌侧

d. 背侧 Barton 骨折

e. Chauffeur 骨折

桡骨　　　尺骨

f. Die-punch 骨折

图 3.4.8 ◆著名的冠名骨折

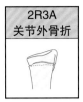

2R3A 关节外骨折

2R3A1
桡骨茎突撕脱骨折

2R3A2 关节外简单骨折		
2R3A2.1	2R3A2. 2	2R3A2. 3
无移位骨折	背侧移位骨折（Colles 骨折）	掌侧移位骨折（Smith 骨折）

2R3A3 关节外粉碎性骨折		
2R3A3. 1	2R3A3.2	2R3A3.3
楔形第三骨碎片，背侧无粉碎	楔形第三骨碎片，背侧有粉碎	完全粉碎的第三骨碎片

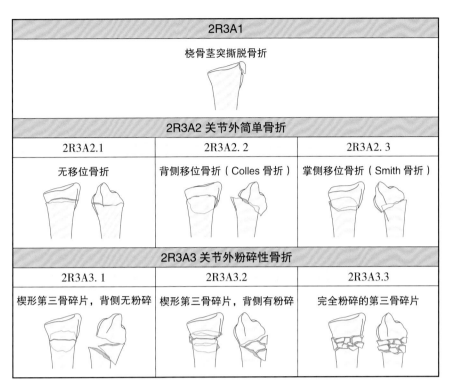

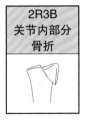

2R3B 关节内部分骨折

2R3B1 矢状面骨折	
2R3B1.1	2R3B1. 3
舟骨窝骨折	月骨窝骨折

2R3B2 背侧缘骨折（背侧 Barton 骨折）		
2R3B2.1	2R3B2.2	2R3B2.3
简单骨折（无脱位）	粉碎性骨折（无脱位）	有脱位

2R3B3 掌侧缘骨折（掌侧 Barton 骨折）	
2R3B3. 1	2R3B3. 3
简单骨折	粉碎性骨折

图 3.4.9 ◆ AO/OTA 分型 2R3

"简单骨折"是对原文中 "simple fracture" 的翻译。根据参考文献 1）编制。

2R3C 关节内完全 骨折	2R3C1 关节面和干骺端为简单骨折		
	2R3C1.1	2R3C1.2	2R3C1.3
	背面尺侧骨折	矢状面骨折	冠状面骨折
	2R3C2 伴随干骺端粉碎的关节内完全骨折		
	2R3C2.1	2R3C2. 2	2R3C2. 3
	矢状面骨折	冠状面骨折	涉及骨干的骨折
	2R3C3 关节内粉碎性骨折		
	2R3C3. 1	2R3C3.2	2R3C3.3
	干骺端简单骨折	干骺端粉碎性骨折	涉及骨干的骨折

图 3.4.9（续）

并发症

桡骨远端骨折最常见的并发症是尺骨茎突骨折（图 3.4.7）（50%~65%），
采用保守治疗大多不会留有后遗症，但如果合并了 TFCC 损伤（详见 3.4
TFCC 损伤），可能会引起疼痛和远桡尺关节不稳定。另外，有时还可能合并
腕舟骨骨折（详见 3.4 腕舟骨骨折）和舟骨月骨韧带损伤（图 3.4.10）。患者
在受伤时或在治疗过程中可能会发生腕管综合征，如果症状没有改善，需要
进行手术治疗。其他并发症有拇长伸肌肌腱延迟断裂，导致拇指指间关节
（interphalangeal joint，IP）无法伸展。畸形愈合后患者可能出现疼痛、腕关节
活动范围受限和握力下降等后遗症。

治疗

桡骨远端骨折的治疗中，重要的是在早期阶段整复移位的骨碎片，以达
到解剖学复位的目的，防止发生再次移位，并保持复位的位置。

术前	术后

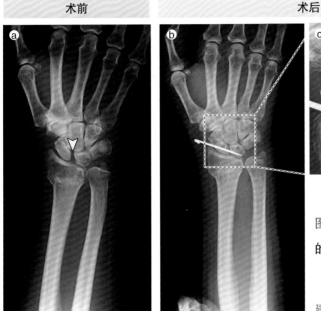
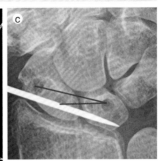

图3.4.10 ◆ 合并左侧桡骨远端骨折的舟骨月骨韧带损伤

　　a. 术前正位片，舟骨和月骨分离（▷）。

　　b、c. 术后正位片，用掌长肌肌腱重建韧带（——），使舟骨和月骨复位。

● **复位的方法**

　　①患者取仰卧位，给予臂丛神经阻滞或局部静脉麻醉，也可以采取局部麻醉或不实施麻醉。但由于操作会伴随剧烈的疼痛，所以必须征得患者的同意，并一次完成复位操作。

　　②将患者的肘部屈曲呈90°，让助手紧紧抓住患者上臂（图3.4.11a）。外科医师双手从桡骨尺侧抓住拇指到腕关节的部位，使患者前臂处于旋内位，沿轴进行牵引，并持续几秒。

　　③在牵引的同时，外科医师用两个拇指对准患者桡骨远端骨碎片（背侧移位的骨折为背侧，掌侧移位的骨折为掌侧），将患者腕关节向移位方向的相反方向屈曲（背侧移位的骨折为掌侧屈，掌侧移位的骨折为背侧屈），同时用力按压远端骨碎片，结合关节声进行复位（图3.4.11b）。

　　④患者肘关节处于70°~90°屈曲位，前臂处于中间位，手腕处于从中间位至轻度背屈位，将上臂至手部用长臂石膏托固定2周（图3.4.11c）。嘱患者抬高患肢，并经常进行手指和肩膀的自主运动。如果患者手指肿胀或疼痛加剧，可能已经出现了筋膜间隔综合征，应立即切开或拆除石膏。

　　⑤随后，将前臂至手部再用短臂石膏托固定2周，然后用石膏托（plaster shell）或腕部固定支架固定1~2周，同时嘱患者开始腕关节的活动范围训练。

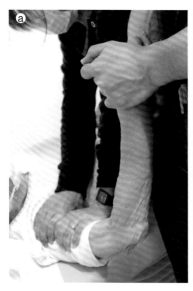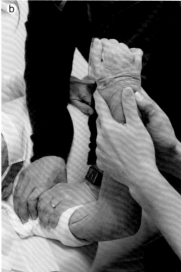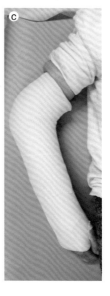

图 3.4.11 ◆ 右侧桡骨远端骨折（背侧移位型）的徒手复位法

> **注意**
>
> ● 在老年患者中，伴有骨质疏松症等基础疾病的患者，其骨折往往是粉碎性的，即使实现了良好的徒手复位，在石膏固定期间也可能发生再移位。
>
> ● 由于存在手指和腕关节的挛缩、水肿加重、循环障碍，以及容易出现复杂性局部疼痛综合征等风险，因此不应在骨折的复位肢位（腕关节掌屈及尺偏位，即所谓的 Cotton-Loder 位）进行石膏固定。

可接受的残余畸形范围是桡骨尺偏角 >15°，桡骨掌倾角为 -10°~20°，尺骨变异与健侧相比 <2 mm（图 3.4.12）；如果不能维持此范围，可考虑进行手术治疗。

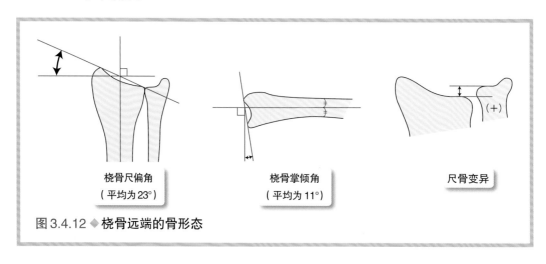

桡骨尺偏角
（平均为 23°）

桡骨掌倾角
（平均为 11°）

尺骨变异

图 3.4.12 ◆ 桡骨远端的骨形态

在手术治疗时，掌侧锁定钢板内固定对此类骨折具有明显的治疗效果。在高度粉碎性骨折导致大面积骨缺损的情况下，可以移植人工骨（图3.4.13）。对于儿童患者，往往会合并骨骺线的损伤，所以需要结合使用经皮钢丝固定的外固定进行治疗（图3.4.14）。

> **提示** 在桡骨远端骨折的病例中，对于移位较小的稳定骨折，原则上采取保守治疗，但无论是哪种骨折类型，都应根据患者的背景资料、活动度和需求选择治疗方案。

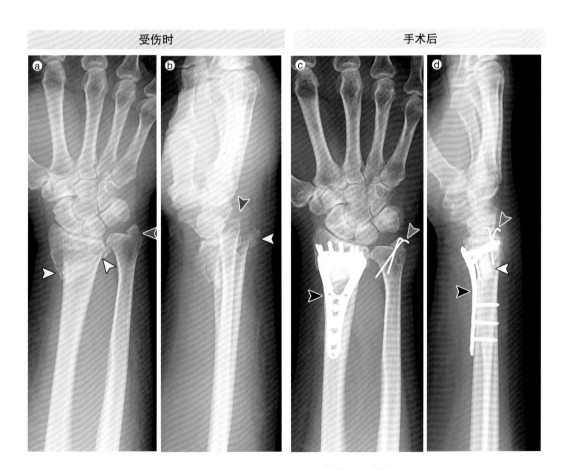

图 3.4.13 ◆ **掌侧移位型 AO/OTA 分型 2R3A3 的左侧桡骨远端骨折**

受伤时的正侧位片（a、b）示，桡骨骨折部位呈粉碎状，并伴有骨缺损（▷）。伴随桡骨远端骨碎片向掌侧移位，尺骨头可发生尺骨茎突骨折，并向背侧脱位（▶，Galeazzi 骨折）。术后的正侧位片（c、d）示，将人工骨植入桡骨的骨缺损处（▶），并用掌侧钢板（▶）进行内固定，以及用钢丝和高强度线对尺骨茎突施行张力带钢丝内固定，从而稳定桡尺远端关节。

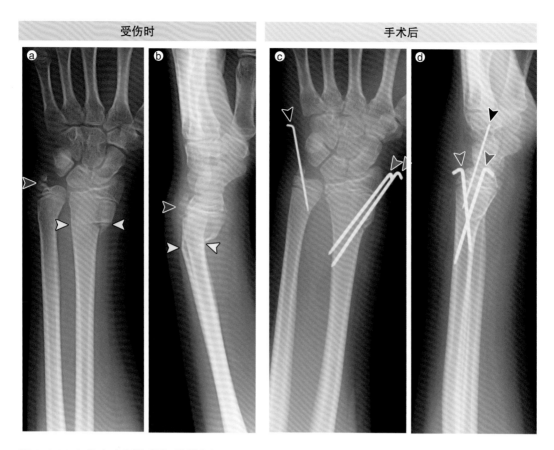

受伤时	手术后

图3.4.14 ◆ 儿童左侧桡骨远端骨折

　　受伤时的正侧位片（a、b），可见桡骨远端的掌侧移位型青枝骨折（▷），合并远端尺骨骺线损伤（SH 分型 3 型，▶）。术后的正侧位片（c、d）示，用钢丝分别对桡骨（▷）和尺骨（▶）进行了经皮固定。

■ 参考文献

1）Meinberg EG, et al: Fracture and Dislocation Classification Compendium–2018 J Orthop Trauma, 32 Suppl 1: S1–S170, 2018

2）「橈骨遠位端骨折診療ガイドライン 2017（改訂第 2 版）」（日本整形外科学会診療ガイドライン委員会，橈骨遠位端骨折診療ガイドライン策定委員会 / 編），南江堂，2017

腕舟骨骨折

小狱和也

腕舟骨骨折是最常见的腕骨骨折，但由于患者受伤时的症状相对较轻，肿胀不严重，而且 X 线片上的骨折线也不明显，有时会被漏诊。一般来说，骨愈合很难实现，如果最初的治疗方法不正确，患者腕关节的功能会出现严重的障碍，所以治疗时一定要谨慎对待，并始终对此类骨折保持怀疑。

创伤的概述

由于摔倒等情况造成人的腕关节强烈背屈，容易导致此类骨折。大多数患者是 10~20 岁的年轻人，多为在运动中受伤。此类骨折容易被漏诊，所以对于年轻外伤病例，除了有腕关节肿胀和皮下出血点的情况外，在患者只主诉疼痛的时候，也需要怀疑是否发生了此类骨折。

症状

此类骨折的特点是患者腕关节严重肿胀，腕关节活动时伴有疼痛，腕舟骨结节和解剖学的鼻烟窝（anatomical snuff-box）位置有压痛（图 3.4.15）。

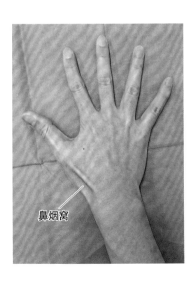

鼻烟窝

图 3.4.15 ◆ 鼻烟窝的解剖学位置
鼻烟窝位于拇短伸肌和拇长伸肌之间。

影像学检查和诊断

　　有时通过腕关节的 4 个方位 X 线检查可能无法识别腕舟骨骨折，如果怀疑有此类骨折，一定要专门拍摄腕舟骨的 X 线片（图 3.4.16）。

　　对骨折类型进行评估时，通常采用考虑到骨折部位、稳定性和病程的 Herbert 分型（表 3.4.1）。

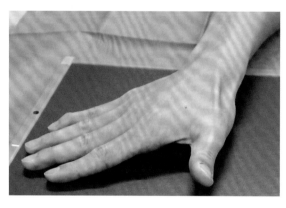

图 3.4.16 ◆ 腕舟骨 X 线检查

　　在肩关节外展 90°、肘关节屈曲 90°、前臂旋前 70°、腕关节尺侧屈曲的位置下进行拍摄，可以获得腕舟骨的正位片。

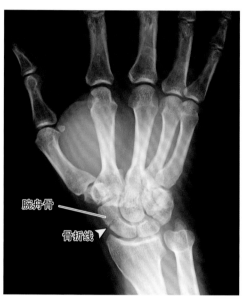

腕舟骨

骨折线

表 3.4.1 ◆ 腕舟骨骨折的 Herbert 分型

类型 A 新鲜稳定 骨折	A1. 骨结节的骨折	A2. 无移位的腕舟骨腰部骨折			
类型 B 新鲜不稳定 骨折	B1. 远端 1/3 斜行骨折	B2. 有移位的 腕舟骨腰部骨折	B3. 近端断裂	B4. 骨折脱位	B5. 粉碎性骨折
类型 C 延迟愈合的 骨折					
类型 D 假关节	D1. 纤维性假关节	D2. 假关节，伴有骨质硬化			

注：根据参考文献 1）编制。

如果在 X 线片上不能发现骨折线，可以使用 CT 或 MRI 检查。在某些情况下，虽然在初诊时不能发现骨折线，但在 2 周后骨折线可能会变得明显，即可以诊断骨折，因此应嘱患者复诊并进行 X 线检查。

注意 如果怀疑是没有移位的骨折，一定要嘱患者复诊，并进行 X 线检查。

并发症

● 假关节、腕关节排列异常和变形性腕关节炎

当假关节形成后，由于腕舟骨缩短，可使腕骨之间的平衡被破坏，这会导致月骨背屈和近排腕骨背伸不稳定（dorsal intercalated segment instability，DISI），从而产生畸形，最终引发名为腕舟骨骨折不愈合进行性塌陷（scaphoid nonunion advanced collapse，SNAC）的变形性腕关节炎。

● 伴有腕骨脱位

在对患者施行骨接合术的同时，也要对腕关节排列异常进行矫正，以及对腕骨间韧带进行修复。

治疗

保守治疗包括用石膏固定患者的前臂远端至拇指根部（图 3.4.17）8~12 周。然而，在很多情况下，即使对新鲜骨折进行妥善的外固定治疗，也不能实现骨

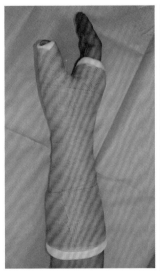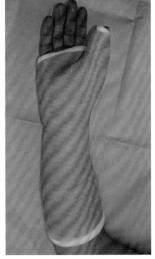

图 3.4.17 ◆ 石膏固定

愈合，所以使用能够对骨折部位施加压迫力的特殊螺钉进行手术治疗往往是首选的治疗方法。在延迟愈合或假关节形成的情况下，仅靠螺钉固定可能无法实现骨愈合，所以在矫正腕关节排列异常的同时，可以采取植骨术。

> **提示** 腕关节镜可用于评估合并韧带损伤和骨折的稳定性等，以及治疗新鲜骨折和假关节的病例。

■ 参考文献

1）Herbert TJ & Fisher WE: Management of the fractured scaphoid using a new bone screw. J Bone Joint Surg Br, 66: 114–123, 1984

月骨和月骨周围脱位

小狱和也

月骨和月骨周围脱位是腕骨脱位中最常见的创伤。然而，如果医师不擅长阅读 X 线正位片，则可能会漏诊，所以一定要再检查侧位片。由于此类脱位存在几种损伤模式，因此通过 CT 进行详细的影像学诊断，对于制订治疗方案是非常重要的。

创伤的概述

高能量的创伤如道路交通事故或跌落，可导致腕关节强制背屈而造成此类损伤。此类脱位是由月骨周围的韧带损伤所引起的，但除了腕舟骨月骨骨间韧带损伤外，合并腕舟骨骨折的经腕舟骨脱位的情况也很多。

症状

此类脱位往往是由高能量的创伤所造成的，且往往合并多发性创伤，使医师很容易被其他创伤分散注意力而造成漏诊，所以需要注意。另外，此类脱位中正中神经可能会受到压迫，所以还应评估患者正中神经的感觉。

影像学检查和诊断

医师仅凭 X 线正位片有时很容易造成漏诊，因此还需要拍摄侧位片（图 3.4.18）。通过在侧位片上确认月骨的位置，很容易区分出月骨脱位或月骨周围脱位。如果难以识别，可以采用 CT 检查来帮助诊断。

典型的损伤路径包括名为小弧区（lesser arc）的经过月骨周围的路径，以及名为大弧区（greater arc）的合并桡骨茎突、舟骨、头状骨、三角骨或尺骨茎突骨折脱位的进展路径（图 3.4.19）。然而，在临床实践中，此类脱位可以以各种组合形式出现。

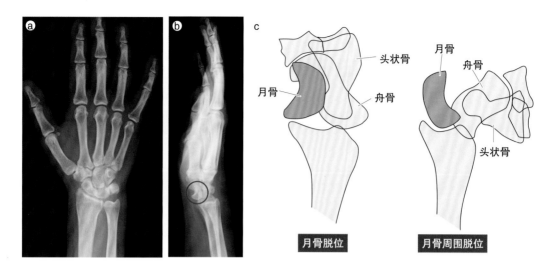

图3.4.18 ◆ 月骨脱位

乍一看，此正位片（a）似乎显示正常，但在侧位片（b）中，可见月骨向掌侧脱位（○）。通过检查侧位片中月骨的位置（c），很容易区分出月骨脱位和月骨周围脱位。

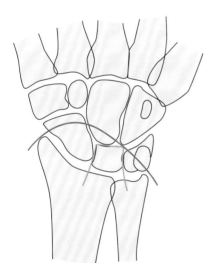

图 3.4.19 ◆ 脱位进展的两个路径

小弧区（———）和大弧区（———）是两个典型的路径。

注意 一定要检查腕关节的正位片和侧位片。

并发症

当月骨脱位至腕管内时，可能导致患者正中神经区域的感觉障碍。其他需要注意的并发症包括肌腱断裂和筋膜间隔综合征。

长期并发症包括腕骨坏死和创伤性关节炎。

治疗

在损伤早期，可以通过在阻滞麻醉下进行牵引来实现复位，但保守治疗是有难度的。笔者一般采用手术治疗，先对腕关节排列异常进行矫正，然后用钢丝固定后，再进行韧带修复。如果脱位超过 3 个月不治疗，就很难复位，可能需要采取挽救性手术，如于腕关节近端行切除术或关节固定术。

> **提示** 挤压伤引起的腕关节脱位的形式是多种多样的，Garcia-Elias 分型是比较著名的评估方法。

参考文献

1）Garcia-Elias M, et al: Crush injury of the carpus. J Bone Joint Surg Br, 67: 286-289, 1985

TFCC 损伤

辻井雅也

三角纤维软骨复合体（triangular fibrocartilage complex，TFCC）指的是腕关节尺侧的一个组织，是由尺骨、桡骨、月骨和三角骨之间的纤维软骨和韧带组织组成的复合体，在腕关节的稳定性和活动性方面起着重要作用。腕关节尺侧区的疼痛是由许多复杂关联的疾病共同引起的，因此称为"黑盒子（black box）"，其中 TFCC 损伤是最常见的一种。

创伤的概述

对于 TFCC 损伤，一般是由人在摔倒时用手撑地所导致的创伤，通常发生在腕关节伸展和前臂旋后的情况下。TFCC 损伤也经常由运动等重复性动作引起，有时受伤的原因可能并不明确。

症状

患者主诉腕关节尺侧区疼痛。特别是在进行扭动门把手或拧开塑料瓶盖的动作时，许多患者主诉会感到疼痛。对于高度不稳定损伤的患者还可能主诉在拿重物时有脱位或不稳定的感觉。

TFCC 的解剖学结构

TFCC 位于桡骨和尺骨、月骨和尺骨、三角骨和尺骨之间，是对这些部位的稳定性都有贡献的组织，需要对其具有立体（三维）的理解（图 3.4.20）。特别是桡尺韧带的深层纤维，它附着在尺骨的小窝部，对远桡尺关节的稳定性具有非常重要的影响。

TFCC 损伤的分类

Palmer 分型是最常用的评估方法（图 3.4.20）。其中，1 型为创伤性损伤，

2 型为退行性病变，根据损伤部位可进一步划分：A 型为位于 TFCC 中心区域（disc proper）的损伤；B 型为其他边缘的损伤（一般是指尺骨侧的纤维损伤）；C 型为腕骨纤维损伤；D 型为桡骨纤维损伤。不过，随着研究的深入和对 TFCC 损伤知识的积累，我们又发现了一些无法用 Palmer 分型来评估的损伤类型。小窝部断裂和背侧断裂病例有比较重要的临床意义，所以在日本提出的新分类法中也纳入了这些病例，这对于 TFCC 损伤的诊断是很有帮助的。

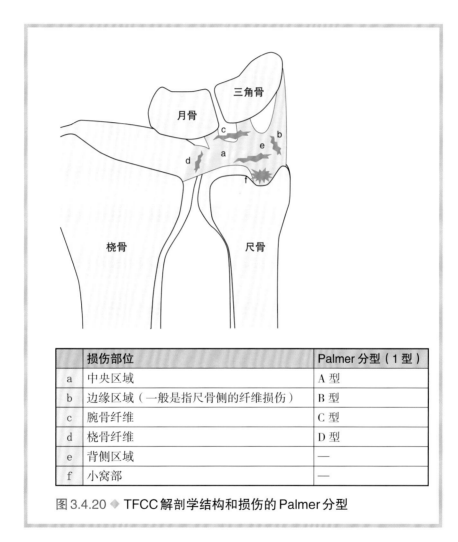

	损伤部位	Palmer 分型（1 型）
a	中央区域	A 型
b	边缘区域（一般是指尺骨侧的纤维损伤）	B 型
c	腕骨纤维	C 型
d	桡骨纤维	D 型
e	背侧区域	—
f	小窝部	—

图 3.4.20 ◆ TFCC 解剖学结构和损伤的 Palmer 分型

检查方法

● 尺腕应力试验（ulnocarpal stress test，UCST）

检查方法：嘱患者将肘部放在检查台上，对腕关节轻轻地施力使其向尺侧屈曲，然后使前臂旋后。如果该试验能引起疼痛，则结果视为阳性，但对

TFCC 损伤的特异性不高。由于该试验涉及尺骨和腕骨的撞击，因此在尺腕关节撞击综合征（ulnocarpal impaction syndrome, UIS）的病例中阳性率很高。

● **尺骨中央窝征（fovea sign）**

以与尺腕应力试验相同的姿势进行。检查方法：从豌豆骨对尺侧腕屈肌腱处进行触诊，并在尺侧尺骨远端的软组织处寻找压痛点。这是 TFCC 的尺骨小窝（fovea）附着点，对诊断小窝部断裂很有帮助（图 3.4.21）。

● **远桡尺关节不稳定（instability of the distal radioulnar joint）试验**

以与尺腕应力试验相同的姿势进行。检查方法：嘱患者将前臂置于旋转中间位，检查者用一只手从背侧握住患者的桡骨和腕骨，同时用另一只手握住尺骨头，检查掌侧背侧关节的不稳定性。重要的是，要紧紧抓住患者的桡骨和腕骨，以避免将桡腕关节或腕中关节的运动误认为是不稳定骨折（图 3.4.22）。

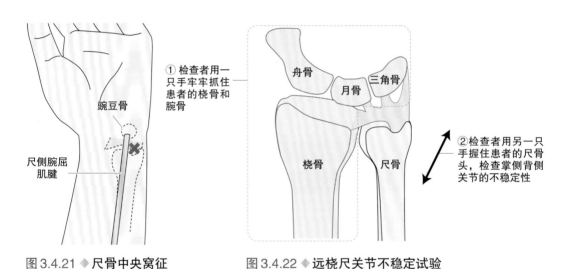

图 3.4.21 ◆ 尺骨中央窝征　　　　图 3.4.22 ◆ 远桡尺关节不稳定试验

影像学检查

● **普通 X 线检查**

为了诊断尺骨变异，应准确地拍摄腕关节 X 线片。为此，需要嘱患者采取蹲位，将肩关节外展 90°、肘关节屈曲 90° 和前臂处于旋前旋后中间位进行拍摄。

● **MRI**

MRI 是诊断 TFCC 损伤的一个重要的检查手段。采用梯度回波（gradient echo）法拍摄的 T2 加权成像和脂肪抑制的 T1 和 T2 加权成像有助于诊断。

关节造影术

由于 TFCC 是分隔远桡尺关节和桡腕关节的组织，所以可以通过两者之间的交通来诊断损伤。方法是使造影剂流入尺骨小窝的 TFCC 附着点，也可以对同一区域进行诊断。因此，要首先对远桡尺关节进行造影，然后再对桡腕关节进行造影，进一步追加 CT 成像有助于诊断。

> **提示**
> - 由于损伤部位可形成瘢痕，通过影像学检查诊断 TFCC 损伤可能比较困难。因此，必须根据 MRI、关节造影术和体格检查结果进行综合诊断，这使得本病的诊断变得更加复杂。
> - 许多患者会因腕关节尺侧疼痛而向骨科医师求助。TFCC 损伤是腕关节尺侧疼痛的原因之一，但疼痛常常也可能由其他疾病造成。外伤包括尺骨茎突部骨折及月骨和三角骨间韧带损伤，而慢性疾病包括尺腕关节撞击综合征、尺侧腕伸肌腱腱鞘炎，以及豌豆骨和三角骨间的关节障碍，以上这些都需要向患者仔细说明。

治疗

保守治疗

从尺侧安装支撑形状的夹板（支架），将有助于患者康复。抗炎镇痛药和向桡骨远桡尺关节注射类固醇药物也可能起到镇痛的作用。

手术治疗

关节镜检查对于诊断和治疗 TFCC 是必不可少的。使用直径为 1.9 mm 的关节镜，不仅可对桡腕关节，还能对远桡尺关节进行镜下手术。过去的治疗方法包括 TFCC 部分切除术，但现在通常是在镜下或镜下辅助方法下进行 TFCC 缝合术。具体请咨询手外科医师。

■ 参考文献

1）Nakamura T & Yabe Y: Histological anatomy of the triangular fibrocartilage complex of the human wrist. Ann Anat, 182: 567–572, 2000
2）Palmer AK: Triangular fibrocartilage complex lesions: a classification. J Hand Surg Am, 14: 594–606, 1989
3）Abe Y, et al: Various patterns of traumatic triangular fibrocartilage complex tear. Hand Surg, 17: 191–198, 2012

第一掌骨基底部骨折脱位
（Bennett 骨折和 Roland 骨折）

辻井雅也

第一掌骨基底部骨折是比较常见的手部骨折，约占所有手部骨折的 4%。其中，在近节指骨基底关节面的骨折中，附着在第一掌骨底上的拇长展肌（abductor pollicis longus）的牵引力会导致与大多角骨组成关节的第一腕掌关节（first carpometacarpal joint）的脱位，称为贝因特（Bennett）骨折和罗兰多（Roland）骨折。第一腕掌关节是一个重要的关节，它能使拇指朝多方向活动，该关节的创伤需要得到妥善的诊断和治疗。

受伤机制

当人在跌倒等情况下用手撑地时，拇指处于轻度屈曲的位置，并在长轴上受到负荷，就容易发生这种骨折。掌尺侧小骨碎片附着在对第一腕掌关节的稳定性很重要的韧带上（深前斜韧带），而第一掌骨由于受到拇长展肌的牵拉而向背桡侧半脱位或脱位，这种骨折称为 Bennett 骨折（图 3.5.1）。

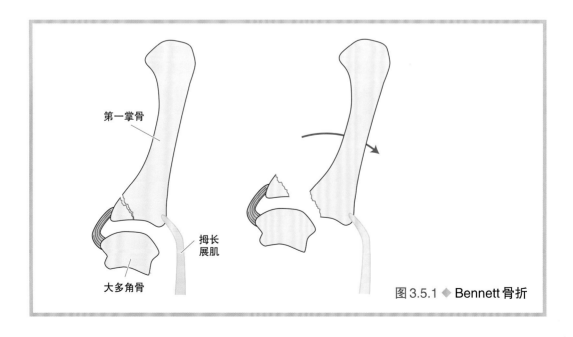

第一掌骨

拇长展肌

大多角骨

图 3.5.1 ◆ Bennett 骨折

从第一掌骨基底部到关节面的 T 形或 Y 形骨折称为 Roland 骨折。形成关节面的基底背桡侧骨碎片在拇长展肌的牵引下向长轴方向移位，而骨干在鱼际肌的作用下向屈曲内收方向移位（图 3.5.2）。

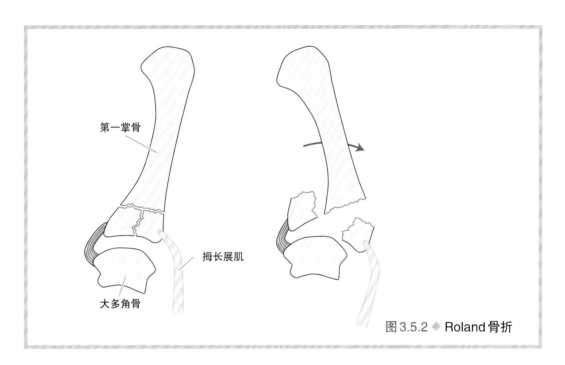

第一掌骨

拇长展肌

大多角骨

图 3.5.2 ◆ Roland 骨折

症状

与其他骨折一样，在受伤部位，即第一腕掌关节处会伴有严重的肿胀，以及皮下出血。强烈的疼痛和骨折导致的畸形会使拇指很难完成移动和捏住的动作。在骨碎片较小的情况下可能症状较轻，但在发现第一掌骨基底的掌侧（鱼际上）有压痛后，当患者主诉出现肿胀和疼痛时，应仔细评估。

影像学检查和诊断

通过影像学检查可进行诊断。以第一腕掌关节为中心拍摄侧位片，这对诊断最为重要。

普通 X 线检查

在 Bennett 骨折中，侧位片显示在第一掌骨的掌尺侧有一小块骨碎片（图 3.5.3a）。如果掌尺侧骨碎片较小，由于它与其他骨骼重叠，可能会造成诊断困难，但如果怀疑第一掌骨和大多角骨之间的关节位置不良，则应怀疑发生了此类骨折，并进行进一步的影像学评估。

> **注意** 在普通 X 线检查中，应注意成像条件。对于手部创伤，一般需要拍摄手部 2 个方位的 X 线片，但在此条件下拍摄的 X 线片中，由于手有倾斜度，第一腕掌关节骨折可能无法被诊断出来。因此，对于拇指的创伤，应申请拍摄以第一腕掌关节为中心的影像。

CT

为了能够准确地诊断有无骨折和骨折类型，如果医院的设备和条件允许，应进行 CT 检查。特别是对于 Bennett 骨折，CT 检查可能会发现通过普通 X 线片无法诊断的小骨碎片或粉碎的骨碎片，这是选择治疗方法时必须进行的检查（图 3.5.3b）。

并发症

第一腕掌关节是手部功能的一个关键组成部分，如果没有得到妥善的治疗，会严重影响患者术后的日常生活。在治疗第一掌骨基底骨折时，不仅要修复关节面，尤其是在 Roland 骨折中，还要实现第一掌骨的对位，如果治疗不全面，则很有可能发展成第一腕掌关节炎（大多角掌骨关节炎）。

治疗

急救处理

外固定时，应限制第一腕掌关节的活动，从拇指近节指骨至前臂远端近 1/3 处进行固定。在这种情况下，可以取较大的固定范围，建议使用石膏托（如 Orthoglas® 或 Plyton® 等）进行固定。另外，最好将整个拇指包裹住，以防止发生肿胀，并确保可以看到拇指的顶点，以便检查血流情况（图 3.5.4）。

保守治疗

对于那些在影像学检查中没有发现移位情况的患者，可以采取保守治疗，但也有许多患者因发生移位而需要进行手术治疗。

手术治疗

对于 Bennett 骨折患者，应将其拇指在长轴上进行牵引，通过从桡背侧按压第一掌骨基底部来复位骨碎片，并将从第一掌骨背侧插入的钢丝，插入

a. X 线片

b. 3D CT

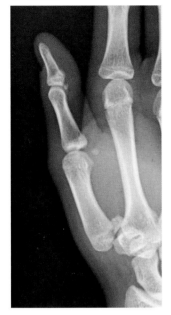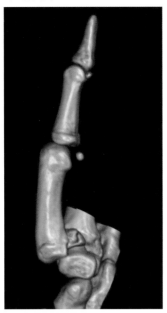

图 3.5.3 ◆ Bennett 骨折

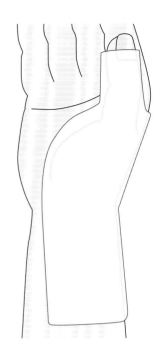

图 3.5.4 ◆ 用石膏托固定

大多角骨或骨碎片中进行固定。根据固定性的不同，通常要插入 2~3 根钢丝。将钢丝插入骨碎片时，如果能使掌尺侧的小骨碎片近端几乎保持在掌背侧的中间位置是很有帮助的。如果骨碎片较大，也可以考虑使用螺钉固定（无头螺钉）。

另外，Roland 骨折也适合手术治疗，不要只简单地使用骨针固定。由于手术时需要向深层开展，使得韧带和神经损伤的风险提高，而且术后有发展为第一腕掌关节炎的风险，所以应考虑咨询手外科医师。

尺侧腕掌关节骨折脱位

辻井雅也

在手的腕掌关节中，第二和第三腕掌关节处的活动度最小，但尺侧（第四和第五）腕掌关节的活动度相对较大，并参与抓握的动作。尺侧腕掌关节骨折脱位并不常见，是偶发的一种创伤。

创伤的概述

尺侧腕掌关节骨折脱位可以发生于直接外力作用下，但大多数是发生于用紧握的拳头击打硬物时的间接外力作用下。许多损伤是由第三方行为造成的，应充分了解受伤机制。

症状

此类骨折患者几乎没有外观上的畸形，但可见手部尺侧有严重的肿胀，并伴有皮下出血。尺侧手指可以屈曲和伸展，但进行抓握动作时往往比较困难。

影像学检查和诊断

普通X线检查

可通过手部的正、侧位及腕关节的正、侧位X线片进行诊断。虽然在大多数情况下，能够据此做出诊断，但由于正位片中很少见到排列不齐的情况，有时会难以做出诊断（图3.5.5a）。此类骨折的一个特点是在手部或腕关节的正位片中不显现关节裂缝。

提示 此类骨折患者的压痛点很重要，同样的损伤机制下可能会发生第五掌骨颈部骨折（拳击手骨折，详见3.5掌骨骨折）及尺骨茎突或腕骨骨折，所以应确定压痛点，应以该部位为中心进行影像学评估。

CT

　　由于在手部普通 X 线片上，该部位与其他手指的骨头有重叠，所以 CT 是一个非常有用的诊断工具（图 3.5.5b、c）。CT 检查能够提供很多有助于制订治疗方案的信息，比如背侧脱位的程度和钩骨的骨碎片或粉碎程度，因此强烈建议拍摄 CT 影像。

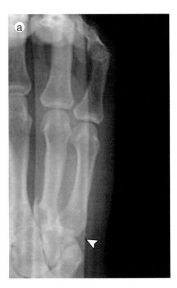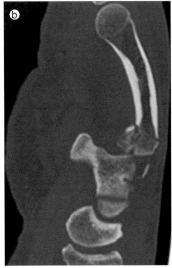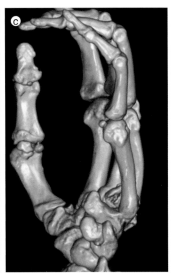

图 3.5.5 ◆ 尺侧腕掌关节骨折脱位

a. 普通 X 线正位片示骨折脱位的部位（▷）。

b. CT 侧位片。

c. 3D CT。

并发症

　　由于关于尺神经麻痹并发症的文献报道很常见，所以建议在治疗前评估患者尺侧手指的感觉和内收、外展情况。

治疗

保守治疗

　　在长轴方向进行牵引的同时，从背侧按压第四和第五掌骨基底部，使脱位骨折复位。使用石膏托（如 Orthoglas®）实现外固定，固定肢位是腕关节处于约 20° 的轻度背屈位（以减少对尺侧腕伸肌的牵引），以及掌指关节（MP 关节）处于轻度屈曲位。

手术治疗

伴有骨碎片的此类骨折，通常很难维持复位的位置，所以适合采用手术治疗。手术方式是在 Cain 分型的基础上制订的（图 3.5.6）。如果钩骨骨折伴有小骨碎片（ⅠB 型），则在复位后用经皮骨针进行关节固定就可以了。但是，如果是钩骨粉碎性骨折的情况（Ⅱ型和Ⅲ型），则需要进行有创手术，因此建议向手外科医师咨询。

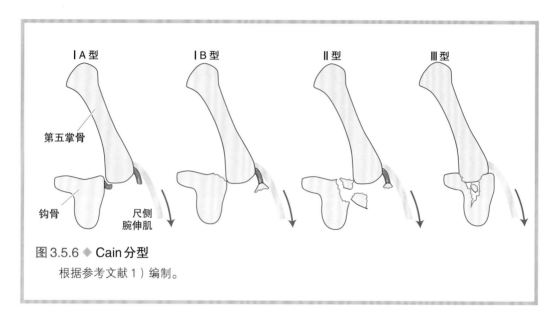

ⅠA 型　　　ⅠB 型　　　Ⅱ 型　　　Ⅲ 型

第五掌骨

钩骨　　　尺侧腕伸肌

图 3.5.6 ◆ Cain 分型

根据参考文献 1）编制。

■ 参考文献

1）Cain JE Jr, et al: Hamatometacarpal fracture–dislocation: classification and treatment. J Hand Surg Am, 12: 762–767, 1987

掌骨骨折

浅野贵裕

掌骨骨折是一种发生率较高的骨折，但大多数掌骨骨折可以通过保守治疗获得良好的治疗效果。不过，应注意旋转移位的情况。多发性骨折、开放性骨折及关节内骨折多需要手术治疗。

创伤的概述

掌骨骨折根据发生的部位可分为掌骨头骨折、掌骨颈骨折和掌骨干骨折。

掌骨颈骨折更为常见，尤其是环指和小指，通常是在用紧握的拳头击打硬物时发生，也称为拳击手骨折。但是，真正的拳击手其实很少发生这种骨折，大多数患者是由打架或在游戏厅玩拳击机时引起的。

影像学检查和诊断

建议拍摄 3 个方位（即正位、侧位和斜位）的普通 X 线片。CT 对于诊断严重的粉碎性骨折和关节内骨折病例，以及基底部骨折伴有腕掌关节脱位的病例很有帮助。

治疗方案

大多数掌骨骨折可以通过夹板固定和早期运动疗法来治疗，但在大面积屈曲移位、旋转移位导致相邻手指交叉、关节内骨折、多发性骨折和开放性骨折的情况下，需要进行手术治疗。

掌骨颈骨折的治疗方案

示指和中指的屈曲畸形不超过 15°，环指和小指的屈曲畸形不超过 30°是可以接受的畸形范围。

对于新鲜骨折的病例，可采用 Jahss 法对骨折进行复位（图 3.5.7），在掌指关节处于屈曲位和近指间关节 / 远指间关节（PIP/DIP 关节）处于伸展位时进行固定（图 3.5.8）。如果掌侧骨破坏太严重，无法保持复位的位置，可采用 Foucher 法进行髓内固定，即从掌骨基底部插入 1 根或 2 根尖端弯曲的 Kirschner 钢丝，这种方法不会侵入掌指关节周围区域，也不会造成关节挛缩，所以对于治疗非常有帮助（图 3.5.9）。

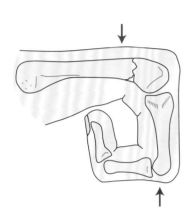

图 3.5.7 ◆ Jahss 法

　掌指关节和近指间关节处于屈曲位，在近节指骨按压掌屈状的掌骨头进行复位。根据参考文献 1）编制。

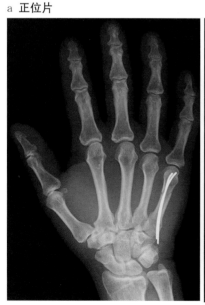

图 3.5.8 ◆ 手内在肌伸展位（intrinsic-plus position）

a 正位片

b 侧位片

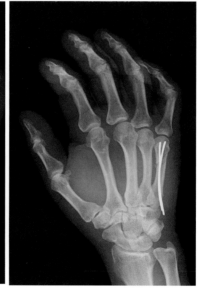

图 3.5.9 ◆ Foucher 法

　在近节指骨基底部开一个大口，插入弯曲的 Kirschner 钢丝，对骨折部位进行髓内固定。

掌骨干骨折的治疗方案

掌骨干骨折通常是横行骨折或斜行骨折。由于手内肌的收缩，会伴有屈曲畸形，但从美观的角度来看，示指和中指畸形范围小于 10°，环指和小指畸形范围小于 20° 是可以接受的。对斜行骨折应注意，即使移位看起来很轻微，但由于是旋转移位，手指弯曲时可能会与邻近的手指相交叉。

复位后，在掌指关节处于屈曲位和 PIP/DIP 关节处于伸展位时进行外固定。

在难以保持复位位置、多发性骨折、开放性骨折或发生挛缩的病例中，应选择采用 Foucher 法、掌骨钢板固定术或外固定术。

掌骨头骨折的治疗方案

与掌骨颈骨折和掌骨干骨折相比，掌骨头骨折很少见，而在关节内骨折有移位的情况下通常需要手术治疗。

注意 如果掌骨骨折遗留旋转移位，就会产生交叉指畸形，需要进行矫正截骨术。复位旋转畸形时，应注意确保在手指弯曲时不出现交叉指。

■ 参考文献

1）Jahss SA: Fractures of the metacarpals: A New Method of Reduction and Immobilization. J Bone Joint Surg, 20: 178–186, 1938

关节韧带损伤、关节脱位和交锁

浅野贵裕

拇指掌指关节侧副韧带损伤和关节交锁

拇指戳伤是一种常见的损伤，但在治疗中需要特别注意的两种情况是侧副韧带损伤和关节交锁。另外，关节交锁在拇指和其他手指的发生机制不同。

创伤的概述

拇指掌指关节的尺侧副韧带损伤，称为滑雪者拇指（skier thumb），如下文中所述，需要注意的是，在某些情况下不适合采取保守治疗。

另外，桡侧副韧带损伤如果治疗不当，愈合后会遗留高度的关节不稳定性，也会发展为继发性骨关节炎。

拇指掌指关节的过度伸展可能导致拇指掌指关节交锁。

诊断和治疗的重点和注意事项

侧副韧带损伤

对于疑似侧副韧带损伤的病例，应在阻滞麻醉下评估其不稳定性；掌指关节在桡尺侧屈曲时的活动范围在个体间的差异很大，所以与健侧进行对比有助于诊断（图 3.5.10）。如果与健侧的差异范围小于 15°，则怀疑是部分断裂，可以在使用夹板外固定 2~3 周后，开始进行活动范围训练。在与健侧的差异范围大于 15° 的不稳定情况下，活动范围的止点消失，则怀疑是完全断裂。

尺侧副韧带损伤

在尺侧副韧带损伤的病例中，可能会出现斯特纳病变（Stener lesion）（图 3.5.11）的病例需要手术治疗。

尺侧副韧带的完全断裂常常发生在近节指骨的基底部。在尺侧，拇指内收肌腱膜在副韧带上走行，但当掌指关节随着韧带的断裂而过度屈桡时，撕裂的韧带就会搭在腱膜上，不能回到正常的解剖学位置，称为斯特纳病变。

桡侧副韧带损伤

在桡侧副韧带损伤中，当腱索和副韧带都被撕裂时，就会发生半脱位，并引起继发变形性骨关节炎。因此，在高度不稳定和活动范围止点消失的情况下，桡侧副韧带损伤也适合进行手术治疗。

拇指掌指关节交锁

在拇指掌指关节交锁中，患者的掌指关节处于过伸位，指间关节处于屈曲位，无法进行自主或被动运动，而疼痛和肿胀程度一般较轻。

在 X 线片上的掌板侧籽骨，看起来就像嵌顿在掌指关节中一样（图 3.5.12）。

应力位 X 线检查有助于诊断，在对患者施加被动屈曲应力的情况下，拍摄侧位片可显示掌指关节背侧有一处开书样（open book）骨折。对于陈旧性骨折的病例，徒手复位是很困难的，需要采取有创的复位方法。

在拇指的掌指关节交锁中，副韧带并没有受损，也不具有侧向不稳定性。因此，即使是新鲜骨折的病例也不能通过长轴牵引来进行复位。使用浸润麻醉，或者在腋窝或腕关节使用阻滞麻醉充分缓解疼痛后，可将麻醉药注入掌指关节内，充分拉伸关节囊，并屈曲掌指关节，同时将近节指骨推向掌侧。这样就可以将包括籽骨在内的绞窄组织推向掌侧，以实现复位。

当尺侧副韧带搭在拇指内收肌腱膜上时，保守治疗无法修复韧带。

提示 拇指的掌指关节交锁是由使掌指关节过伸的外力引起的。其中掌指关节由于过伸而不能屈曲，但指间关节是屈曲的。掌板侧膜部被撕裂，副韧带和掌板搭在第一掌骨头的桡侧隆突上，形成一个连续的索状组织，在此部位发生的嵌顿，无法复位（图 3.5.12）。

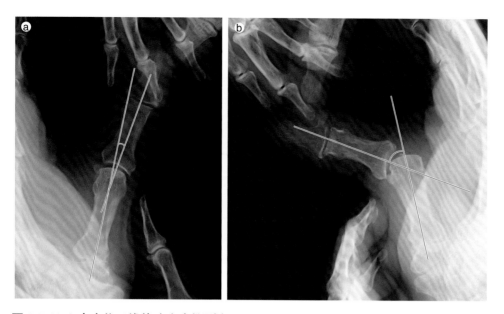

图 3.5.10 ◆ 应力位 X 线片（完全撕裂）

将患侧（b）与健侧（a）进行比较，以确定关节不稳定性和活动范围的止点。

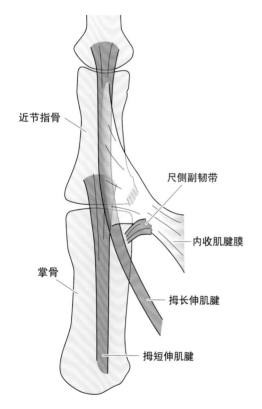

近节指骨

尺侧副韧带

内收肌腱膜

掌骨

拇长伸肌腱

拇短伸肌腱

图 3.5.11 ◆ 斯特纳病变

由于内收肌腱膜上附着有尺侧副韧带，因此在保守治疗方法中韧带的修复是不可行的。

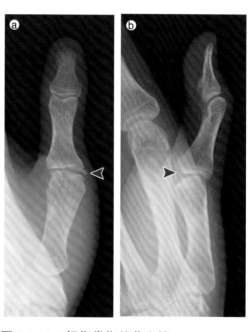

图 3.5.12 ◆ 拇指掌指关节交锁

由于掌指关节侧副韧带没有断裂，所以牵引会使籽骨和掌板进一步侵入关节，阻碍复位（▶）。

a. 正位片。

b. 侧位片。

除拇指外的其他手指的掌指关节脱位 / 交锁

除拇指外的其他手指的掌指关节脱位并不常见，多为过伸外力引起的背侧脱位。手指掌指关节交锁导致手指处于轻度屈曲位，伸展困难，但与扳机指不同的是，近端指间关节和远端指间关节可以伸展。

创伤的概述

掌指关节脱位

掌指关节处于过伸位，但半脱位病例在外观上与脱位病例相比，畸形的程度更高。不过，对半脱位病例可以采用徒手复位，而完全脱位病例由于软组织紧缩，即所谓的 Kaplan 并绞窄，很难徒手复位，几乎都需要进行有创的复位（图 3.5.13）。

> **提示** 在掌指关节完全脱位的病例中，掌骨头从屈肌腱和蚓状肌周围向掌侧脱位。在这种情况下，掌板介入关节面，这是影响复位的主要因素。如果试图通过牵引来复位，会导致肌腱紧张和掌骨头进一步收紧，使复位难以进行。

掌指关节交锁

手指的掌指关节交锁是指掌指关节因为某种原因突然呈轻度屈曲位，并且无法伸展。许多报道中阐述了其发生的各种原因，但最常见的是侧副韧带（collateral ligament）或副韧带（accessory ligament）卡在掌骨头上而形成的骨突起或被骨刺卡住引起的，通常发生在示指桡侧。

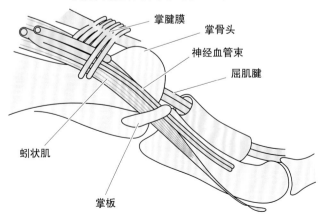

掌腱膜

掌骨头

神经血管束

屈肌腱

蚓状肌

掌板

图 3.5.13 ◆ Kaplan 并结构

在掌指关节脱位中，掌骨头向掌侧脱位，侵入桡侧蚓状肌肌腱 / 神经血管束、尺侧腕屈肌腱和掌腱膜近端。不过，影响关节复位的真正因素是介入关节之间的掌板，如果不将其去除则无法实现关节的复位。

诊断、治疗的关键点和注意事项

掌指关节脱位

在诊断掌指关节脱位时，需要拍摄正位 X 线片和一个尽可能接近侧位片的斜位片。

在掌指关节脱位中，只要一部分关节有接触面的话就是半脱位，可以进行徒手复位。徒手复位是通过屈曲腕关节以放松屈肌腱，将近节指骨压掌骨头上的同时，屈曲掌指关节。千万不要随便进行牵引或过度伸展，这可能会导致关节完全脱位。关节完全脱位需要进行有创复位。当复位之后，如果关节稳定性良好，可尽早进行活动范围训练。

掌指关节交锁

对于掌指关节交锁，斜位片和 CT 检查有助于寻找发病的原因，如骨刺等。与拇指一样，其他手指的治疗方法包括采用浸润麻醉或阻滞麻醉来缓解疼痛，同时将麻醉药注入掌指关节内以便拉伸关节囊，然后屈曲掌指关节，通过桡屈和外旋来卸下卡住的部分，同时通过伸展来释放关节交锁。然而，应该注意的是，强行进行徒手复位操作可能会导致韧带损伤或骨刺的骨折。在徒手复位有困难，或者在以前有交锁史的反复性发作病例中，可以进行有创复位或切除骨刺（图 3.5.14）。

注意 应熟悉每一个关节脱位或交锁的发生机制。

术前	术后

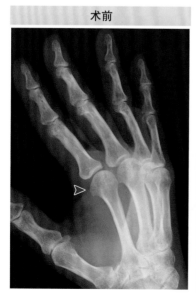 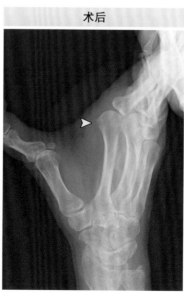

图 3.5.14 ◆ 示指掌指关节交锁

当侧副韧带卡在掌骨头髁的骨突起上时，就会发生关节交锁（▶）。在徒手复位有困难的情况下，可以切除骨刺（▷）。

近指间关节韧带损伤和骨折脱位

森田哲正，平田　仁

近指间关节（proximal interphalangeal joint，PIP）韧带损伤和骨折脱位是一种比较常见的创伤，有时会留下疼痛等后遗症，需要引起注意。

创伤的概述

近指间关节韧带损伤

在从侧方对手指施加压力，迫使其侧向弯曲时，会发生此类损伤。损伤部位一般是在近节指骨一侧的附着点。

近指间关节骨折脱位

当近指间关节受到过度伸展的外力，或指尖受到长轴方向的压力时，就会发生此类骨折脱位。通常情况下，背侧脱位是最常见的脱位类型。另外，骨折脱位会伴有掌侧骨碎片。

诊断和治疗的关键点和注意事项

近指间关节韧带损伤

此类患者可表现为近指间关节的肿胀、疼痛和活动范围受限。另外，由于多数情况下关节韧带被撕脱，不仅要预测损伤是桡侧还是尺侧，还要根据压痛部位预测损伤是在近指间关节的近端还是远端。

接下来，进行压力测试。有些人的手指关节原本就很松，所以一定要检查左手和右手，以及未受损的手指。压力的施加应在没有麻醉的情况下进行，在手指伸展的状态下，从侧方施加压力。如果出现关节不稳定，可通过应力位 X 线检查来确认（图 3.5.15）。

如果应力位 X 线片显示关节不稳定度在 15° 左右，则怀疑是单纯的侧副韧带损伤，应选择保守治疗。近指间关节容易发生屈曲挛缩，所以必须在伸展位

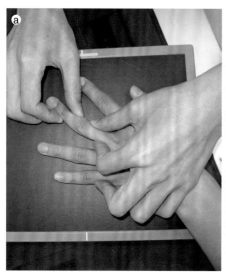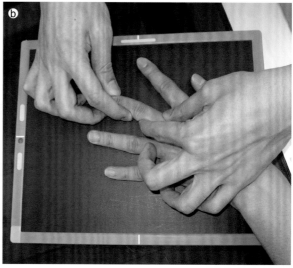

图 3.5.15 ◆ 应力位 X 线检查

由于应力位检查会引发疼痛，所以建议事先对患者进行手指神经阻滞麻醉。

将患者的手放在一个 X 线盒上，让手指处于桡屈位（a）和尺屈位（b），对手指的近指间关节施加侧方压力，然后进行拍摄。通过 X 线片中的关节畸形角度进行评估。

固定（2~3 周）。如果症状较轻，可通过与相邻的手指捆绑来固定近指间关节。

如果关节不稳定度为 20°~30°，除了侧副韧带损伤外，极有可能同时合并副韧带损伤。手术是青少年、从事重体力劳动者或从事使用手指的运动并希望尽快回归赛场患者的首选治疗方法。如关节不稳定度在 30° 以上，应选择手术治疗。手术时，通过前外侧入路，检查撕脱的韧带，并使用锚钉进行缝合。术后，在伸展位用夹板固定 2~3 周，然后进行活动范围训练。

近指间关节骨折脱位

复位应在手指神经阻滞麻醉下进行。外科医师用拇指和示指从前向后夹住患者的中节指骨，在过伸方向牵引并慢慢弯曲手指，就可以将关节复位。

近指间关节骨折脱位会合并韧带、掌板等的损伤。如果复位后关节稳定，即使有小的骨碎片移位，也要采用并指多层包扎（buddy tapping），并进行早期活动范围训练。即使这些骨碎片没有愈合，也很少会造成功能障碍。然而，在极少数情况下，骨碎片可能会在手指屈曲时被卡住，这时应告知患者这些骨碎片可以在以后取出。对于伴有掌侧骨碎片在伸展位有半脱位倾向的病例，可以使用伸展夹板进行早期活动范围训练。

在近指间关节骨折脱位的病例中，如果掌侧骨碎片超过 40% 的关节面，且所有的侧副韧带都附着在掌侧骨折处，则复位后关节非常不稳定，因此适合手术治疗，如伸直阻滞（extension block）法、Robertson 三向牵引和外固定（图3.5.16）。另外，在掌侧骨碎片不到关节面的 40%，但没有完全得到复位，且怀疑有软组织夹伤时；或者是由较大的外力引起损伤如卷入机器，或怀疑有双侧韧带和伸肌腱损伤时，也应以有创方式进行复位。在一些轴向压力损伤的病例中，如关节面中间伴有凹陷性骨碎片，也需要通过手术治疗来复位骨碎片。由于需要外固定，应与手外科医师讨论手术事宜（图 3.5.17 和 3.5.18）。

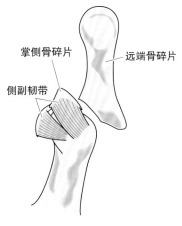

图3.5.16 ◆ 近指间关节骨折脱位（一）

当掌侧骨碎片超过关节面的 40% 时，且侧副韧带完全附着在掌侧骨碎片上，则远端骨碎片的稳定性非常差。

初诊时的 X 线片

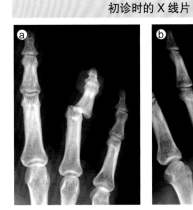

复位后的 X 线片

复位后的 CT 图像

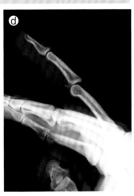

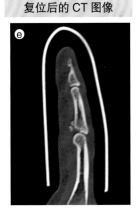

图3.5.17 ◆ 近指间关节骨折脱位（二）

a、b. 初诊时的 X 线片，可以看到环指的近指间关节向背侧脱位。由于患者疼痛，不能很好地拍摄侧位片，所以只拍摄了斜位片，因此骨折的情况不明。

c、d. 可以实现复位，但关节面很容易向背侧半脱位。

e. CT 侧位片显示关节面约 40% 骨折，且可见骨碎片碎裂和移位。

| 术后 X 线片 | | 术后 CT 图像 |

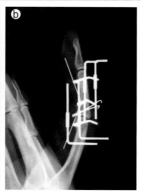 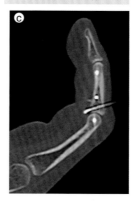

| 外固定 | | 骨愈合后的 X 线片 |

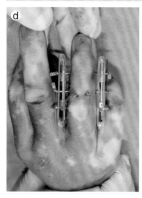 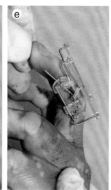 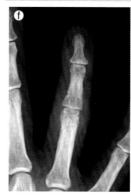 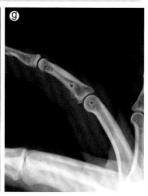

图3.5.18 ◆ **近指间关节骨折脱位手术后（与图3.5.17为同一病例）**

a、b. 手术采用有创的方式，修复掌侧骨碎片，并从背侧经皮插入钢丝进行固定，然后佩戴外固定器。

c. 术后 CT 侧位片显示骨碎片被复位，并被很好地固定。

d、e. 使用外固定器。

f、g. 已经实现术后的骨愈合，关节面稳定，没有出现半脱位。

注意 如果漏诊凹陷或骨折脱位，则会导致严重的功能障碍。因此，拍摄标准的 X 线侧位片和 CT 图像很重要。

指骨骨折

森田哲正，平田　仁

指骨骨折是日常诊疗和急诊科经常遇到的一种创伤。手指畸形的程度和治疗方法因骨折的部位而异。重要的是要了解移位的机制，并对骨折进行治疗，使患者不留有畸形。

创伤的概述

指骨骨折是在构成手指的远节、中节和近节指骨上发生的骨折。值得注意的是，它们可能出现在多个手指上或一个手指的多个部位。

诊断的关键点和注意事项

在治疗指骨骨折时，应向患者询问受伤的原因，并让其指出疼痛的部位是非常重要的。需要注意的是，损伤可能出现在多个手指或一个手指的多个部位。尤其是儿童患者，由于他们的骨骺线会造成骨折的漏诊，所以一定要将其患侧的 X 线片与健侧的 X 线片进行对比。如果骨折线不明显，可以先暂时固定，1~2 周后进行 X 线片复查。如果发现有骨痂形成，就可确定发生了骨折。

治疗指骨骨折时，使患者不留有畸形是很重要的。尤其是要保证患者的握力，所以应检查以确保相邻手指没有交叉的现象。手指畸形包括掌屈畸形、背屈畸形、成角畸形和旋转畸形，其中成角畸形和旋转畸形需要特别注意（图 3.5.19）。

在正常情况下，当手指屈曲时，指尖朝向舟骨结节，这可以用来确定成角畸形和旋转畸形的复位位置（图 3.5.20）。

另外，包括指骨在内的手指骨折中，形成能够在 X 线片上看到的骨痂的时间会延迟，这是此类骨折的特点。

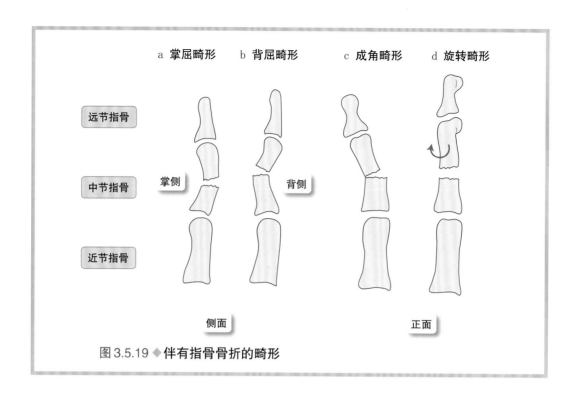

a 掌屈畸形　　　b 背屈畸形　　　　c 成角畸形　　　d 旋转畸形

远节指骨

中节指骨

掌侧　　　　　　　　　背侧

近节指骨

侧面　　　　　　　　　　　　　　正面

图 3.5.19 ◆ 伴有指骨骨折的畸形

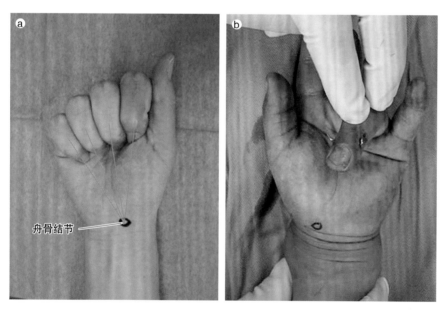

舟骨结节

图 3.5.20 ◆ 手指畸形的评估

a. 嘱患者屈曲手指，指尖朝向舟骨结节。

b. 此方法可以用来评估徒手复位和钢丝插入固定术后的畸形情况。图例为一名儿童环指骨折的患者，照片显示其复位效果良好。

治疗方案

远节指骨骨折

远节指骨远端隆起的部分（tuft）骨折

虽然远节指骨骨折通常是由挤压伤引起的，且远节指骨骨折呈粉碎状，但不需要固定，因为残留的指甲可以起到夹板的作用。即使碎骨形成了假关节，只要有指甲的存在，就很少会造成手指功能障碍。这种骨折往往还会伴随甲下血肿。在受伤24小时内，用注射器针头刺破指甲可以消除血肿并减轻压力，从而减少疼痛（图 3.5.21）。

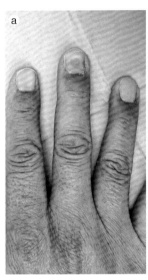
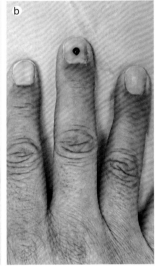

图 3.5.21 ◆ 甲下血肿

a. 可见远节指骨骨折伴有甲下血肿。

b. 用 18G 针头穿刺指甲，以消除血肿，减轻压力，从而缓解疼痛。

远节指骨干骨折

远节指骨干骨折常常为横行骨折，如果任其移位，将导致甲床出现高低差，使指甲变形，所以需要复位。另外，在指甲近端的骨折中，由于指甲不能起到夹板的作用，所以需要夹板固定。特别是横行骨折常常导致形成假关节，所以多数患者需要进行手术治疗。治疗采取从指尖插入钢丝的经皮钢丝插入固定术。固定时间为 4~5 周。

远节指骨干骨折是指深屈肌附着点的撕裂性骨折，也称为"球衣指（jersey finger）"。通常是在橄榄球或其他运动中抓住对手球衣时受伤所致，以环指最常见。患者主要表现为 DIP 关节不能自主屈曲，在侧位 X 线片上可以看到近指间关节周围有骨碎片（图 3.5.22）。治疗方法是采取有创手术，将带有屈肌腱的骨碎片用钢丝结扎（pull out wiring）。

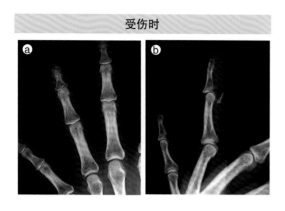

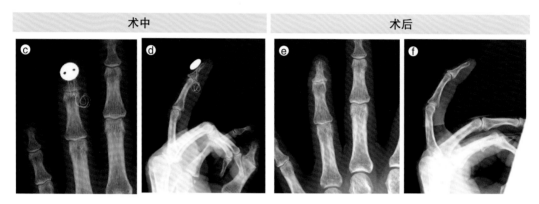

图 3.5.22 ◆ 远节指骨的掌侧关节内骨折

a. 在受伤时拍摄的 X 线正位片中，完全看不出骨折的迹象。

b. 在侧位片中，中节指骨头部可以看到远节指骨的掌侧撕脱的骨碎片。

c、d. 术中正侧位片可见复位附着有指深屈肌的掌侧骨碎片，并使用钢丝结扎固定。

e、f. 术后正侧位片可见患者骨愈合，手指可以自主屈曲。

背侧关节内骨折

也称锤状指（详见 3.5 锤状指）。

掌侧关节内骨折

中节指骨骨折

中节指骨干骨折

移位的方向取决于骨折是在指浅屈肌（FDS）的近端还是远端。远端病例会导致掌侧凸起的畸形，而近端病例会导致背侧凸起的畸形。横行骨折多如图 3.5.23 所示，需要注意手指夹板的使用方法。在远端病例中，将夹板置于掌侧的屈曲位置进行固定。在近端病例中，从背侧在手内在肌伸展位（DIP 和 PIP 关节处于伸展位，MP 关节处于屈曲位）放置夹板进行固定。

中节指骨颈骨折

　　中节指骨头向背侧移位，在 DIP 关节屈曲的情况下进行复位，稳定性往往很差，所以需要实施经皮钢丝插入固定术（图 3.5.24）。

中节指骨基底部骨折

　　详见 3.5PIP 关节韧带损伤和骨折脱位。

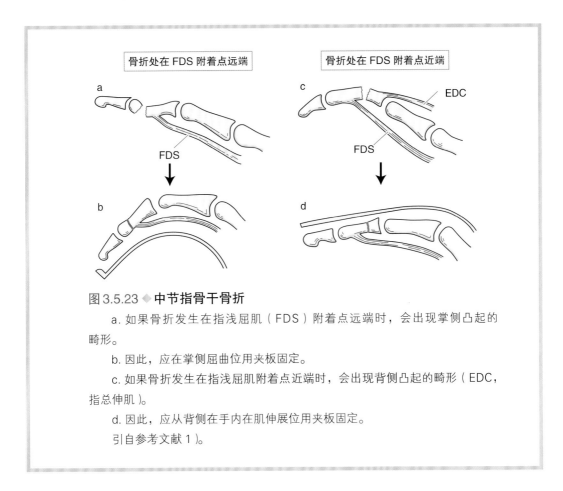

图 3.5.23 ◆ **中节指骨干骨折**

　　a. 如果骨折发生在指浅屈肌（FDS）附着点远端时，会出现掌侧凸起的畸形。

　　b. 因此，应在掌侧屈曲位用夹板固定。

　　c. 如果骨折发生在指浅屈肌附着点近端时，会出现背侧凸起的畸形（EDC，指总伸肌）。

　　d. 因此，应从背侧在手内在肌伸展位用夹板固定。

　　引自参考文献 1）。

受伤时

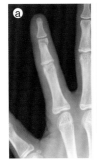 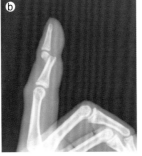

图 3.5.24 ◆ **中节指骨颈骨折**

　　a、b. 在 X 线正位片中，可见骨折处有轻微的移位，但在侧位片中清晰地显示了中节指骨头向背侧移位。

钢丝插入固定术		术后	

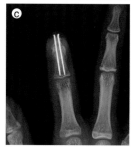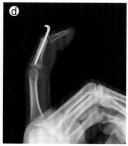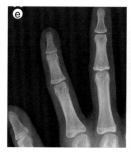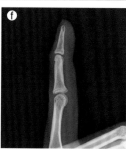

图 3.5.24（续）

　　c、d. 进行徒手复位和经皮钢丝插入固定术的正侧位片。

　　e、f. 术后正侧位片示，患者骨折处愈合良好。

近节指骨骨折

　　　　近节指骨骨折是最常见的手指骨折。由于与其他手指的重叠可能会造成漏诊，因此需要拍摄标准的 2 个方位（正位、侧位）X 线片。

近节指骨干骨折

　　　　由于骨间肌和中央束（central slip）的牵引导致掌侧凸起畸形，需要在 MP 和近指间关节屈曲的情况下对骨折进行复位。如果复位可行且骨折部位稳定，则用掌侧手指夹板进行治疗（图 3.5.25），但由于容易发生肌腱粘连和近指间关节的屈曲挛缩，所以如果条件允许的话，应用指节石膏托固定以

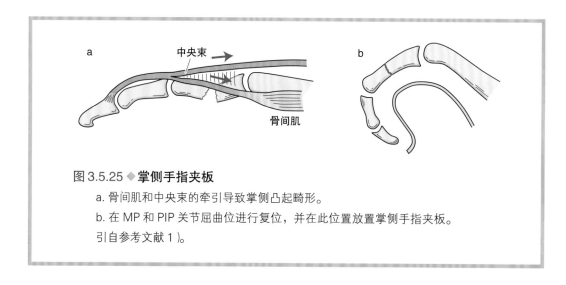

图 3.5.25 ◆ 掌侧手指夹板

　　a. 骨间肌和中央束的牵引导致掌侧凸起畸形。

　　b. 在 MP 和 PIP 关节屈曲位进行复位，并在此位置放置掌侧手指夹板。

　　引自参考文献 1 ）。

尽早使患者开始 PIP 和 DIP 关节的自主活动（图 3.5.26）。如果在不能保持复位位置，或发生斜行骨折的情况下，可能会留有旋转畸形，所以有时需要用钢板或螺钉固定。

近节指骨基底部骨折

在儿童患者中，这种骨折常被看作是骨骺线的损伤。多数会产生旋转畸形，如果可以保持复位位置，则应将患者与相邻的手指在手内在肌伸展位一起固定大约 3 周。对于年轻患者，握住绷带卷的固定方法（握式固定，图 3.5.27）是有效的，但对于老年患者，这种方法可能会引发近指间关节的屈曲挛缩，所以应引起注意。如果有旋转畸形，可以实施经皮钢丝插入固定术（图 3.5.28）。

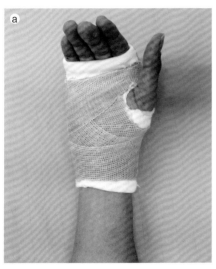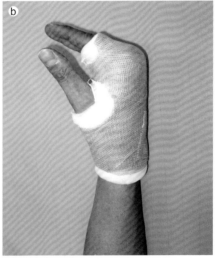

图 3.5.26 ◆ 指节石膏托

为阻止 MP 关节伸展，采用石膏固定，并保证手指可以屈曲（a、b）。

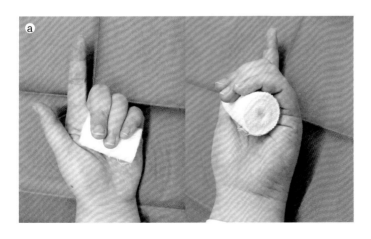

图 3.5.27 ◆ 握式固定

a. 如果是中指、环指或小指的骨折，则让患者握住一个大小适当的绷带卷。

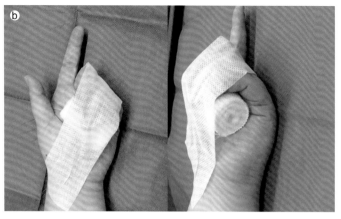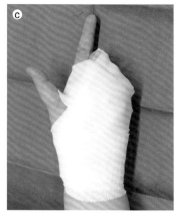

图 3.5.27（续）

b. 用医用胶布将 3 个手指固定在一起，可以在手指之间放置纱布以防止互相摩擦。

c. 用弹性绷带进一步固定手指。拇指和示指没有被固定住，可以做捏合动作。

受伤时	钢丝插入固定术	术后 1 个月

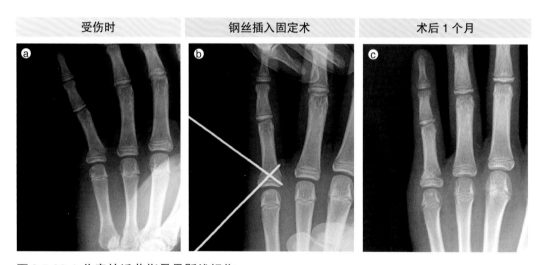

图 3.5.28 ◆ 儿童的近节指骨骨骺线损伤

a. 可见成角畸形和旋转畸形。

b. 进行徒手复位和经皮钢丝插入固定术。

c. 术后，患儿的成角畸形和旋转畸形得到了复位。

近节指骨髁部骨折

近节指骨髁部骨折也称为旋转型髁上骨折（rotational supracondylar fracture），是年轻人中最常见的骨折，患者可表现为近节指骨头向背侧移位（图 3.5.29）。如果屈曲近指间关节能实现复位，可以采用经皮钢丝插入固定术。如果不能实现复位，则通过有创手术实现复位。用钢丝进行固定后，在大约 3 周内可以愈合。

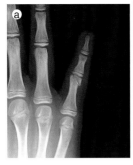

受伤时

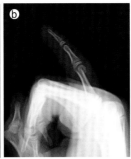
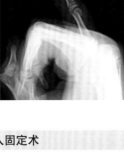

钢丝插入固定术

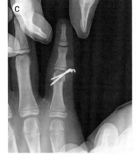
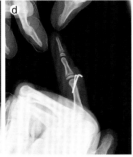

术后

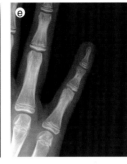
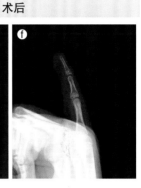

图 3.5.29 ◆ 年轻人的近节指骨髁部骨折

a. 在正位片中，移位看起来很小。

b. 在侧位片中，可以看到指骨头发生了明显的旋转畸形。

c、d. 实施徒手复位和经皮钢丝插入固定术后，正侧位片显示旋转畸形已经得到矫正。

e、f. 术后正侧位片显示，患者痊愈，没有出现手指交叉现象。

■ 参考文献

1）「手の外科入門」（内西兼一郎，他 / 著），南山堂，1987

锤状指

森田哲正，平田　仁

锤状指是在手指戳伤中最常见的创伤类型。需要注意的是，对于不同的创伤类型应采取相应的治疗方案。

创伤的概述

DIP 关节部位的创伤导致 DIP 关节的伸展机制受损或 DIP 关节呈半脱位表现，称为锤状指（mallet finger）。锤状指有两种类型：一种是由强制屈曲压力引起的（肌腱性锤状指），另一种是由轴向压力引起的（骨性锤状指），它们的损伤类型、治疗方案和预后都各不相同，因此需要特别注意。如果不加以治疗，会导致关节的天鹅颈样畸形。

诊断和治疗的关键点和注意事项

需要以 DIP 关节为中心拍摄正位、侧位标准 X 线片。检查伸肌腱附着点有无骨碎片，以及骨碎片占关节表面的百分比和有无半脱位。

肌腱性锤状指

那些由急剧的屈曲压力导致在伸肌腱附着点没有发现骨碎片，或者即使有骨碎片也很小的病例，原则上应进行保守治疗。对于中老年患者来说，治疗后往往会遗留伸展障碍，但这并不影响患者的日常生活，事先将这些情况向患者说明是非常重要的。治疗上通常是在伸展位用夹板固定 6~8 周（仅 DIP 关节），应嘱患者在治疗前 3 周保持关节的伸展位，并尽可能地避免移除固定和做屈曲动作。在开始进行活动范围训练后，也会逐渐发生 DIP 关节伸展障碍，需要注意。如果发生这种情况，应让患者手指保持伸展位进行重新固定。如果有复发倾向但不严重时，可以指导患者在白天进行活动范围训练，晚上佩戴伸展支架。

对于陈旧性病例，保守治疗通常也能改善病情，所以类似的保守治疗至少应该尝试一次。

骨性锤状指

骨性锤状指是指由轴向压力损伤引起的，伴有占关节面 30% 以上的较大骨碎片的骨折脱位。如果移位程度较轻，可以进行保守治疗，但当骨碎片移位较大或伴有 DIP 关节半脱位时，需要进行手术治疗（图 3.5.30）。据报道，石黑法（图 3.5.31）是一种常用的治疗方法，能够获得良好的治疗效果。然而，在患者受伤超过 2 周后，由于血肿和肉芽的存在，可能很难实现复位。在这种情况下，可以通过将针头从背侧插入骨折处，并摩擦骨折部位使其新鲜化来实现复位。由于钢丝穿刺部位很容易受感染，所以术后应嘱患者不要污染伤口。对于受伤超过 4 周的病例，石黑法往往难以实现复位，因此应转诊至手外科。

> **注意** 对于骨性锤状指（轴向压力损伤）病例，需要采取手术治疗。这一点一定要注意！

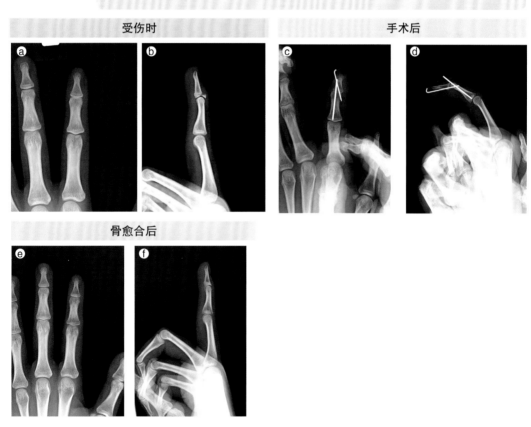

图 3.5.30 ◆ 骨性锤状指

a、b. 虽然在 X 线正位片上看不到骨折线，但在侧位片上，可以很明显地看到延伸到 DIP 关节面背侧 1/2 处的一大块骨碎片移位，导致 DIP 关节处于屈曲位。

c、d. 采用石黑法进行复位和固定，骨碎片顺利地复位。

e、f. 术后，骨折已经愈合，此时可以保持伸展状态。

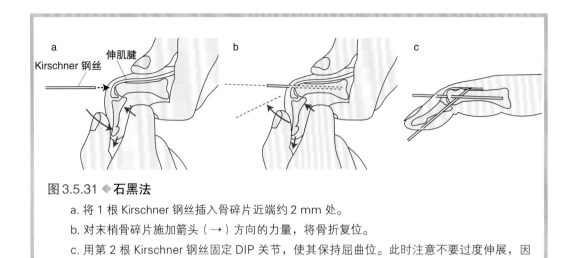

图 3.5.31 ◆石黑法

a. 将 1 根 Kirschner 钢丝插入骨碎片近端约 2 mm 处。

b. 对末梢骨碎片施加箭头（→）方向的力量，将骨折复位。

c. 用第 2 根 Kirschner 钢丝固定 DIP 关节，使其保持屈曲位。此时注意不要过度伸展，因为这可能导致骨碎片断裂、钢丝穿刺点坏死和关节向掌侧半脱位。

■ 参考文献

1）石黑　隆 : 骨片を伴つた mallet finger に対する close reduction の新法．日本手外科学会雑誌，5: 444–447, 1988

手指离断

牧野祥典

手指离断是指手指完全失去血流的状态，可分为完全离断和只有皮肤及软组织具有连续性的不完全离断。

断指再植术的指征由许多因素决定，如受伤机制、受伤部位，以及患者的年龄、性别、基础疾病、吸烟史和患者的意愿等。由于断指再植术和皮瓣覆盖术需要应用显微外科技术，所以需要寻求手外科医师的帮助。

创伤的概述

上肢离断可分为从肩关节到腕关节的大面积离断，以及从腕关节到指尖末梢的小面积离断。其中小面积离断占所有上肢离断的90%以上，在上肢离断中，手指离断是急诊室最常见的创伤之一。

离断分为完全离断和不完全离断。不完全离断是指只有一些皮肤和肌腱等软组织相连。值得注意的是，当一侧的指动脉有连续性时，有时也会被错误地诊断为"不完全离断"。

症状、解剖学结构和诊断

完全离断自然会导致离断边缘以下的感觉和运动障碍。要确定是否是不完全离断，需要对手指解剖学结构有全面的了解，并进行诊查。

手指掌侧各有 2 条指动脉，并伴有神经走行及韧带保护（图 3.5.32）。目视检查神经和血管是否受损，如果不能明确，则用针头刺入受伤部位末梢，以检查感觉和出血情况。

手指离断的急救处理

对离断的手指进行简单的清洗、消毒，将纱布浸入生理盐水后拧干，然后用拧干的纱布包住手指以防止手指干燥（图 3.5.33）。

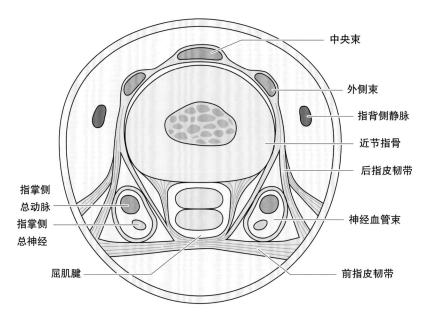

图 3.5.32 ◆ 手指横截面

引自参考文献 1）。

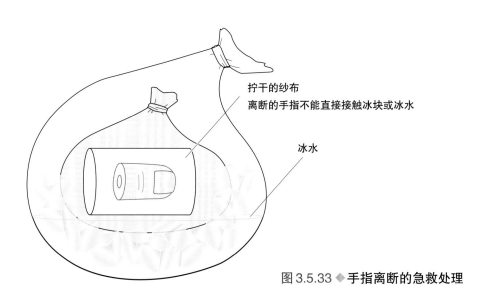

图 3.5.33 ◆ 手指离断的急救处理

将离断的手指放在装有冰水的塑料袋中冷却，此时应注意确保离断的一端不要直接接触冰块或冰水。如果离断的手指发生冻伤或微循环损伤，将不能进行断指再植术。

将手指离断视为开放性骨折，并应考虑给予患者抗生素和破伤风类毒素治疗。

虽然也有例外的情况，但再植术通常有以下 3 个绝对指征：①拇指离断；

②多个手指离断；③儿童患者。

在单指受伤的情况下，应仔细考虑上述因素，再判断是否有再植术的指征。

与大面积离断不同的是，离断的手指不含肌肉，在 0~4 ℃下存放 24 小时左右后，也可以重新接上。然而，对此应该尽早做出决断，并咨询手外科医师。

断指再植术的适应证

需要根据各种因素来决定是否进行再植术，如损伤机制、损伤部位，患者的年龄、性别、基础疾病、吸烟史及患者的意愿等。

断指再植术

将骨、屈肌腱、伸肌腱、动脉、神经和静脉分别缝合起来（图 3.5.34、3.5.35）。

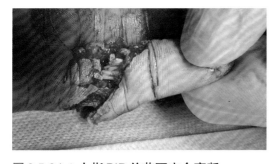

图 3.5.34 ◆ **小指 PIP 关节不完全离断**

断指仅有肌腱和软组织相连；手指末梢呈白色，无血流。

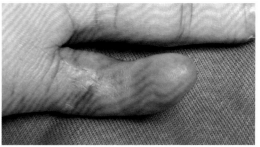

图 3.5.35 ◆ **再植术后（6 个月）**

注意 清洗和冷却离断的手指很重要，但应注意确保离断的手指不要直接接触冰块或冰水，可将纱布浸入生理盐水后拧干包住手指。

■ 参考文献

1）Chung KC & Yoneda H: Upper extremity amputation. UpToDate, 2018

2）Prucz RB & Friedrich JB: Upper extremity replantation: current concepts. Plast Reconstr Surg, 133: 333–342, 2014

肘关节周围组织创伤

森本政司

肘关节周围骨折是所有小儿骨折中最常见的类型。该部位的骨折往往伴有畸形愈合、神经和血管损伤等并发症，需要做出准确的诊断和治疗。此类骨折以肱骨髁上骨折最常见，其次是肱骨外髁骨折和肱骨内上髁骨折。另外，虽然不伴有骨折，但桡骨头的一部分从环状韧带脱出的"牵引肘"（pulled elbow，也称桡骨头半脱位）也很常见（图3.6.1）。

儿童肘部外伤

儿童肘部外伤的处理

当儿童因肘关节疼痛就医时，可以参照图3.6.2的流程图对患儿进行检查。如果发现肘部有异常形态，由于情况紧急，应联系专科医师。如果没有

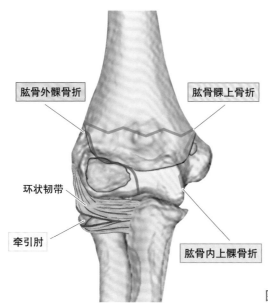

图3.6.1 ◆ 肘部外伤

发现肘部异常，需要确定是否存在可能的牵引肘。如果有，应进行复位操作。如果没有明显的牵引肘表现，应拍摄 X 线片以进一步评估。为了确保不漏诊轻微的骨折，除了需要拍摄患侧 4 个方位的 X 线片，还应该拍摄健侧 2 个方位的 X 线片，以便进行比较。

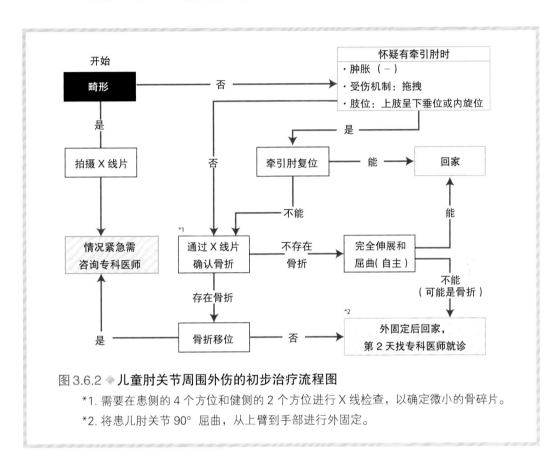

图 3.6.2 ◆ 儿童肘关节周围外伤的初步治疗流程图

*1. 需要在患侧的 4 个方位和健侧的 2 个方位进行 X 线检查，以确定微小的骨碎片。

*2. 将患儿肘关节 90° 屈曲，从上臂到手部进行外固定。

关于脂肪垫征

在肘部外伤的普通 X 线检查中，不仅要观察骨头的情况，还需要检查软组织阴影，以确定是否存在轻微骨折。当肘关节内骨折导致血肿滞留时，前后的脂肪组织会被推向上方，在侧位片中脂肪组织呈现出一种特征性阴影（图 3.6.3a），被称为脂肪垫征（fat pad sign，FPS）。如果脂肪垫征阳性，则应高度怀疑骨折。正常情况下，肘关节后方没有脂肪垫阴影，如果肘关节后方出现脂肪垫阴影，则可判断为脂肪垫征阳性。但偶尔也会出现只有前方有阴影而后方没有阴影的情况，正常时，肘关节前方可见脂肪垫阴影，但若呈现出 "船帆" 状的脂肪垫阴影，则可判断为脂肪垫征阳性（图 3.6.3b、c）。

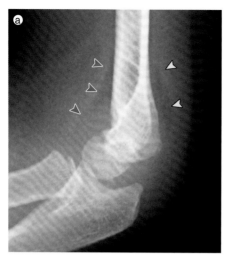
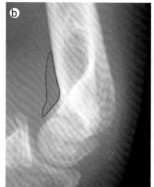
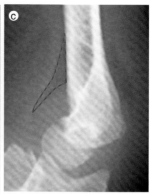

图3.6.3 ◆脂肪垫征

a. 正常时，只有肘关节前方存在脂肪垫阴影（▶），但如果 X 线片中后方出现脂肪垫阴影，则判断为脂肪垫征阳性（▷）。

b、c. 如果 X 线片中只有肘关节前方呈现脂肪垫阴影，则根据其形状来判断（——），b 为 FPS 阴性，c 为 FPS 阳性。

如果肘关节中有血肿滞留，呈现出"船帆"状特征，则可以判断为脂肪垫征阳性。

肱骨髁上骨折

创伤的概述

肱骨髁上骨折是儿童肘部骨折中最常见的类型，主要发生在 3~10 岁。通常发生在儿童摔倒或跌落时，肘部处于伸直状态，用手撑地的过程中。在骨折发生后，如果移位情况严重，可以通过观察肘部的外观畸形来一目了然地判断是否发生了骨折。

影像学检查和诊断

肱骨髁上骨折可通过 X 线检查进行诊断。如果骨折端有严重的移位，但骨折面没有接触，并且发生了患肢短缩，则情况紧急，应立即向专科医师寻求帮助（图 3.6.4a、b）。如果没有发生患肢短缩，则可通过侧位片检查伸展畸形的程度，并考虑今后的治疗方案（图 3.6.4c）。

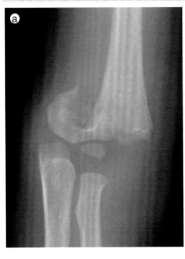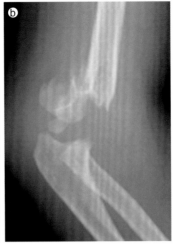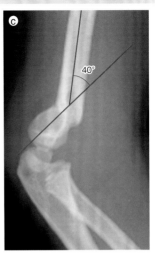

图 3.6.4 ◆ 肱骨髁上骨折

a、b. 不满 10 岁的男孩，正侧位片示有患肢短缩，骨折面无接触。

c. 不满 10 岁的男孩，侧位片示没有患肢短缩，伴约 40° 的伸展畸形。

并发症

肱骨髁上骨折病例，如果周围神经或动脉被夹在骨碎片中，或者血流被肿胀阻断，就会发生神经麻痹或动脉闭塞。儿童神经麻痹的诊断是比较困难的，但如果儿童不能做"石头、剪刀、布"的动作，就应该有所怀疑。长期的动脉阻塞会导致一种叫作 Volkmann 挛缩的疾病。为了确定是否存在循环障碍，可以观察手指末梢的颜色和有无褪色反应，并进行桡动脉的触诊。

尽管儿童骨折常常会随着生长而得到矫正，但肘关节的矫正能力很差，如果没有得到充分的复位，可能会留有一种叫作肘内翻的后遗症，因此骨折初期的治疗非常重要。

治疗

在骨折没有移位的情况下，以肘关节略大于 90° 的屈曲角度进行外固定，固定周期为 3~4 周。

如果出现骨折移位，需要进行复位的操作。笔者曾尝试对肘关节伸展畸形范围小于 20° 的患者，在不予麻醉的情况下进行徒手复位。具体操作方法是操作者用一只手的示指到小指部分抓住患者的上臂，同时用拇指大力按压患者的尺骨鹰嘴，另一只手在拉动前臂的同时屈曲肘关节（图 3.6.5）。如果通过以上操作不能很好地实现复位，或者如果肘关节出现超过 20° 的伸展畸形或发生短缩，则需要在实施麻醉后才能进行复位。

如果复位后骨折部位稳定，可以用石膏或夹板进行固定（图 3.6.6），但如果不稳定，则要进行经皮钢丝插入固定术。

如果肘关节畸形严重，应尽快进行复位，以避免发生循环系统障碍和神经麻痹。如果在急诊中不能进行复位，那么可先进行皮肤牵引（间接牵引），然后再保持患肢不动是比较安全的做法。

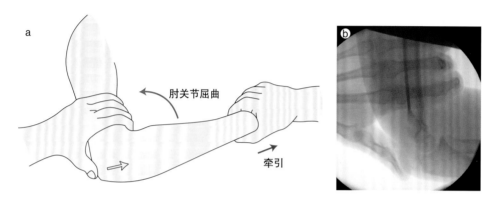

图 3.6.5 ◆ 肱骨髁上骨折的复位（右上肢）

a. 徒手复位法：操作者用左手示指至小指部分抓住患者上臂，用拇指用力按压尺骨鹰嘴（⟹）。再用右手拉动患者前臂（→），同时屈曲肘关节（→）进行复位。

b. 未满 10 岁的男孩，侧位片。

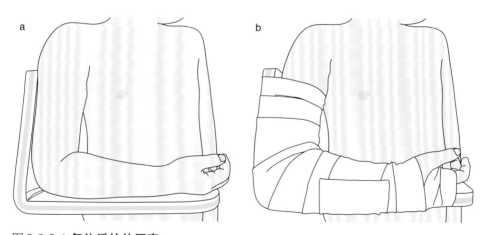

图 3.6.6 ◆ 复位后的外固定

a. 配合上肢形状，制作一个软性托板（市面上出售的石膏托也可以）。

b. 用绷带固定。

肱骨外髁骨折

创伤的概述

肱骨外髁骨折是仅次于肱骨髁上骨折的第二常见的儿童肘部骨折类型，最常发生在 5~10 岁儿童中，常由跌倒引起。受伤部位可伴有疼痛和肿胀，但畸形不如肱骨髁上骨折那么明显。

影像学检查和诊断

肱骨外髁骨折可通过 X 线片进行诊断。如果骨折移位较大，如图 3.6.7a 所示，可以通过 2 个方位 X 线片进行诊断。但如果骨折移位较小，如图 3.6.7b 和 c 所示，相较于正、侧位片，通过斜位片对骨折进行诊断更容易，因此需要拍摄 4 个方位的 X 线片。

骨折移位较大的病例	骨折移位较小的病例

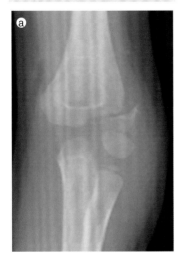 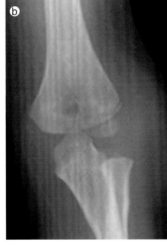 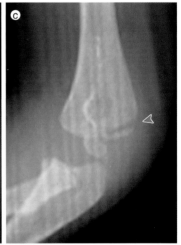

图 3.6.7 ◆ 肱骨外髁骨折

a. 未满 10 岁的男孩，正位片示骨折移位较大的病例。

b、c. 未满 10 岁的男孩，骨折移位较小的病例，斜位片（c）比正位片（b）更容易看到轻微的骨折（▲）。

并发症

与肱骨髁上骨折相比，肱骨外髁骨折急性并发症的发生率较低。但如果治疗不当，可导致假关节的形成和肘外翻，并伴有延迟性尺神经麻痹。

治疗

保守治疗只适用于骨折移位不超过 2 mm 的情况，患者上臂需要固定 3~5 周；如果骨折移位大于 2 mm，则需要手术治疗，但与肱骨髁上骨折不同的是，不必紧急进行手术。如果骨折移位较小，则可采取经皮钢丝插入固定术，而如果骨折移位较大，则应通过钢丝插入固定术或钢丝结扎术进行有创的复位。

肱骨内上髁骨折

创伤的概述

肱骨内上髁骨折是继肱骨髁上骨折和外髁骨折之后的较为常见的骨折类型。它是一种韧带附着点的撕脱性骨折，常由运动创伤引起，与其他骨折相比，更容易发生在9~14岁的孩子中。

影像学检查和诊断

发生肱骨内上髁骨折时，可通过 X 线片检查进行诊断。当发生这种骨折时，骨骺线（骺板）会出现分离现象，与健侧进行对比有助于诊断（图3.6.8）。

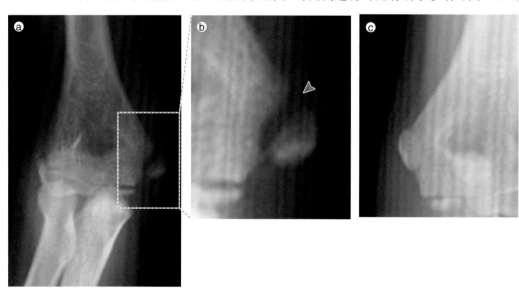

图 3.6.8 ◆ 肱骨内上髁骨折

10多岁的女孩，将患侧（a、b）与健侧（c）进行比较，可以看出是否有骨折移位和移位的程度（骨折部位：➤）。

并发症

此类骨折急性期的并发症很少。如果将来没有实现骨愈合，肘关节可能不稳定，或者由于骨碎片的压迫而发生延迟性尺神经麻痹。

治疗

骨折移位较小（小于 4 mm）的情况并不多见，大多数情况下会发生较大的骨折移位。一些报道表明，在有移位的情况下，采取保守治疗就足够了，但考虑到肘关节不稳定和迟发性尺神经麻痹等并发症，还是进行手术治疗比较保险。手术应在对骨折进行有创复位后，使用钢丝插入固定术或钢丝结扎术进行固定，但并不需要进行紧急手术。

牵引肘

创伤的概述

牵引肘是一种儿童特有的肘部外伤，常见于 1~4 岁儿童，多为桡骨头从稳定的桡骨环状韧带上半脱位引起，多在儿童的手被用力拉扯时发生。

体格检查和诊断

就诊时患儿家长主诉儿童"手臂脱臼了"或"肩膀脱臼了"的情况非常常见。受伤后，儿童的前臂在旋前位保持下垂姿势，无法活动。在没有局部肿胀，前臂保持旋前位、肘部被动地进行屈曲运动时，患儿没有太大的疼痛感，但在旋后位屈曲时，患儿会表示疼痛并强烈抵抗，这时基本可以确定为牵引肘。如果能够诊断为牵引肘，则不需要进行 X 线检查。

治疗

牵引肘的治疗方法有两种：旋前法和旋后法，其中旋前法的复位率最高。因此建议先进行旋前法复位，如果不能复位，则再尝试旋后法复位。

外科医师应以不产生疼痛为标准，将患儿的肘关节屈曲，拇指放在其桡骨头上，用另一只手抓住患儿腕关节（图 3.6.9a）。旋前法是使肘关节保持屈曲位，将前臂向指尖方向轻轻牵引，同时最大限度地旋前前臂（图3.6.9b）。旋后法是将前臂旋后，同样以手贴近肩膀的动作，使肘关节最大限度地屈曲（图3.6.9c）。在这两种方法中，当复位成功时，外科医师接触桡骨头的拇指都会触及一个凹陷。

由于在成功复位后，患儿常常无法平息哭闹，因此有必要请家长或监护人将其带出检查室，并观察其是否能移动患肢。一旦患儿情绪好转且能够活动患肢，就标志着治疗已告一段落。

如果复位困难，可能并非牵引肘，而是存在轻微骨折。因此，在尝试几次复位后，应进行X线检查或寻求专科医师的意见，以进入下一阶段的治疗。

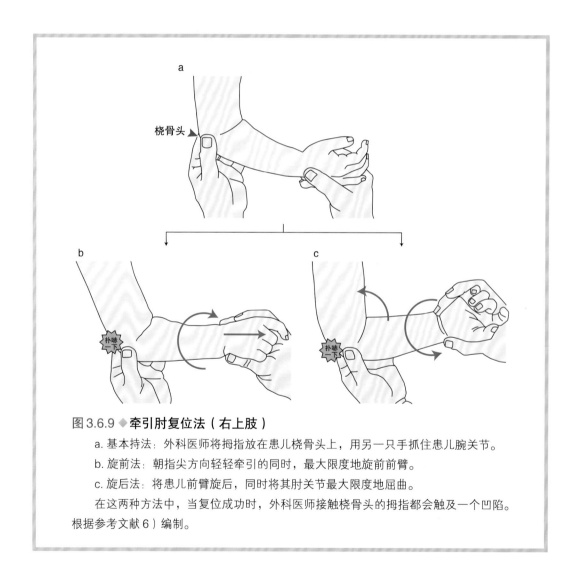

图3.6.9 ◆ 牵引肘复位法（右上肢）

a. 基本持法：外科医师将拇指放在患儿桡骨头上，用另一只手抓住患儿腕关节。

b. 旋前法：朝指尖方向轻轻牵引的同时，最大限度地旋前前臂。

c. 旋后法：将患儿前臂旋后，同时将其肘关节最大限度地屈曲。

在这两种方法中，当复位成功时，外科医师接触桡骨头的拇指都会触及一个凹陷。

根据参考文献6）编制。

■ 参考文献

1 ）吉峰史博，他：肘関節における正常前方脂肪体像と前方脂肪体徴候．整形外科，62: 1017–1021,
　　2011

2 ）大井宏之：肘周辺骨折の診断と治療―小児上腕骨外顆骨折．関節外科，28: 48–54, 2009

3 ）松崎交作：小児の上腕骨内上顆骨折，顆上骨折に対する K–wire 内固定．関節外科，24（suppl–2）：
　　72–77, 2005

4 ）Kamath AF, et al: Operative versus non–operative management of pediatric medial epicondyle
　　fractures: a systematic review. J Child Orthop, 3: 345–357, 2009

5 ）森川圭造，他：保存的治療の進歩 四肢 小児肘内障に対する前腕回内整復法に関する治療成績―
　　従来法との比較による有用性の検討．別冊整形外科，1（64）: 63–66, 2013

6 ）杉田　淳，他：研修医のための小児診療手技の基本 肘内障の整復法．小児科診療，73 (5)：839–
　　841, 2010

前臂骨折

里中东彦

对于儿童前臂骨折，在有轻微骨折移位的情况下，适合采取保守治疗。但在多数情况下，骨折移位都比较大，可能会影响肘关节、前臂和腕关节的功能；特别是骨骺线，由于其自动矫正能力较差，需要进行准确的复位。因前臂骨折最好是在麻醉下进行复位操作，所以保守治疗的适应证有限。

创伤的概述

儿童前臂骨折有时是由间接外力造成的，如在摔倒或跌落时用手撑地，有时是由直接外力造成的，如前臂受到硬物撞击；年龄大于 10 岁的患儿也可能发生由运动导致的应力性骨折。

症状

前臂骨折主要表现为前臂畸形、疼痛或活动时疼痛，如果骨折移位较大，外观上会有明显的畸形。在儿童尺骨骨折（尤其是近端 1/3 处骨折）中，有时会合并桡骨头脱位（Monteggia 骨折），所以也应注意桡骨头的疼痛和压痛。桡骨骨折有时也会合并桡尺远侧关节脱位（Galeazzi 骨折），尽管这在儿童中不太常见，但也应该注意检查腕关节。

检查和诊断

X 线片应取包含肘关节和腕关节在内的标准正位片和侧位片（图 3.6.10）。然而，由于患儿疼痛，拍摄往往会变得困难，除了前臂的 2 个方位外，还应拍摄肘关节和腕关节的正位片和侧位片。重要的是，应与健侧的普通 X 线片进行对比，以避免漏诊远端和近端桡尺关节的脱位（图 3.6.11）。肘关节和腕关节的 CT 检查对于评估桡骨头和尺骨头的移位也很有帮助。

根据 Bado 分型，Monteggia 骨折可分为 4 种类型（图 3.6.12）。

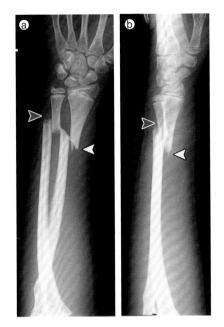

图 3.6.10 ◆ 前臂骨干双骨折（普通 X 线片）

a、b. 正侧位片示发生在桡骨（▷）和尺骨（▶）的远端骨干骨折，造成患肢短缩畸形。

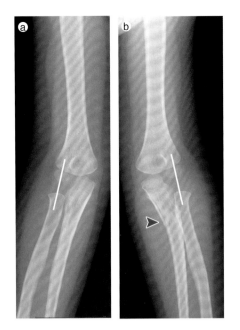

图 3.6.11 ◆ Monteggia 骨折（Bado 分型Ⅲ型）

与健侧（a）相比，可见患侧（b）的尺骨近端骨折，导致外凸畸形（▶），连接桡骨头和肱骨小头的轴线错位，桡骨头向外侧半脱位（　　）。

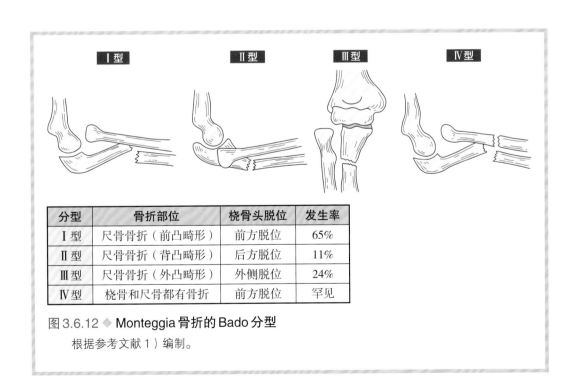

分型	骨折部位	桡骨头脱位	发生率
Ⅰ型	尺骨骨折（前凸畸形）	前方脱位	65%
Ⅱ型	尺骨骨折（背凸畸形）	后方脱位	11%
Ⅲ型	尺骨骨折（外凸畸形）	外侧脱位	24%
Ⅳ型	桡骨和尺骨都有骨折	前方脱位	罕见

图 3.6.12 ◆ Monteggia 骨折的 Bado 分型

根据参考文献 1）编制。

注意

- 在儿童中有一些特殊的骨折类型，如青枝骨折和急性塑性畸形（图 3.6.13）。
- 另外，在这些骨折类型中，对于尺骨骨干骨折来说，即使骨折不明显，也会出现桡骨头脱位的情况，应谨慎处理。

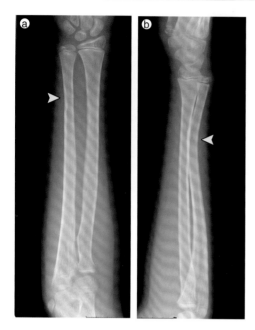

图 3.6.13 ◆ **尺骨骨干的青枝骨折**

a、b. 正侧位片示掌侧凸起畸形导致的弯曲变形骨折（▷）。

提示 在儿童前臂骨折中，骨折移位往往较大，所以保守治疗的作用有限，通常需要进行手术治疗。

并发症

骨折移位可能会引发神经麻痹等并发症。在 Monteggia 骨折中，由于脱位的桡骨头受到压迫，可能会出现桡神经麻痹，但随着骨折的复位和固定及脱位的修复，往往会自愈。虽然相较于肘关节骨折，Monteggia 骨折发生率较低，但也可能出现筋膜间隔综合征导致的 Volkmann 挛缩。由于复位不良引起的畸形愈合，也可能导致活动受限（尤其是前臂旋转受限）。虽然很罕见，但骨愈合后也可能会再次发生骨折。

治疗

对于没有移位的骨折，可以采取外固定的保守治疗。然而在大多数情况下，骨折移位较为严重，需要在全身麻醉或阻滞麻醉下进行徒手复位。复位后，使前臂处于中间至旋后位，肘关节保持90°屈曲，腕关节处于轻度背屈位，采用长臂石膏固定4~5周。在Monteggia骨折中，通过复位尺骨，桡骨头脱位也可得到复位。

如果手动复位存在困难或者复位后位置难以保持稳定，通常需要考虑进行手术治疗。对于10岁以下的儿童，通常采用经皮或有创钢丝内固定法（图3.6.14）。对于10岁及以上的儿童和青少年，通常会选择使用钢板进行稳固的内固定。鼓励患者在可能的情况下尽早进行运动锻炼（图3.6.15）。

术前		术后

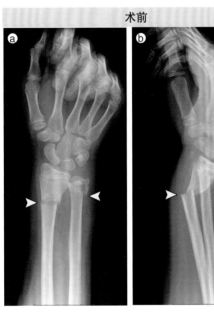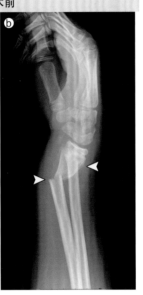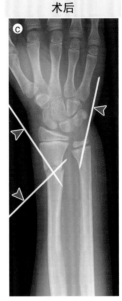

图3.6.14 ◆ **桡骨远端骨干骨折和尺骨远端骨骺线撕脱**

这是一例 Salter-Harris 分型 2 型骨骺线损伤病例。正位片（a）和侧位片（b）示桡骨和尺骨的骨折部位都有掌侧屈曲畸形（▷）。徒手复位后（c），采用经皮钢丝插入固定（▶）。

术前	术后

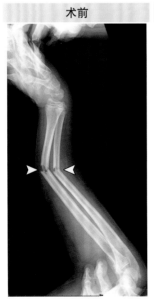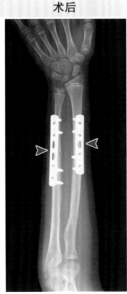

图3.6.15 ◆ **前臂骨干双骨折**

桡骨和尺骨都是在远端骨干 1/3 处发生了骨折，造成掌屈畸形（▷）。对桡骨和尺骨都采用钢板进行内固定（▶）。

■ 参考文献

1）Bado JL: The Monteggia lesion. Clin Orthop Relat Res, 50: 71-86, 1967

指骨骨折

里中东彦

在儿童指骨骨折中，轻度的掌屈和背屈畸形及内翻和外翻畸形往往可以自动矫正，但旋转畸形无法自动矫正，需要准确的复位和固定。另外，应注意骨骺线损伤，以及儿童特有的指骨头颈部骨折的发生。

创伤的概述

指骨骨折可由各种原因引起，包括戳伤、过伸、扭伤和夹伤等。

症状

发生指骨骨折时，受伤手指可出现疼痛、肿胀、畸形、活动时疼痛和活动受限等症状。远节指骨的骨折可能会伴随甲板（nail plate）的脱位（图 3.6.16）。

影像学检查和诊断

普通 X 线检查中，应拍摄标准的正、侧位片。CT 检查也有助于评估关节内骨折的骨碎片大小和移位的程度。指骨骨折根据指骨类型（远节指骨、中节指骨、近节指骨）和骨折部位（指骨头、指骨颈、指骨干、干骺端、骨骺线、骨骺）进行分类（图 3.6.17）。对于骨骺线损伤，使用 Salter-Harris（SH）分型（图 3.6.18）进行评估。在近节指骨骨折中，常见掌侧凸起畸形（图 3.6.19）。指骨颈骨折可能导致指骨头向背侧的骑乘移位（图 3.6.20）或旋转移位。

并发症

在指骨骨折的治疗中，畸形愈合是最常见的并发症（图 3.6.21）。特别是，如果遗留有手指旋转畸形，可能会出现交叉指畸形，导致活动范围缩小和握力下降，所以必须进行手术治疗（图 3.6.22）。虽然这种情况较为罕见，但指骨骨折也可能导致假关节形成。关节内或附近的骨折也可能导致关节挛缩。在骨骺线损伤中，由于骨骺线过早闭合，伴随骨骼的生长可能会出现畸形。

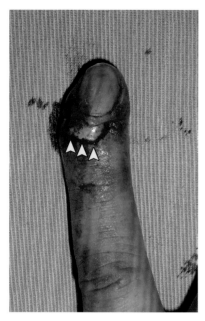

图 3.6.16 ◆ 左手小指甲板脱位

可见远节指骨骨折伴随甲根向背侧脱位（▷），造成开放性骨折。

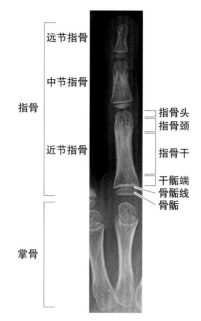

图 3.6.17 ◆ 指骨

普通 X 线片（左手环指的正位片）。

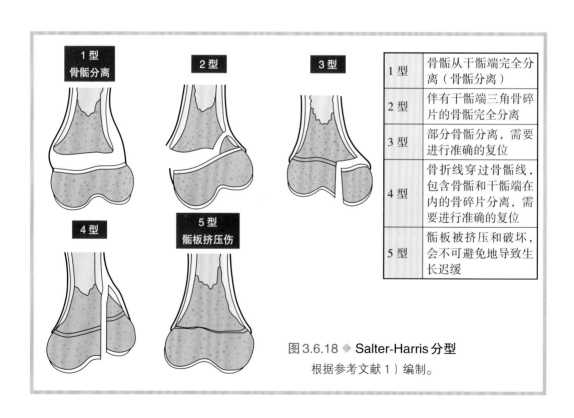

图 3.6.18 ◆ Salter-Harris 分型

根据参考文献 1）编制。

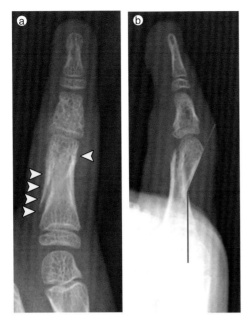

图 3.6.19 ◆ 右手小指近节指骨骨折

a、b. 正侧位片可见从指骨颈至指骨干骺端有一斜行骨折（▷），导致掌侧凸起畸形（——）。

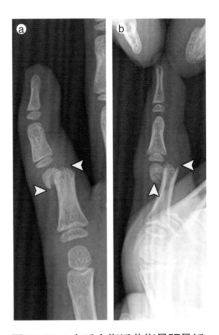

图 3.6.20 ◆ 左手小指近节指骨颈骨折

a、b. 正侧位片可见指骨颈的横行骨折，指骨头移位，架在尺骨的背侧（骑乘移位）（▷）。

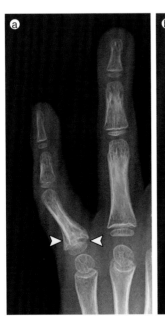
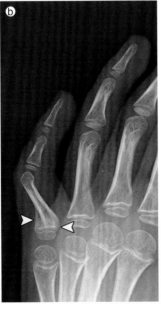

图 3.6.21 ◆ 左手小指近节指骨骨骺线损伤

SH 分型 2 型。正侧位片（a、b）可见骨折部位已愈合，但遗留有桡侧旋转畸形、尺屈畸形和掌侧凸起畸形（▷）。

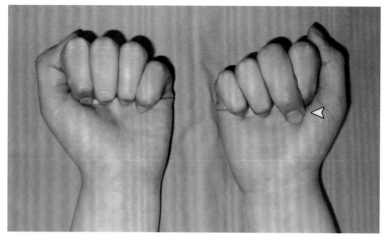

图 3.6.22 ◆ 左手中指中
节指骨骨折畸形愈合导
致的交叉指畸形

当患者握拳时，中指
向桡侧旋转并与示指交叉
（▷ ）。

治疗

轻度的掌屈和背屈畸形及内翻和外翻畸形往往可以自动矫正，所以原则
上可采取保守治疗。

● **指骨骨干骨折的复位方法**

①患儿取仰卧位，对其进行局部麻醉（手指神经阻滞）。虽然也可以在没
有麻醉的情况下进行，但这样会伴有明显的疼痛，从而引发患儿的抵抗，因
此在操作前必须先征得监护人的同意。

②外科医师在长轴方向进行牵引的同时，将示指放在骨折的掌侧作为支
点，将拇指放在 IP 关节的背侧，施力将骨折部位屈曲，从而使骨折复位（图
3.6.23 ）。

②外科医师将拇指放在 IP 关节的
背侧，弯曲骨折部位，使其复位

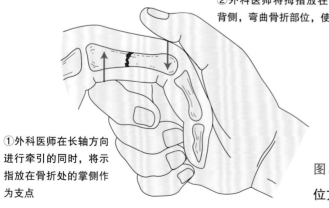

①外科医师在长轴方向
进行牵引的同时，将示
指放在骨折处的掌侧作
为支点

图 3.6.23 ◆ 指骨骨干骨折的徒手复
位方法

根据参考文献 2 ）编制。

③嘱患儿自主屈曲手指，在确保没有交叉指畸形后，于稳定的屈曲位（腕关节轻度背屈，MP和IP关节处于屈曲位），使用铝夹板从前臂远端至指尖在背面进行固定（图3.6.24）。

对于难以徒手复位的病例，如骨折移位较大的SH分型3型和4型，或指骨头的骑乘移位和旋转移位，以及关节不稳定且难以维持复位位置的病例，需要进行手术治疗，如经皮钢钉固定术或有创的复位术（图3.6.25）。

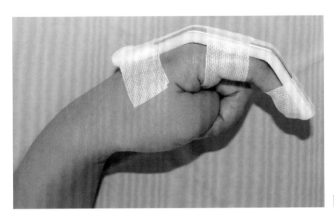

图3.6.24 ◆ 用铝夹板进行固定

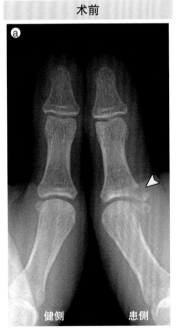
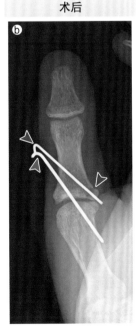

图3.6.25 ◆ 右手拇指近节指骨骨骺线损伤

SH分型3型。术前正位片（a）可见在MP关节的尺侧副韧带附着点有撕裂性骨折（▷）。进行有创复位，使用钢丝和线锚进行张力带钢丝内固定（▶）。术后侧位片（b）示用经皮钢丝穿刺的方式将MP关节暂时固定起来（▶）。

提示
- 当掌屈和背屈畸形小于 30°，内翻和外翻畸形小于 10° 时，需要进行复位。
- 如果患儿的手太小，单个手指无法固定时，则将患指与相邻的手指一起进行外固定，可以获得良好的稳定性。

注意　对于儿童指骨骨折，保守治疗可以获得良好的治疗效果，但如果不能实现复位，则需要进行手术治疗。无论采取哪种治疗方法，重要的是要确保不会出现因旋转畸形而导致的交叉指畸形。

■ **参考文献**

1 ）Salter RB, et al: Injuries involving the epiphyseal plate. J Bone Join Surg, 45–A: 587–622, 1963
2 ）井上　博：Ⅳ – 手の損傷：2– 指節骨骨折.「小児四肢骨折治療の実際 第 2 版」(井上　博 / 著)，pp265–280，金原出版，2001
3 ）Liao JCY & Chong AKS: Pediatric Hand and Wrist Fractures. Clin Plast Surg, 46: 425–436, 2019

4 下肢

骨盆环骨折

浅沼邦洋

骨盆环骨折常伴有大出血，存在致命风险。初期治疗重在止血和固定，必须评估进行止血固定的必要性。本节介绍了骨盆环骨折的影像学检查，以及稳定骨折和不稳定骨折的评估与外固定术。

创伤的概述

骨盆是由左右两侧耻骨、坐骨、髂骨和骶骨组成的一个环。骨盆环骨折的严重程度不一，从轻微的创伤（骨盆环结构没有被破坏），如年轻患者运动损伤引起的肌肉附着点的撕脱性骨折，到严重的、危及生命的骨折（由于高能量损伤引起的骨盆环结构被破坏），如交通事故创伤或从高处坠落，涉及多个方面。环状结构被破坏的骨盆环骨折约有 20% 的概率合并多发性创伤，因此，当发生骨盆环骨折时，要注意是否伴有其他创伤。

合并损伤经常需要多学科协作治疗，包括血管外科、呼吸外科、泌尿外科、产科、普外科和神经外科。随着人口老龄化，患有骨质疏松症的患者日益增多，由于骨骼脆弱，小能量损伤引起的脆性骨折的发病率也呈上升趋势。

本节介绍了骨盆环骨折的骨科急救方法，关于内固定方法请参考相关的专业书籍。

症状

骨盆环骨折主要表现为骨折部位的疼痛、压痛和运动时疼痛。多发性损伤患者常可见休克状态或意识受损，询问病史时往往无法从患者处获取信息。需注意患者是否有伤口，以及骨盆畸形、腿长差异、皮下出血点和肿胀及肢位改变等情况。如果出血来自尿道口，应考虑肾、输尿管、膀胱或尿道的损伤；如果出血来自阴道，应考虑阴道或女性生殖器官的损伤，有时还伴有开放性骨折。需要注意的是，对于肥胖的患者来说，从外部很难观察到外观上的变化。

影像学检查和诊断

概述

骨盆环骨折的初步诊断通常通过 X 线片进行；CT 检查可以进一步提供详细的信息。由运动创伤导致的骨折是稳定型的，包括髂前上棘撕脱骨折、髂前下棘撕脱骨折、坐骨结节撕脱骨折和髂骨骨折等。在生长期出现这类骨折时，可能表现为骨质增生性变化，应注意将其与骨肿瘤（如骨肉瘤）相鉴别。

在多发性创伤的病例中，往往会出现意识障碍、休克和呼吸障碍等症状，可威胁患者的生命。由 JATEC 认证的创伤初期治疗指南要求，在初查（primary survey）时应提供骨盆的正位 X 线片，以便及时做出诊断。

成像检查

骨盆环骨折的初步诊断是基于正位 X 线片。检查点如图 4.1.1 所示。

在骨折病例 1（图 4.1.2a）中通过如图所示的 8 点异常，诊断为旋转垂直不稳定骨折。通过 3D CT 检查，可以确定骨折的确切形态（图 4.1.2b）。

骨折病例 2（图 4.1.3a）中，通过如图所示的 5 点异常，诊断为开书型骨盆骨折。3D CT 检查（图 4.1.3b）显示，采用骨盆吊带（SAM Pelvic sling™）（图 4.1.4）对分离的耻骨联合和左侧骶髂关节进行了良好的矫正。外固定术后的 X 线片（图 4.1.3c）显示，耻骨骨折部位仍有移位，但髂骨间的开口已

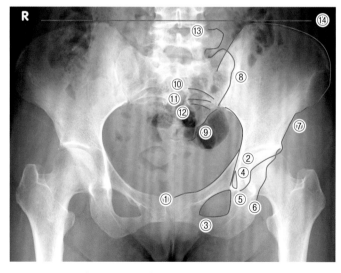

图 4.1.1 ◆ 正常骨盆正位片

检查部位	
①	髂耻骨线（iliopectineal line）
②	髂坐骨线（ilioischial line）
③	闭孔
④	泪滴（tear drop）
⑤	前壁（anterior wall）
⑥	后壁（posterior wall）
⑦	髂嵴
⑧	骶翼、骶髂关节
⑨	骶骨远端侧缘
⑩	第一骶裂孔
⑪	第二骶裂孔
⑫	第三骶裂孔
⑬	第五腰椎横突
⑭	髂骨的对称性

得到矫正，3D CT（图 4.1.3d）检查也显示其已得到纠正。

另外，骨盆高度不稳定骨折的征象包括表 4.1.1 中的 6 点异常，当观察到这些征象时，应注意有大量出血的可能性。在提供的骨折病例 2（图 4.1.3）中，①显示的是骶棘韧带附着点骨折，④显示的是骨盆前部分离超过 2.5 cm，在这种情况下，患者存在失血性休克的风险，需要特别注意。对于已经出现休克的患者，应考虑到骨盆环骨折可能是引起休克的原因之一。

注意 增强 CT 扫描在识别血管和器官损伤方面具有显著的帮助。对于骨折类型的准确诊断，CT 检查是不可或缺的。然而，对于脆性骨折而言，有时在 CT 图像上难以明确显示这些骨折情况，因此应该考虑进行 MRI 检查。此外，脆性骨折可能会掩盖其他骨折，导致漏诊的可能性，而且随着时间推移，一些病例的畸形情况可能会逐渐加重。因此，对于骨折连续性的影像学评估不容忽视。

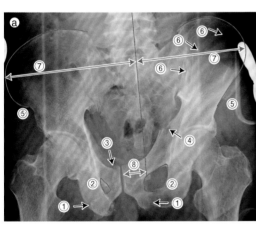
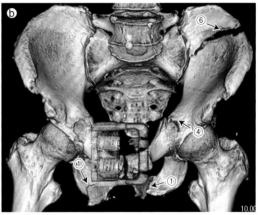

出现异常的部位	
①	双侧耻骨下支骨折
②	左右闭孔不一致
③	耻骨骨折
④	髂耻骨线（iliopectineal line）处的骨折
⑤	髂骨阴影左右不一致，左侧髂翼不连续
⑥	髂骨骨折
⑦	从中心线到髂嵴的距离不相等
⑧	耻骨联合偏位

图 4.1.2 ◆ 骨折病例 1（旋转垂直不稳定骨折）

a. X 线片。

b. 3D CT。

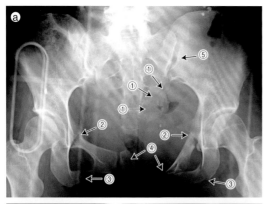

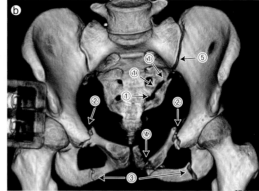

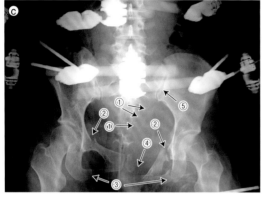

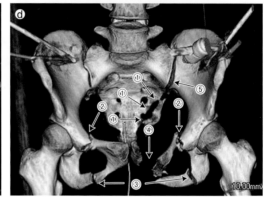

出现异常的部位	
①	骶骨下部的骶棘韧带附着点骨折
②	耻骨上支骨折
③	耻骨下支骨折
④	耻骨骨折和分离
⑤	骶髂关节分离

图 4.1.3 ◆ 骨折病例 2（开书型骨盆骨折）

a. 受伤时的 X 线片。

b. 受伤时的 CT 图像（使用 SAM Pelvic sling ™）。

c. 外固定术后的 X 线片。

d. 外固定术后的 CT 图像。

表 4.1.1 ◆ 骨盆严重不稳定骨折的征象

1	一侧骨盆向头侧偏斜 1.0 cm 以上
2	骨盆前方分离超过 2.5 cm
3	骨盆后方（髂骨、骶髂关节、骶骨）骨折或分离，并伴有间隙
4	第 5 腰椎横突骨折（在髂腰韧带附着点）
5	骶棘骨折
6	骶骨下方皮质骨骨折（在骶棘韧带附着点）

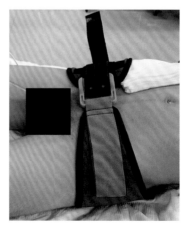

图 4.1.4 ◆ SAM Pelvic sling ™

分类

A）根据 JATEC 认证的分型

在多发性创伤的病例中，初步诊断通常是在初查（primary survey）时通过骨盆正位 X 线片进行评估。JATEC 认证使用的分型是为了确定骨盆环骨折是否不稳定及是否存在大量出血的风险，而不是为了确定骨盆环骨折的治疗方案。如图 4.1.5 所示，不稳定骨盆环骨折分为前后挤压型（开书型）、侧方挤压型（lateral compression type）和旋转垂直不稳定型。

B）AO/OTA 分型

作为治疗参考的 AO/OTA 分型概述如下（图 4.1.6）。61A 为后弓无损伤的稳定型，对应 JATEC 1.稳定型，包括撕裂性骨折、髂翼骨折、骶骨横突骨折和前弓损伤（耻骨和坐骨骨折、耻骨联合分离）；61B 为骨盆前方损伤加上后弓的不完全损伤，对应于 JATEC 2.① 部分不稳定型；61C 为后弓完全损伤，对应于 JATEC 2.② 完全不稳定型。还有更多的亚组，本节省略不提。

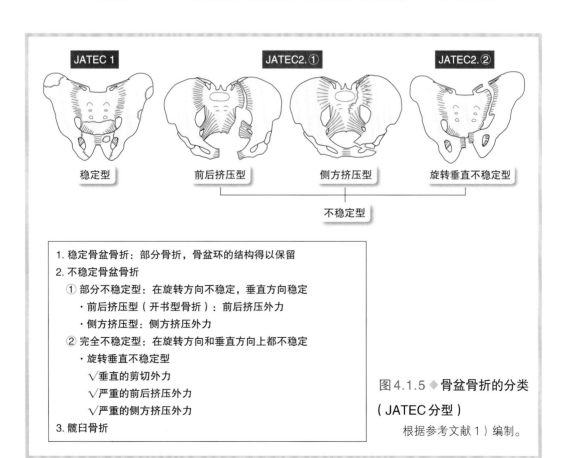

1. 稳定骨盆骨折：部分骨折，骨盆环的结构得以保留
2. 不稳定骨盆骨折
   ① 部分不稳定型：在旋转方向不稳定，垂直方向稳定
   ·前后挤压型（开书型骨折）：前后挤压外力
   ·侧方挤压型：侧方挤压外力
   ② 完全不稳定型：在旋转方向和垂直方向上都不稳定
   ·旋转垂直不稳定型
   　√垂直的剪切外力
   　√严重的前后挤压外力
   　√严重的侧方挤压外力
3. 髋臼骨折

图 4.1.5 ◆ 骨盆骨折的分类（JATEC 分型）

根据参考文献 1）编制。

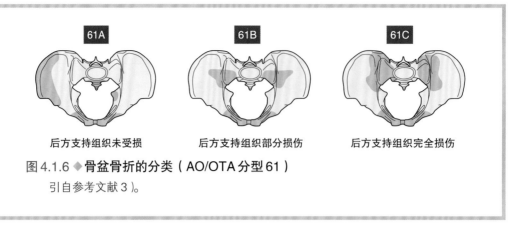

61A	61B	61C
后方支持组织未受损	后方支持组织部分损伤	后方支持组织完全损伤

图 4.1.6 ◆ 骨盆骨折的分类（AO/OTA 分型 61 ）

引自参考文献 3)。

并发症

并发症包括血管损伤、神经损伤、肾和泌尿系统损伤、男性生殖器官损伤、女性生殖器官损伤、肠道损伤、膈肌损伤（受伤时因腹压等原因而破裂）、意识障碍（因头部创伤、失血性休克、脂肪栓塞等引起）、开放性损伤和开放性骨折等。

治疗

稳定骨折

由运动创伤导致的撕脱骨折属于稳定骨折（表 4.1.2）。撕脱骨折通常采用保守治疗，但根据骨折移位的情况，有时可能需要手术治疗。如果髂骨翼的孤立骨折较小，或不实现骨愈合也问题不大的情况下，可以采取保守治疗。

表 4.1.2 ◆ 发生撕脱骨折的部位和损伤机制

受伤部位	肌起始部	受伤机制
髂前上棘	阔筋膜张肌、缝匠肌	强制伸展髋关节时
髂前下棘	股直肌的一部分	冲刺时
坐骨结节	腘绳肌	强制伸展膝关节时
髂骨翼	多裂肌、腰方肌、腹斜肌	突然扭转和侧屈躯干时（罕见）

对于前弓（anterior arch）的损伤（耻骨 / 坐骨骨折，耻骨联合分离），如果骨折移位或畸形轻微，可以采取保守治疗，而如果骨折移位或畸形严重或引起疼痛，则需要手术治疗。对于骶骨横断面骨折，如果骨折移位或畸形轻微且没有神经系统症状，可以采取保守治疗，但如果骨折移位或畸形严重或有神经系统症状，则需要手术治疗。尾骨骨折几乎都是采取保守治疗。

多发性创伤或高能量创伤的病例

初步治疗

在多发性创伤或高能量创伤的病例中，骨盆环骨折的初步治疗重点是如何防止盆腔内出血导致的出血性死亡。骨盆环骨折引起的大量骨盆出血的超急性期的治疗方法是通过输液和输血对抗休克，同时进行稳定骨盆和止血的治疗。

在初步治疗中，需要通过初步检查和进一步检查对患者进行全身筛查和处理等各种程序，由于时间有限，不能只局限于骨盆的治疗上，所以需要一个简单和快速的处理方法。骨盆吊带（图 4.1.4）或片状包裹术（sheet wrapping）应用起来简单快捷，可以在短时间内快速应用。开书型骨折是一个很好的适应证，对旋转性垂直不稳定骨折也很适用；而是否适用于侧方挤压型骨折还值得商榷。这些措施的目的是简单地稳定骨盆，并通过减少骨盆容积达到填塞的效果。然而，在不稳定骨盆骨折中，形成腹膜后腔的筋膜是破裂的，所以填塞的效果受到了一些质疑。

止血

如果在应用骨盆吊带或片状包裹术处理后仍需要进一步止血时，可以采取的措施包括外固定法稳定骨盆、动脉栓塞术（TAE）和纱布填塞。骨盆环骨折的出血主要分为骨髓性出血（在骨折部位）和静脉性出血，而动脉性出血占所有病例的 10%~20%。纱布填塞是将纱布填塞在小骨盆腔内，在患者的一般状况稳定后几天取出，这样可以抑制静脉性出血。一些医疗中心已经将止血的首选方法，从动脉栓塞术改为纱布填塞，从而提高了抢救率。另外，在不稳定骨盆骨折中，动脉损伤的发生率为 75.3%。有研究指出，早期动脉栓塞术能够有效地降低死亡率。各个医疗中心对将动脉栓塞术或纱布填塞作为止血方法的偏好各不相同。一些医疗中心已经在初步检查和进一步检查的过程中，就开始进行外固定术了。

外固定术

外固定术一般采用髂嵴穿刺（High route 法）或髂前下棘穿刺（Low route 法）。

● High route 法

High route 法（图 4.1.7）的优点：①固定速度快；②可在 X 线透视下进行，在熟练掌握后，可脱离 X 线透视进行操作。另外，它的缺点是薄薄的髂骨容易移开，导致难以对其实现固定。对于体形瘦弱的患者，髂嵴很容易被

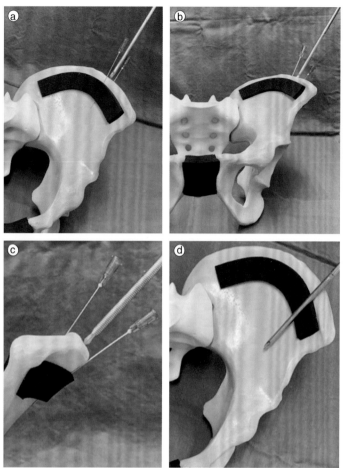

图 4.1.7 ◆ High route 法

　　a. 钢针插入时的方向，从上方拍摄。

　　b. 钢针插入时的方向，从前方拍摄。

　　c. 导管针的等分线方向。

　　d. 钢针插入时的方向。

触摸到，形态也容易被观察到，但对于体形肥胖的患者，髂嵴则很难被触摸到，形态也很难被观察到，所以必须注意。在髂前上棘约 2 cm 的范围内是股外侧皮神经的邻近区域，钢针刺入时应避开此处。穿刺点通常在距离髂前上棘 2~7 cm 骨质较厚的髂骨结节周围。

　　如图 4.1.8 所示病例的 CT 图像中，髂骨结节至髋臼后部存在较厚的骨组织（iliac pillar），钢针针尖从此方向刺入更容易实现固定。在理想情况下，穿刺也应在髂骨的外板和内板之间推进 5~6 cm。如图 4.1.7 所示的方法，是沿髂骨内侧和外侧插入导管针，用针尖确认髂骨表面的位置和方向，并在两者之间插入 1 根钢针，在不使用 X 线透视引导时，这种方法很有帮助。相较于 Low route 法，High route 法可以在更短的时间内完成，因此在紧急情况下更加有效。

● **Low route 法**

　　Low route 法是在髋臼上方刺入。其特点是骨量（bone stock）丰富，固定效果比 High route 法好，但缺点是：①需要在 X 线透视引导下刺入，耗时较

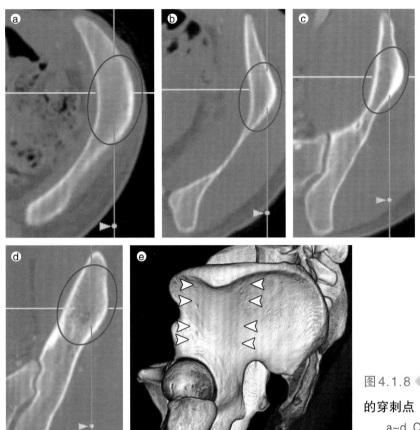

图4.1.8 ◆ High route 法中
的穿刺点

a~d. CT 的 slice level。

e. 3D CT 显示厚的髂骨:
▷。

长；②皮肤切开后有损伤股外侧皮神经的风险；③有损伤关节内和坐骨大切迹入路和关节外入路的风险；④有损伤关节内、坐骨大切迹入路及骨外刺出的风险。

首先，应将 X 线透视像置于 teepee view（TPV）（图 4.1.9）。在标记皮肤穿刺部位和皮肤切口后，钝性深入，以避免损伤股外侧皮神经，并使用导引套等以避免夹住软组织。如图 4.1.9e 所示，缝匠肌也经常被穿透。穿刺点是髂前下棘周围的区域，用黑色圆点表示，穿透后，针尖沿着透视 X 线照射的方向深入推进，使其不会垂直或水平偏移。插入的方向是从髂前下棘至髂后上棘的一条线。在继续进行之前，请检查另一个方位的 X 线片。

在穿刺部位的浅部，注意不要将针刺入关节内，在穿刺部位的深部，避免将针穿刺到骨外。特别是在坐骨大切迹上，即臀上动脉和坐骨神经经过的部位，应避免针头刺出。在本病例的 CT 图像中（图 4.1.10），从髂前下棘至坐骨大切迹的长度为 78 mm，就算方向出现偏差，在本病例中只要刺入深度

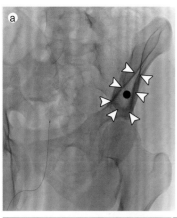
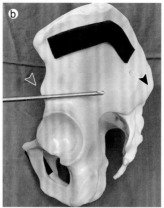

图 4.1.9 ◆ Low route 法

a. 根据 teepee view 得出的刺入点。

b. 钢针从侧边刺入的方向。

髂前下棘：▶。

髂后上棘：▶。

c. 骨盆模型上的刺入点。

d. 从上往下的入针方向。

e. SA：缝匠肌；IP：髂腰肌（由股神经支配）；FL：阔筋膜张肌；GM：臀中肌和臀小肌（由臀上神经支配），入针方向（贯穿 SA，- ➤）。

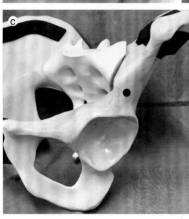
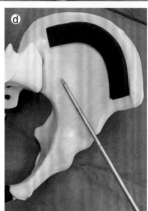
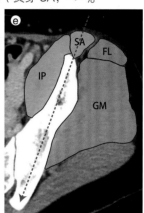

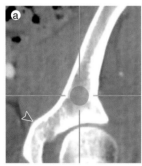
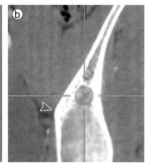
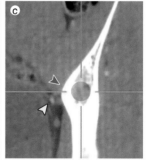

图 4.1.10 ◆ Low route 法的要点（入针路径）

钢针通过的区域（●），实际穿刺的方向（- ➤），弓状线（▶），臀上动脉（▷）。从髂前下棘至坐骨大切迹的长度（约 78 mm，——）。

a. 髋臼部。

b. 髋臼后部。

c. 从髂前下棘至坐骨大切迹的长度。

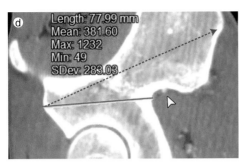
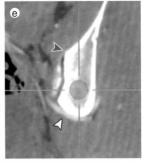

图 4.1.10（续）

　d. 坐骨大切迹的前方。

　e. 坐骨大切迹。

不超过 7 cm，针头就不会从坐骨大切迹刺出。同时，还应注意不要穿刺到弓状线内（图 4.1.9 和图 4.1.10 ➤），也不要穿刺至下方的小骨盆腔内。在某些病例中，可能需要将针尖插入靠近髂后上棘的部位，在这种情况下，进针时应注意刺入的方向。此外，最好术前应用 CT 扫描来测量穿刺的长度。

伤口外固定术后

　　穿刺术后，如果是开书型骨折，则对张开的髋臼进行修复和固定。对于侧方挤压型骨折，按原样进行固定，或进行复位和固定。对于旋转垂直不稳定型骨折，应矫正旋转移位和头侧移位，如果仅用外固定术不足以稳定，应考虑直接牵引下肢。

　　患者的状态稳定后，应治疗骨折，手术适应证和手术方法请参考相关的专业书籍。日本 AO 基金会在网上公布了评估全身骨折类型的 AO/OTA 分型，相关治疗方案、治疗方法和固定方法等信息，可以作为参考。

■ 参考文献

1）「改訂第 4 版外傷初期診療ガイドライン JATEC」（日本外傷学会外傷初期診療ガイドライン改訂第 4 版編集委員会 / 編，日本外傷学会・日本救急医学会 / 監），PP108–110，へるす出版，2012

2）Meinberg EG, et al: Fracture and Dislocation Classification Compendium–2018 J Orthop Trauma, 32 Suppl 1: S1–S170, 2018

3）Fractures of the Pelvis and Acetabulum: Principles and Methods of Management–Fourth edition」（Tile M, et al, eds），Thieme, 2015

4）Mohanty K, et al: Emergent management of pelvic ring injuries: an update. Can J Surg, 48: 49–56, 2005

5）近藤浩史，他：骨盤骨折の IVR. 日本腹部救急医学会雑誌，36：1061–1067，2016

6）平山　傑，他：骨盤・寛骨臼骨折を合併した多発外傷の入院 24 時間以内治療成績. 日本外傷学会雑誌，29：341–347，2015

7）von Glinski A, et al: The iliac pillar – Definition of an osseous fixation pathway for internal and external fixation. Orthop Traumatol Surg Res: doi: 10.1016/j.otsr.2020.04.009, 2020

8）AO surgery reference（https://surgeryreference.aofoundation.org）

髋臼骨折

浅沼邦洋

髋臼骨折常与骨盆环骨折一起发生，但也会独立发生。评估关节面形状很重要，如果有骨折移位，实现解剖学复位是最重要的治疗目标。本节将对髋臼骨折的影像学检查及手术指征的判断进行详细讲解。

疾病的特征

髋臼骨折和骨盆环骨折一样，往往是由高能量创伤引起的，如交通事故或坠落等。因此，合并多发性创伤的情况很常见。近年来，随着人口老龄化程度进一步加深，骨质疏松症导致的脆性骨折呈上升趋势，与骨盆环骨折一样，髋臼骨折的发病率也在上升。

髋臼骨折是髋关节内骨折，可转换成变形性髋关节病，从而影响髋关节功能和预后。因此，确定关节面是否存在解剖学错位是非常重要的，实现其解剖学复位是首要治疗目标。此外，根据骨折类型，有必要将其理解为整个髋骨的骨折，而不仅仅是髋臼关节面的骨折，来制订治疗计划。在本节中，笔者将大致介绍髋臼骨折的基本分型、损伤机制、影像学评估和手术适应证，而临床的手术治疗方法请参考相关的专业书籍。

分类

在过去，人们认为髋臼骨折是一种以创伤性髋关节脱位为首的合并性损伤。不过，Judet–Letournel 将髋臼围绕 4 个要素进行了分类：即前柱（anterior column）、后柱（posterior column）、前壁（anterior wall）和后壁（posterior wall）（图 4.1.11），并将髋臼骨折看成是伴随股骨头脱位发生的现象，于是出现了 Judet–Letournel 分型。目前通用的 AO/OTA 分型标准就是在 Judet–Letournel 分型的基础上诞生的。髋臼骨折类型可分为前柱骨折、前壁骨折、后柱骨折、后壁骨折和横行骨折 5 种基本类型，以及这些类型的复合型骨折。

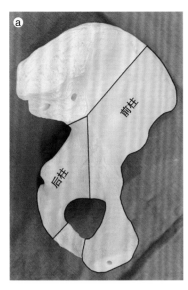
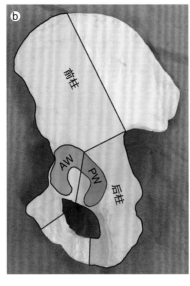

图 4.1.11 ◆ 髋臼的分类

a. 内侧面。

b. 外侧面。

AW：前壁；PW：后壁。

后壁骨折（图 4.1.12）

后壁骨折是髋臼骨折中最常见的类型。典型的损伤是仪表盘损伤，即膝关节撞击汽车仪表盘时，外力通过股骨轴传递，并通过股骨头损伤后壁。后壁骨折有 35% 的概率会伴有后方脱位，偶尔并发股骨头骨折，可能出现多骨碎片、凹陷性骨折、关节内骨碎片和坐骨神经损伤等表现。

后柱骨折（图 4.1.13）

孤立的后柱骨折是比较罕见的，通常会伴有后方脱位。骨折线从坐骨大切迹通过髋臼，再穿过闭孔，使后柱分离。

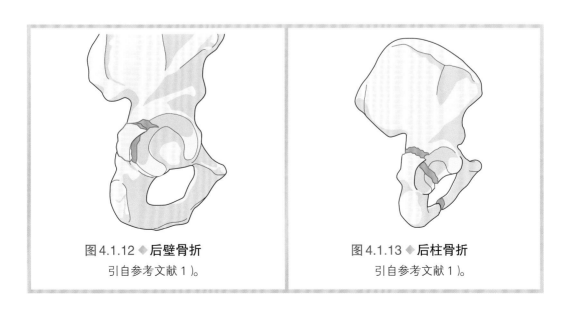

图 4.1.12 ◆ 后壁骨折

引自参考文献 1)。

图 4.1.13 ◆ 后柱骨折

引自参考文献 1)。

前壁骨折（图4.1.14）

前壁骨折比较少见，通常发生在疏松的骨质中。骨折线从髂前下棘下方开始，穿过髋臼，在耻骨上支终止。在内侧，它穿过方形区（quadrilateral surface），到达闭孔。

前柱骨折（图4.1.15）

前柱骨折时的骨折线在内侧走行的路径，从耻骨下支开始，向前穿过髋臼，在髋臼边缘终止，一直延续至髂棘前方，类型各有不同。要注意quadrilateral surface 的内侧偏移、凹陷性骨折、关节内骨碎片等表现。

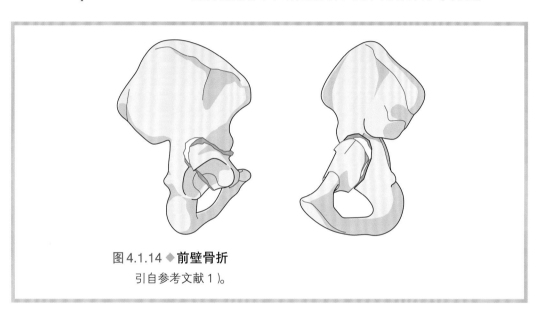

图4.1.14 ◆ 前壁骨折

引自参考文献 1 ）。

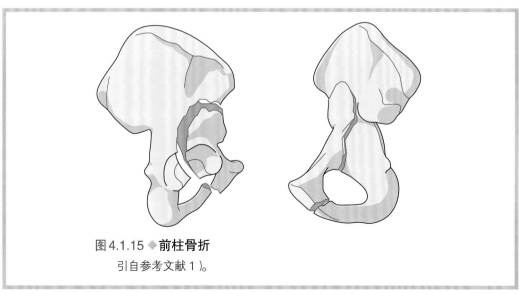

图4.1.15 ◆ 前柱骨折

引自参考文献 1 ）。

横行骨折（图4.1.16）

横行骨折是指从前柱到后柱穿过髋臼的骨折，分为髂骨侧（upper portion）和耻骨/坐骨侧（lower portion）两种。

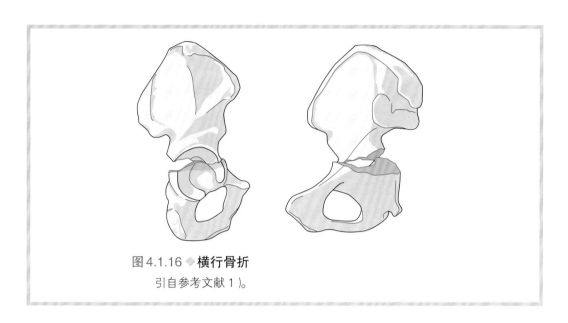

图4.1.16 ◆ 横行骨折

引自参考文献1）。

复合型骨折

5种基本骨折类型的复合型骨折包括后柱和后壁（posterior column and wall）骨折、横行和后壁（transverse and posterior wall）骨折、T型（T-type）骨折、前柱和后半侧横行（anterior column and posterior hemi- transverse）骨折，以及两柱（both columns）骨折，具体内容本节省略不提，请参考相关的专业书籍。

受伤机制

当大转子或膝关节受巨大外力通过股骨头作用于髋臼时，就会发生髋臼骨折。在从大转子到股骨颈方向的外力作用下，如果髋臼外旋，可导致前壁或前柱骨折；如果髋臼处于中间位，可导致横行骨折＋前柱骨折；如果髋臼内旋，可导致后壁骨折（图4.1.17）。在从膝关节到股骨轴方向的外力作用下，如果髋臼内旋，容易导致后脱位和后壁骨折；如果髋臼外旋，则容易导致横行骨折和髋关节中心性脱位。

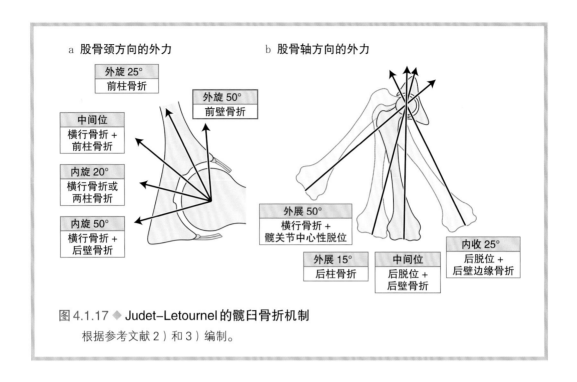

图 4.1.17 ◆ Judet–Letournel 的髋臼骨折机制

根据参考文献 2）和 3）编制。

症状

一般来说，髋臼骨折的血管损伤率不会像骨盆环骨折那样高。如果患者有意识，会主诉髋关节疼痛。此时应注意患者有无伤口、皮下出血点、肿胀、下肢短缩和肢位改变等表现。特别是在后脱位的情况下，容易呈现图 4.1.18 中 3D CT 右下肢影像学检查所示的下肢短缩、屈曲、内收和内旋表现。另外，患者还有可能出现坐骨神经损伤，所以还要检查神经系统。

影像学检查和诊断

X 线检查

髋臼骨折可通过 X 线片或 CT 进行诊断。在多发性创伤的病例中，与骨盆环骨折一样，患者往往处于意识障碍、休克和呼吸障碍的状态，生命受到威胁。根据 JATEC 推荐的创伤初期治疗指南，在初步检查时应拍摄骨盆 X 线正位片，以及时诊断。此外，如果取髂骨斜位（iliac oblique view，IOV）或闭孔斜位（obturator oblique view，OOV），可以观察到：①髂嵴；②前壁；③后柱；④前柱；⑤后壁；⑥闭孔等部位（图 4.1.19）。

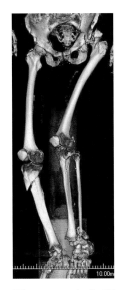

图 4.1.18 ◆ 右下
肢后脱位的肢位

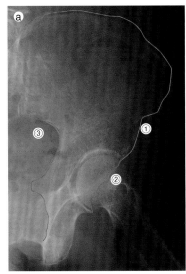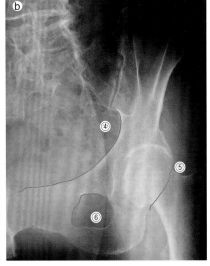

图 4.1.19 ◆ **骨盆 X 线片的检查点**

a. 髂骨翼斜位片。

b. 闭孔斜位片。

①髂嵴；②前壁；③后柱；④前柱；⑤后壁；⑥闭孔。

CT 和 MRI 检查

因为骨盆的形态很复杂，所以 CT 和 3D CT 检查对于评估骨盆骨折非常有帮助，也是制订手术计划必不可少的环节。特别是 CT 检查可以详细评估关节面的间隙、台阶和骨折凹陷性（marginal impaction）（图 4.1.20），还可以获得其他信息，比如骨碎片的大小和移位、股骨头的移位和股骨头骨折的状态、有无关节内骨碎片及其位置。另外，增强 CT 扫描对确定血管和器官损伤也很有帮助。如果是脆性骨折，从 CT 图像上可能无法判断，所以可以考虑进行 MRI 检查。此外，即使是适合保守治疗的病例，也有可能随着时间的推移而发展为畸形，从而需要进行手术治疗，所以不要忽视经时的影像学评估。

病例举例

在髋臼骨折病例 1（图 4.1.21）中，可见 7 处异常。3D CT 便于把握三维结构，包括畸形状态和移位骨碎片的位置等，而 CT 横断面、冠状面和矢状面图像则有助于把握关节面的状态和需要修复的部位。图 4.1.21 是一例严重髋臼粉碎性骨折的病例。

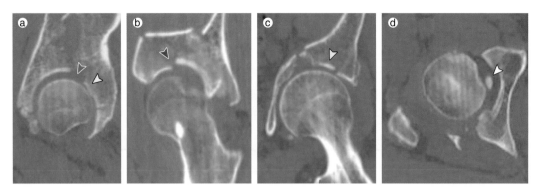

图 4.1.20 ◆ 通过 CT 扫描对关节面进行详细评估

a. 13 mm 间隙（▶），凹陷性骨折（▷）。

b. 5.2 mm 台阶。

c. 凹陷性骨折。

d. 关节内骨碎片。

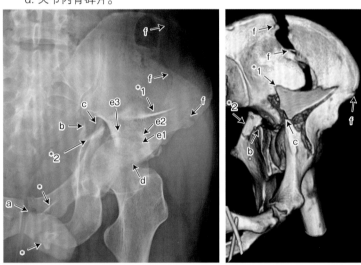

CT 横断面图像　　　　　CT 冠状面图像

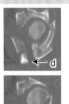

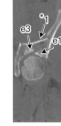

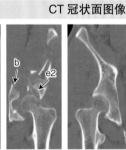

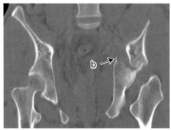

出现异常的部位			
a	耻骨骨折	e	关节线的不连续、骨碎片化（fragmentation）
b	髂坐骨线不连续、骨折	f	髂骨骨折
c	髂耻骨线不连续、骨折	*	游离骨碎片（free fragment） 1. 髂骨游离骨碎片 2. 后壁游离骨碎片
d	后壁骨折		

图 4.1.21 ◆ 髋臼骨折病例 1

在髋臼骨折病例 2（图 4.1.22）中，可见 6 处异常。CT 检查显示复位前有明确的后壁骨碎片移位、股骨头脱位和股骨头骨折，通过复位操作后使脱位复位，将后壁骨碎片拉近，但仍有很大间隙。

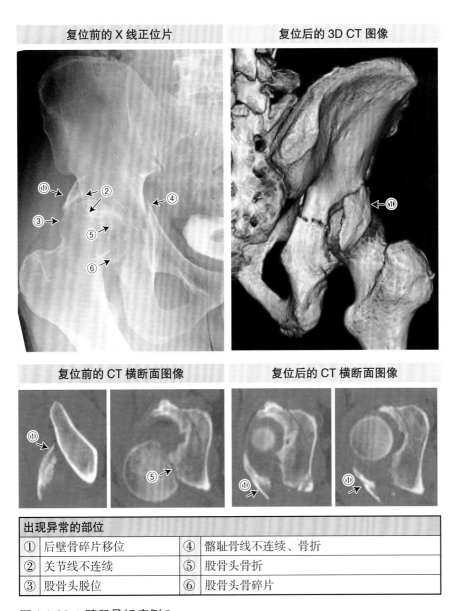

复位前的 X 线正位片	复位后的 3D CT 图像

复位前的 CT 横断面图像	复位后的 CT 横断面图像

出现异常的部位			
①	后壁骨碎片移位	④	髂耻骨线不连续、骨折
②	关节线不连续	⑤	股骨头骨折
③	股骨头脱位	⑥	股骨头骨碎片

图 4.1.22 ◆髋臼骨折病例 2

并发症

髋臼骨折的并发症包括血管损伤、神经损伤、泌尿系统损伤、男性生殖器官损伤、女性生殖器官损伤、肠道损伤、膈肌损伤（受伤时由腹压等原因造成的破裂）、意识障碍（由头部创伤、失血性休克、脂肪栓塞所致）、开放性损伤、开放性骨折等。

治疗

待患者病情稳定后，应转入对骨折的治疗。一般来说，稳定且无移位的髋臼骨折可以采取保守治疗，而对于老年人及患有骨质疏松症的患者，或者已经出现变形性髋关节病而发生髋臼骨折的患者，则不太适合手术。由承重关节表面的关节软骨以上的间隙、台阶、骨折移位引起的髋关节不稳定，以及存在关节内骨碎片和坐骨神经麻痹是手术的适应证。对于不能徒手复位的骨折脱位，需要快速复位以保持股骨头的血流。然而，如果手术无法实现复位，只是造成软组织的损伤，那么治疗效果则不如保守治疗。日本 AO 基金会在网上提供了关于对全身骨折类型的 AO/OTA 分型标准、治疗方案、治疗方法和固定方法等一系列实用的信息。

后壁骨折

保守治疗的适应证包括髋关节可以通过牵引或其他方法保持稳定，并且没有关节内的骨碎片或小的骨碎片。如果骨碎片的大小小于后壁的 20%，髋关节往往是稳定的。当髋关节不稳定，或有明显的移位骨碎片时，如果不能进行复位，或有坐骨神经损伤时，就需要手术治疗。

保守治疗时，应根据骨折的稳定程度和移位程度来决定是采取间接牵引还是直接牵引；在患者静养或牵引 2~4 周后，可开始进行髋关节锻炼，4~6 周后开始部分负重行走，6~12 周后发展到完全负重行走。在某些情况下，患者在牵引过程中也要进行髋关节功能锻炼。锻炼的日程安排可根据骨折的稳定性、负重面是否有骨折及骨折的类型来进行调整。

后柱骨折

如果没有骨折移位，可以采取保守治疗；如果有骨折移位，则需要通过手术进行复位和固定。

前壁骨折

保守治疗适用于没有骨折移位且髋关节稳定的低位骨折等情况。

前柱骨折

当没有骨折移位且髋臼稳定时，可采取保守治疗。

横行骨折

如果骨折涉及承重面，则必须对移位进行良好的复位。如果骨折的位置比较低，而且不在承重面上，可以采取保守治疗。

■ 参考文献

1）AO surgery reference（https://surgeryreference.aofoundation.org）
2）「Fractures of the Acetabulum」（Letournel E & Judet R, eds），Springer, 1981
3）「Fractures of the Pelvis and Acetabulum: Principles and Methods of Management–Fourth edition」（Tile M, et al, eds），Thieme, 2015

髋关节脱位和股骨头骨折

森川丞二

髋关节脱位有两种类型：伴有骨折的脱位和不伴有骨折的脱位。无论是哪种类型，脱位都需要紧急进行关节复位。因为髋关节脱位往往是由高能量的创伤引起，所以必须对危及患者生命的并发症给予足够的重视。

创伤的概述

如果股骨头在髋臼后方，就是髋关节后脱位（图 4.1.23）。当汽车在行驶中发生碰撞时，开车的人膝盖撞到仪表盘，使髋关节受到来自前方的巨大力量，就会发生这种骨折（即仪表盘损伤，图 4.1.24），多数情况下还会合并髋臼骨折或股骨头骨折。

如果股骨头在髋臼前方，则为髋关节前脱位，其相较于髋关节后脱位发生的概率较低。根据股骨头的位置，髋关节前脱位可分为闭孔脱位（图 4.1.25）和耻骨脱位。

如果股骨头突破髋臼底部，并脱位到骨盆腔，则称为髋关节中心脱位（图 4.1.26）。

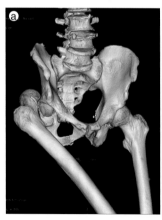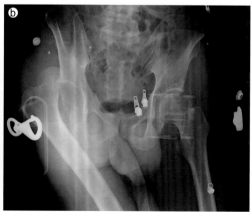

图 4.1.23 ◆ 髋关节后脱位病例

a. 3D CT。

b. X 线片。

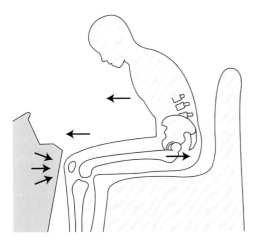

图 4.1.24 ◆ 仪表盘损伤

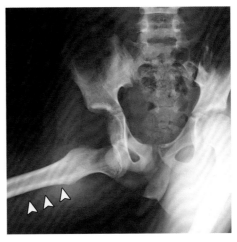

图 4.1.25 ◆ 闭孔脱位（X 线片）

可见右侧髋关节明显外展（▷）。

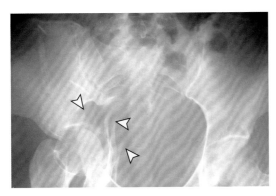

图 4.1.26 ◆ 髋关节中心性脱位（X 线片）

可见股骨头突破了髋臼底部，到达骨盆腔（▷）。

症状

髋关节脱位患者可主诉有明显的疼痛，典型的症状是后脱位时患肢缩短，处于内旋、内收和屈曲位（图 4.1.23），闭孔脱位时患肢处于外旋、外展和屈曲位（图 4.1.25），耻骨脱位时患肢处于外旋和伸展位。髋关节中心脱位时患肢缩短，处于轻度外展或中间位。由于髋关节脱位多因高能量创伤引起，需全面评估是否存在其他部位合并损伤，以及神经系统和循环系统症状。

影像学检查和诊断

X 线片和 CT 对于诊断髋关节脱位的方向，以及是否合并骨折和血肿是必不可少的。复位后必须进行影像学随访，以评估存在骨折时骨碎片大小、复位质量及手术指征。如果怀疑有中心性脱位或大量出血，可采用增强 CT 来评估出血的部位和程度。

股骨头骨折的类型可采用 Pipkin 分型（图 4.1.27）进行评估，而 Brumback 分型（图 4.1.28）可对脱位和骨折脱位进行综合分类。

即使是在脱位不伴有骨折的情况下，由于血流中断或血管绞窄也可能导致股骨头坏死，这种情况很难在早期通过 X 线检查进行诊断。因此，受伤后 4 周进行 MRI 检查有助于早期诊断。

并发症

受伤后立即出现的并发症

全身并发症

髋关节脱位通常是由高能量的创伤引起的，如交通事故或坠落。除了盆腔器官，还需要对胸腔、腹部和脊柱等部位进行系统的检查。特别是在患者生命体征异常和出现意识障碍的情况下，需要迅速做出急救处理和诊断。对于有大量出血的骨折脱位病例，可在 X 线透视下行动脉栓塞术。

局部并发症

除了骨盆骨折（髋臼、耻骨、坐骨等）和股骨骨折（股骨头、股骨颈、股骨干等）外，根据损伤方式的不同，还可能出现各种类型的骨折和韧带损伤，如膝关节后交叉韧带损伤、髌骨骨折和跟骨骨折。另外，由于也可能合并坐骨神经、股神经和闭孔神经的神经麻痹，因此评估相关神经区域有无麻木等感觉异常及运动麻痹也很重要。

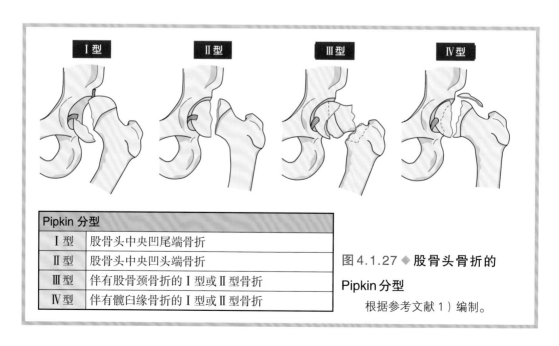

Pipkin 分型	
Ⅰ型	股骨头中央凹尾端骨折
Ⅱ型	股骨头中央凹头端骨折
Ⅲ型	伴有股骨颈骨折的 Ⅰ 型或 Ⅱ 型骨折
Ⅳ型	伴有髋臼缘骨折的 Ⅰ 型或 Ⅱ 型骨折

图 4.1.27 ◆ 股骨头骨折的 Pipkin 分型

根据参考文献 1）编制。

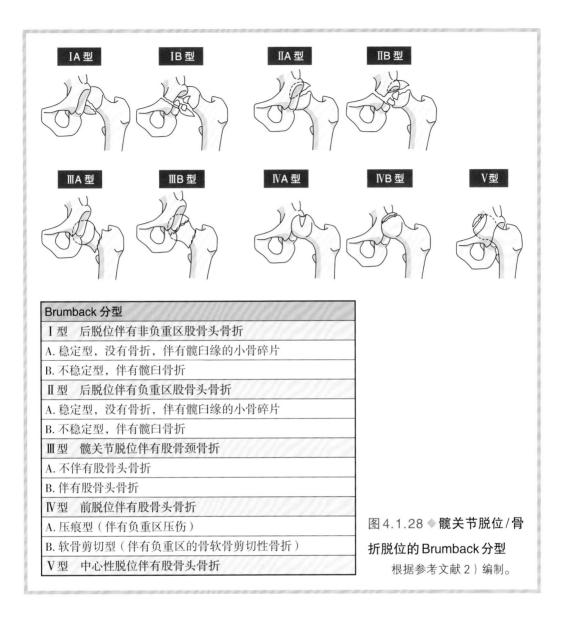

Brumback 分型
Ⅰ型　后脱位伴有非负重区股骨头骨折
A. 稳定型，没有骨折，伴有髋臼缘的小骨碎片
B. 不稳定型，伴有髋臼骨折
Ⅱ型　后脱位伴有负重区股骨头骨折
A. 稳定型，没有骨折，伴有髋臼缘的小骨碎片
B. 不稳定型，伴有髋臼骨折
Ⅲ型　髋关节脱位伴有股骨颈骨折
A. 不伴有股骨头骨折
B. 伴有股骨头骨折
Ⅳ型　前脱位伴有股骨头骨折
A. 压痕型（伴有负重区压伤）
B. 软骨剪切型（伴有负重区的骨软骨剪切性骨折）
Ⅴ型　中心性脱位伴有股骨头骨折

图 4.1.28 ◆ 髋关节脱位 / 骨折脱位的 Brumback 分型

根据参考文献 2）编制。

晚期并发症

股骨头坏死

据研究，受伤时股骨头的血流减少，会引发股骨头坏死。在血管狭窄或牵引术后可能导致血流不畅的情况下，通过复位脱位有望恢复正常血流。因此，尽早进行脱位复位（在 6 小时内）以恢复股骨头的血流对于降低股骨头坏死的发生率非常关键。

变形性髋关节病

在伴有髋臼或股骨头骨折的情况下，继发性变形性髋关节病的发生率很高。即使没有骨折，也可能在关节唇或关节软骨损伤后发生变形性髋关节病。

如果在复位后的 CT 图像上发现关节内有骨碎片等杂质，或判断仍存在关节不稳定，则应进行手术治疗，以减少发生变形性髋关节病的风险。

急救处理

因为股骨头坏死发生的概率会受到脱位复位时间的影响，所以复位应该在受伤后的 6 小时内尽快进行。考虑到在操作过程中可能会发生新的医源性骨折，为了使患者的肌肉充分放松，徒手复位应该在麻醉状态下进行。如果徒手复位有困难，可以进行有创复位。

后脱位的复位方法

Allis 法（图 4.1.29）

①患者取仰卧位，由助手压住患者双侧髂前上棘以固定骨盆。

②外科医师在长轴方向牵引患肢的同时，逐渐使患者髋关节达到 90° 屈曲，然后向上牵引股骨。

③在髋关节内旋和外旋位进行复位。

Bigelow 法（图 4.1.30）

①患者取仰卧位，由助手压住患者双侧髂前上棘以固定骨盆。

②外科医师将患肢保持内收和内旋位，在长轴方向上牵引，同时使患者髋关节屈曲至超过 90°。

③在髋关节的外展、外旋和伸展位进行复位。

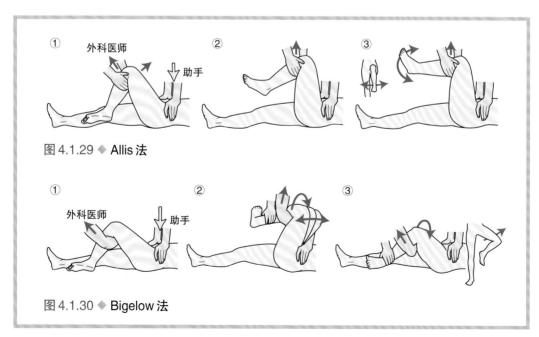

图 4.1.29 ◆ Allis 法

图 4.1.30 ◆ Bigelow 法

Stimson 法（图 4.1.31）

患者取俯卧位，助手将患者的髋关节和膝关节固定在床边，并呈 90°屈曲。外科医师向下按压患者小腿近端，辅以内旋和外旋并进行复位。

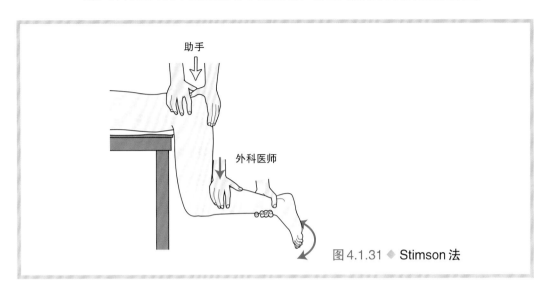

图 4.1.31 ◆ Stimson 法

前脱位的复位方法

闭孔脱位的复位方法（图 4.1.32）

①患者取仰卧位，由助手压住患者双侧髂前上棘以固定骨盆。

②外科医师将患肢的髋关节和膝关节保持在 90°屈曲和旋转中间位。

③将患者小腿向上方牵引进行复位。

耻骨脱位的复位方法（图 4.1.33）

①让患者仰卧在牵引手术台上，在长轴方向对患肢进行牵引。

②在进行牵引的同时，使患肢过伸、内旋和外旋，同时由助手从上方将患者股骨头压入髋臼内。

中心脱位的复位方法

在 X 线透视引导下，在长轴方向进行舒适无痛的牵引复位，并通过直接牵引或外固定来维持复位。

治疗

手术治疗

如果不能实现徒手复位，应立即进行有创的复位。

对于复位后是否应进行手术治疗，应根据每个病例的不同情况进行探讨，

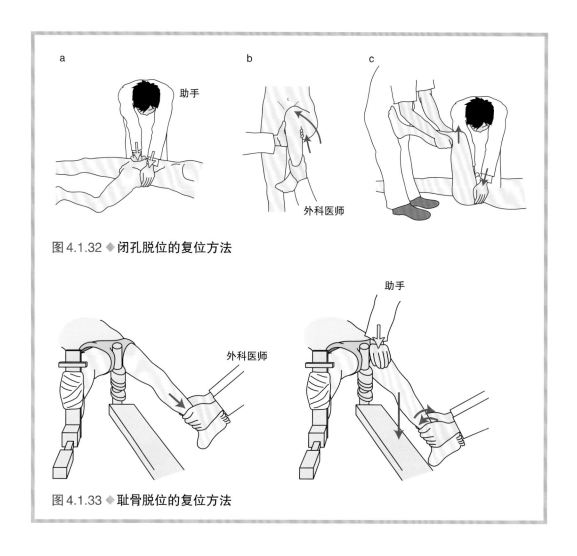

图 4.1.32 ◆ 闭孔脱位的复位方法

图 4.1.33 ◆ 耻骨脱位的复位方法

包括有无神经损伤或其他并发症、关节稳定性、有无关节内骨碎片，以及复位的位置等。

在一般情况下，对于夹杂小骨碎片的病例可以采取骨碎片摘除术，对于可以进行内固定的股骨头骨折或髋臼骨折的病例，可以采取骨接合术，但有些病例可能需要进行人工髋关节置换术。

保守治疗

如果脱位不伴有骨折，且在复位后获得了关节稳定性，应根据患者疼痛情况进行保守治疗，如卧床休息、牵引和避免负荷。如果患者疼痛改善，应允许患者练习负重行走。如果出现并发症，应根据骨碎片的位置和稳定性来调整患者卧床休息和避免负荷的时间。

● 及时诊断出严重的并发症是很重要的。

● 尽快对患者进行无痛复位。

● 复位后有可能需要手术治疗，对此做出准确判断是很重要的。

● 可能发生股骨头坏死和变形性髋关节病时，需要随访。

■ 参考文献

1）Pipkin G: Treatment of grade IV fracture-dislocation of the hip. J Bone Joint Surg Am, 39-A: 1027-42 passim, 1957

2）Brumback RJ, et al: Fractures of the femoral head. Hip: 181-206, 1987

股骨颈骨折

松田 理

股骨颈骨折常见于老年人，往往由跌倒等低能量创伤事件引起。从解剖学角度来看，此类骨折属于关节内骨折，因此即使经过骨接合手术治疗，仍可能出现假关节形成和股骨头坏死等并发症。因此，对于伴有移位的股骨颈骨折，人工股骨头置换术往往成为首选治疗方案。对于老年患者，应尽早进行手术治疗，以便最大程度地恢复其受伤前的功能状态。

创伤的概述

股骨近端骨折是指从靠近关节面的一侧至股骨头、股骨颈（包括股骨头下部）、股骨颈基底部、转子间和转子下部的骨折。其中，股骨头骨折和股骨转子下骨折主要由高能量创伤引起，而股骨颈骨折、股骨颈基底部骨折和股骨转子间骨折则常见于老年人，主要由跌倒等低能量创伤导致。当老年患者跌倒并出现髋关节疼痛、站立和行走困难时，应高度怀疑发生了此类骨折。当老年患者跌倒并出现髋关节疼痛、站立和行走困难时，应高度怀疑发生了此类骨折。

股骨颈骨折和股骨转子间骨折的患者往往患有骨质疏松症等基础疾病（患病率往往随年龄增长），这些骨折多发于老年人和妇女群体。根据日本一项关于股骨近端骨折的全国性调查推算，2012 年此类骨折共发生 175700 例，其中男性患者为 37600 例，女性患者为 138100 例，女性的发病率是男性的 3.7 倍。据估计，到 2042 年，随着老年人口数量的增加，股骨颈骨折和股骨转子间骨折的发病数量将达到 32 万例。在股骨颈骨折和股骨转子间骨折中，股骨转子间骨折的发生率更高。不过，根据日本骨科协会的调查，股骨颈骨折和股骨转子间骨折发生的比例从 1998 年的 0.78∶1 逐渐增加到 2006 年的 0.89∶1 和 2014 年的 0.96∶1。

在老年患者群体中，即使受到轻微的外伤，也可能会导致股骨近端骨折。有时甚至没有明显的外伤史，这使得准确判断骨折原因变得困难。因此，我们可能无法明确是跌倒导致了骨折，还是骨折导致了跌倒。另外，在年轻患者中，如果没有受到强大的外力作用，一般不会发生这类骨折。

股骨颈骨折在解剖学上属于关节内骨折（图4.1.34），它具有独特的形态和血管分布，因此，即使患者接受了骨接合术治疗，也容易形成假关节或发生股骨头坏死。供应股骨头血液循环的血管（图4.1.35）主要是支持带上

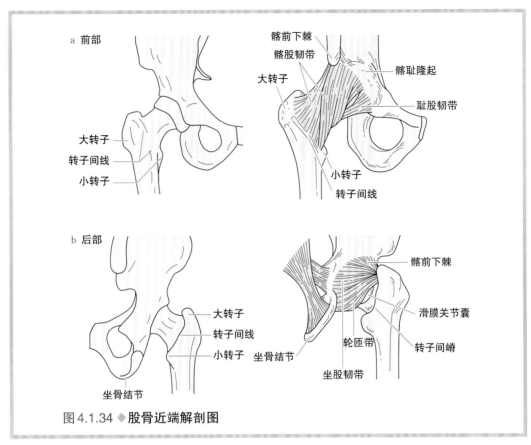

图4.1.34 ◆ 股骨近端解剖图

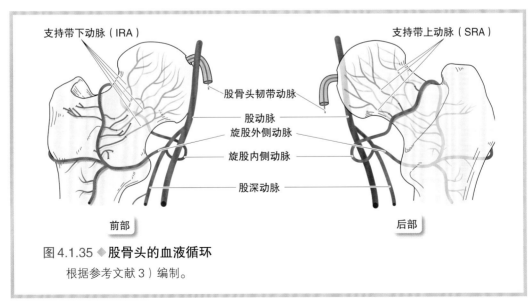

图4.1.35 ◆ 股骨头的血液循环

根据参考文献3）编制。

动脉（superior retinacular artery，SRA），它从旋股内侧动脉分支，支配大约2/3 的股骨头血液循环。来自旋股外侧动脉的支持带下动脉（IRA）从内侧下端进入股骨头的血液循环。股骨头韧带动脉（圆韧带动脉）在成人中基本上是闭合的。在股骨颈骨折中，SRA 和 IRA 经常会受到损伤，导致血流中断，引起假关节形成、股骨头坏死和晚期节段性塌陷（late segmental collapse，LSC）。

症状

当老年人摔倒后出现髋关节疼痛，以及站立和行走困难时，就要怀疑可能发生了股骨颈骨折或股骨转子间骨折。当患肢被动活动时，髋关节就会产生疼痛。在股骨颈骨折的病例中，由于关节囊没有被破坏，局部肿胀较少，所以不会发生皮下血肿。如果骨折移位明显，可观察到患者下肢短缩，并处于外旋位。应该注意的是，患者有时可以保持站立姿势，甚至可以行走。

影像学检查和诊断

在对股骨颈骨折进行检查时，普通 X 线片是必不可少的。如果骨折不明显，则有必要进行 CT 或 MRI 检查。

一般采用 Garden 分型来评估股骨颈骨折的类型。根据骨折移位的程度，将股骨颈骨折分为 Ⅰ ~ Ⅳ型（图 4.1.36）。

Ⅰ型为不完全骨折。股骨头处于外翻位，骨折线上方有凹陷，内侧股骨颈部骨皮质上没有骨折线。骨干处于内旋、外旋和中间位。

Ⅱ型为完全骨折但无移位。远端和近端骨碎片的主压力骨小梁的方向没有紊乱。

Ⅲ型为完全骨折有部分移位。在普通 X 线片中，可见近端骨质骨碎片内翻，主压力骨小梁水平化，髋臼顶、股骨头和远端骨质骨碎片内侧的主压力骨小梁的方向不一致。Garden 分型是基于正位片，但在轴位片中，可见股骨头的主压力骨小梁与正常的正位片中的一样。据研究报道，这是股骨头向后方大幅旋转移位时，由未损坏的魏特布雷希特（Weitbrecht）支持带的牵引作用所造成的。

Ⅳ型为完全骨折有严重移位。在普通正位 X 线片中，与Ⅲ型不同的是，可见髋臼顶、股骨头和远端骨碎片内侧的主压力骨小梁的方向是一致的，且朝向正常的方向。据研究，这是由于 Weitbrecht 支持带损伤，导致股骨头向后方旋转移位不显示而造成的。

在评估者之间，对以上 4 个分型评估的一致率很低。有一种观点认为，

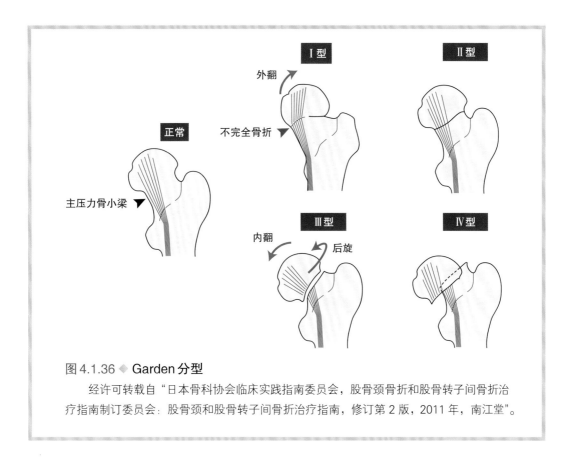

图 4.1.36 ◆ Garden 分型

正常　　Ⅰ型　　外翻　　不完全骨折　　主压力骨小梁 ▼　　Ⅱ型

内翻　　后旋　　Ⅲ型　　Ⅳ型

经许可转载自"日本骨科协会临床实践指南委员会，股骨颈骨折和股骨转子间骨折治疗指南制订委员会：股骨颈和股骨转子间骨折治疗指南，修订第 2 版，2011 年，南江堂"。

把上述Ⅰ、Ⅱ型归为非移位型，把Ⅲ、Ⅳ型归为移位型，则有利于选择治疗方法和准确预测预后。

有时骨折线在 X 线片上并不明显，但在 CT 图像上却清晰可见。对于Ⅰ型、Ⅱ型这种非移位型骨折，通常采用骨接合术进行治疗。通过 CT 检查可以准确判断骨折移位的方向，从而在复位操作中将 CT 检查的结果作为重要的参考依据。如果从 X 线片或 CT 图像上都观察不到明显的骨折，可以采用 MRI 技术来判断是否存在隐性骨折（图 4.1.37）。

注意　有时患者可能有跌倒史，主诉髋关节疼痛，但普通 X 线片并未显示出骨折征象。如果高度怀疑患者可能发生了骨折，建议进行 MRI（磁共振）等影像学检查以进一步确认。或者，应向患者充分说明存在骨折的可能性，并告知如果疼痛持续不减，务必再次前来就诊并接受 X 线检查。在某些情况下，骨折可能在一段时间后才会变得明显。

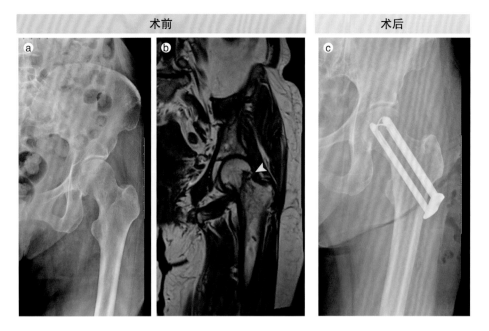

术前	术后
ⓐ ⓑ	ⓒ

图 4.1.37 ◆ 老年患者的股骨颈骨折（Garden 分型 I 型）

a. X 线片上的骨折不明显。

b. MRI 显示患者发生了 Garden 分型 I 型股骨颈骨折（▷）。

c. X 线片示采用 Hansson Pinloc 进行内固定。

鉴别诊断

股骨颈骨折必须与股骨转子间骨折相区别。从临床表现上来看，股骨转子间骨折的局部肿胀和疼痛感往往更重。普通 X 线片可以通过骨折线的位置来判断骨折的类型，从而进行区分。

此外，耻骨或坐骨骨折患者通常会出现与股骨颈和股骨转子间骨折相似的症状，因此必须对其进行鉴别。

急救处理

老年患者的急救处理

对于老年患者，一旦确诊后，应尽早评估其全身状况，以便尽快准备手术。过去由于进行各项术前检查和安排医务人员等，患者往往在手术前有一段等待时间。在等待期间，常给予患者牵引治疗，但间接牵引可能引起腓总神经麻痹和压疮等并发症，因此现在不建议常规牵引。长期卧床也可能导致患者全身情况恶化和其他并发症的发生。因此，如果疼痛较轻，应让患者采取半坐半卧的姿势，避免 24 小时卧床。近期有研究报道，在受伤后的 24~48 小时内进行手术治疗可以降低患者的死亡率。如果医疗人员做好了准备，可以实施紧急手术以对患者进行救治。

年轻患者的急救处理

在年轻患者中，这类骨折往往是由强大的外力引起的，所以 Ⅲ、Ⅳ 型的移位性骨折更为常见。在这种情况下，为了迅速准确地复位和固定，需要紧急手术。患者在到达医院的几小时内就应该做好准备，以便立即开始手术。

治疗

对于非移位性骨折，可以采取保守治疗，但形成假关节的概率很高，长时间的静养治疗往往会引起并发症。为了使患者尽可能地恢复到受伤前的状态，最好是进行手术并争取让患者早日离床。对于隐匿性骨折（occult fracture），由于在保守治疗期间也可能发生移位风险，所以建议采取骨接合术。

髋关节手术有形成深静脉血栓（DVT）的风险，所以应尽量在术前进行腿部静脉回声检查，以检查是否有深静脉血栓，并采取预防措施（如下肢自主运动、穿弹性袜、使用动静脉足泵和药物治疗）。对于患有骨质疏松症的老年患者需要给予药物治疗，以防止对侧和身体其他部位发生骨折。

老年患者的治疗

由于非移位性骨折的骨愈合率极高，所以可以进行骨接合术，比如使用空心松质螺钉（cannulated cancellous screw，CCS）、锁针（Hansson pin）、三螺钉[Hansson pinloc（图 4.1.38），prima hip screw 等]或加压髋螺钉（compression hip screw，CHS）固定。在过去的治疗中，如果骨折移位较少，则不强行复位而直接进行固定，但现在的治疗目标是要实现解剖学上的复位，因为这样做可以减少术后并发症的发生。关于骨接合术后开始负重行走的时间与形成假关节和股骨头坏死的发生率之间的关系，并没有统一的观点。而在非移位性骨折中，尽早负重行走可以减少并发症的发生，所以推荐患者尽早进行负重行走。

与非移位性骨折相比，移位性骨折的骨愈合率较低，股骨头坏死和晚期节段性塌陷（LSC）的发生率较高。因此，骨接合术后患者在短期内再次手术的概率也比较高，所以笔者一般建议采取人工股骨头置换术（图 4.1.39、4.1.40）。然而，人工股骨头置换术被认为是更具侵入性的手术，且从长期来看，随着时间推移，再置换率也会增加。鉴于这些考虑，如果目标患者的总

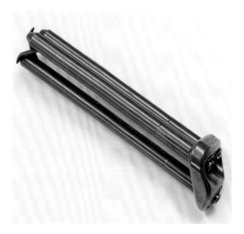

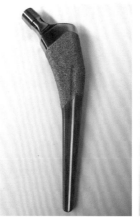

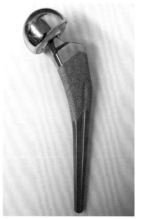

图 4.1.38 ◆ Hansson pinloc　　　　　图 4.1.39 ◆ 非骨水泥骨柄

术前	术后

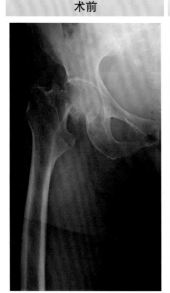

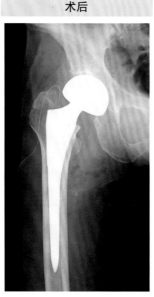

图 4.1.40 ◆ 老年患者的股骨
颈骨折（人工股骨头置换术，
Garden 分型Ⅳ型）

体健康状况不佳，或者患者是老年人但相对年轻（年龄在 60 岁末至 70 岁初），
应谨慎选择手术方法。

年轻患者的治疗

　　即使在骨愈合较困难的移位性骨折中，也应该首先实施骨接合手术，实
现解剖复位和固定。这对于获得良好的术后效果非常重要。

　　因为 MRI 检查有助于评估术后股骨头坏死的发生情况（图 4.1.41），所
以应使用钛合金内固定装置实现固定。对于非移位性骨折，术后可以嘱患者
尽早负重行走，但对于移位性骨折，在观察到有骨愈合趋势之前通常需避免
高负荷活动。人工股骨头置换术在短期内具有很好的效果，但在 10~20 年或

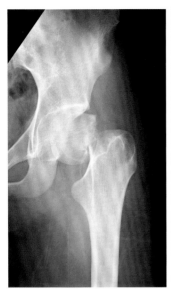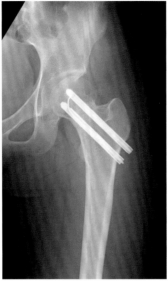

图 4.1.41 ◆ 年轻患者的股骨颈骨折（Garden 分型 II 型）

十几岁的女孩采用汉森钉固定。

更长时间后，社会活动性较高的年轻患者的人工股骨头可能会变得松动，需要进行再次置换术。

并发症

老年患者常见的并发症

老年患者受伤时可能已存在多种内科合并症，如呼吸系统、循环系统、消化系统和泌尿系统合并症等，同时往往合并中枢神经系统疾病如阿尔茨海默病或脑梗死。因此，长期卧床会加重病情，并引起新的并发症，如深静脉血栓（DVT）、肺栓塞和压疮，可能会对患者的生命造成威胁。为了防止并发症的发生，在患者受伤后尽快进行手术治疗，并使患者尽早离床是非常重要的。如果老年患者受伤时已出现严重并发症，且无法耐受麻醉或手术，应选择保守治疗。然而，骨愈合往往难以预期，多数情况下患者早期离床仍存在困难，并发症发生风险也较高，从而影响患者的预后。

骨接合术的并发症

假关节的发生率取决于骨折类型。据报道，非移位性骨折（Garden 分型 I、II 型）的骨愈合率为 85%~100%，而移位性骨折（Garden 分型 III、IV 型）的骨融合率为 60%~96%。当形成假关节时，年轻患者可以选择结合外翻截骨术的二次骨接合术，或带血管蒂骨移植术。不过，如果不能进行二次骨接合术，建议年轻患者接受人工全髋关节置换术。对于老年患者，为了使患者尽快恢复行走的能力，一般首选人工股骨头置换术。

股骨头坏死（骨坏死，osteonecrosis）是一个病理学的概念，而晚期节段性塌陷（LSC）是一个形态学或放射学的变化。在临床上，很难对骨坏死进行病理学诊断，所以在许多研究中，通过 MRI（磁共振）检查来评估骨坏死。在术后恢复的过程中，负重部位广泛的股骨头坏死可导致 LSC，这种情况往往在术后很长时间（1~2 年）才显现出来，所以术后至少需要 2 年的随访。通过 MRI 检查可以在早期诊断出股骨头坏死，如果术后 6 个月通过 MRI 检查可以排除股骨头坏死的可能性，则不需要进一步随访。股骨头坏死和 LSC 的发生率与形成假关节一样，取决于骨折类型。据报道，关于股骨头坏死（由 MRI 诊断）的发生率，非移位性骨折为 4%~21%，移位性骨折为 46%~57%，而关于 LSC 的发生率，非移位性骨折为 0~8%，移位性骨折为 26%~41%。股骨头坏死和 LSC 患者通常需要进行人工股骨头置换术和人工全髋关节置换术，以便能够尽早恢复行走能力。对年轻患者来说，截骨术和带血管蒂骨移植术可能是首选的治疗方法，但如果凹陷的程度较大，则需要采取人工股骨头置换术和人工全髋关节置换术。

人工股骨头置换术的并发症

已有报道表明，猝死是人工股骨头置换术中常见的并发症之一，多发生在使用骨水泥的情况下。在术中使用骨水泥时，患者可能出现心排血量减少、血压下降以及术中心脏停搏等严重情况。

另据报道，术后脱位的发生率为 2%~7%。与前路相比，后路更容易发生这种情况。

作为术后并发症，有 1%~3% 的概率发生内植入周围骨折。大约 20% 的病例会发生异位骨化，严重时患者会丧失行走能力。

■ 参考文献

1）Orimo H, et al：Hip fracture incidence in Japan: Estimates of new patients in 2012 and 25-year trends. Osteoporos Int, 27: 1777–1784, 2016

2）櫻井敦志：大腿骨頸部骨折の疫学，解剖，分類. 関節外科，37（9）：13–19, 2018

3）Musculoskeletal Key：The hip (https://musculoskeletalkey.com/the-hip/)

4）田中雅仁，松倉圭佑：当院における大腿骨近位部骨折の生命予後. 骨折，41：110–112, 2019

5）Garden RS: The structure and function of the proximal end of the femur. J Bone Joint Surg Br, 43: 576–589, 1961

6）岡崎　敦，齋藤知行：大腿骨頸部骨折の整復のコツ. 関節外科，37：970–978, 2018

7）「大腿骨頸部骨折／転子部骨折治療ガイドライン 改訂第 2 版」（日本整形外科学会診療ガイドライン委員会，大腿骨頸部／転子部骨折治療ガイドライン策定委員会／編），南江堂，2011

股骨转子间骨折

松田　理

与股骨颈骨折类似，股骨转子间骨折也多发于老年群体，往往由跌倒引发的低能量创伤导致。它们在解剖学上属于关节外骨折，由于骨折部位有丰富的血液循环，所以骨愈合也相对容易。因此，通常需要进行骨接合术，用金属器具固定，使移位的骨折尽可能地恢复到原始形状。因此，尽早进行手术治疗，尽快使患者脱离卧床状态，以减少因长期卧床而引起的并发症是非常重要的。

创伤的概述

股骨近端骨折发生在从靠近关节面的一侧至股骨头、股骨颈（包括股骨头下部）、股骨颈基底部、转子间和转子下的部位。股骨头和股骨转子下骨折主要是由高能量的创伤造成的。股骨颈骨折、股骨颈基底部骨折和股骨转子间骨折多发于老年人，主要是由跌倒时引发的低能量创伤造成的。当老年患者跌倒后发生髋关节或大腿疼痛，并伴有肿胀，以及出现站立和行走困难时，就应怀疑发生了此类骨折。

与股骨颈骨折类似，股骨转子间骨折的患者，也往往患有随年龄增长而发生的骨质疏松症等基础病，该骨折多发于老年人和妇女群体。股骨转子间骨折在老年人中的发生率甚至比股骨颈骨折还高。在股骨颈骨折和股骨转子间骨折中，股骨转子间骨折的发生率更高。在老年患者中，轻微创伤也可能导致此类骨折，有时甚至没有明确的外伤史。而在年轻患者中，除非被施加了强大的外力，否则不会发生此类骨折。

股骨转子间骨折是关节外骨折，并且是松质骨骨折，这些部位血液循环丰富，为骨折愈合提供了良好的条件。

症状

当老年人摔倒后出现髋关节疼痛，以及站立和行走困难时，就要怀疑可能发生了股骨颈骨折或股骨转子间骨折。当患肢被动活动时，髋关节会产生疼痛，髋关节周围有更强烈的肿胀，皮下出血也比股骨颈骨折时更严重。

影像学检查和诊断

基于 X 线片的分类

股骨转子间骨折必须进行普通 X 线检查。如果骨折不明显，还需要进行 CT 或 MRI 检查。

Evans 分型常被用来评估股骨转子间骨折的类型。

Evans 分型（原文中是转子间骨折的分型，图 4.1.42）是根据 X 线正位片上内侧骨皮质的损伤程度，以及进行复位操作后维持复位位置的难度而进行的分型。1 型是指主骨折线从小转子附近向大转子方向延伸的骨折。2 型是指主骨折线从小

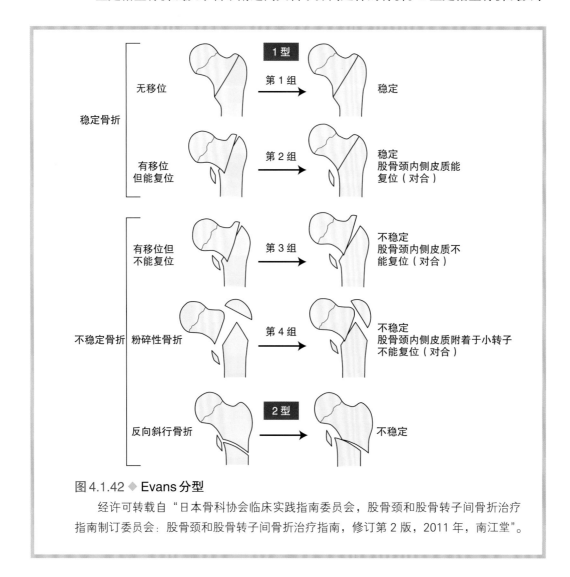

图 4.1.42 ◆ Evans 分型

经许可转载自 "日本骨科协会临床实践指南委员会，股骨颈和股骨转子间骨折治疗指南制订委员会：股骨颈和股骨转子间骨折治疗指南，修订第 2 版，2011 年，南江堂"。

转子附近向外侧远端延伸的骨折。在1型骨折中，如果骨折没有移位，并且内侧皮质没有粉碎（第1组），或者虽然有移位，但内侧皮质仅有轻微粉碎，易于复位（第2组），这些都被认定为稳定骨折。然而，如果骨折有移位，并且内侧皮质粉碎严重，因此难以保持复位位置（第3组），或者存在严重的粉碎性骨折（第4组），这些则被视为容易发生内翻畸形的骨折。将1型骨折第3组和第4组与2型骨折合并在一起，认定为不稳定骨折。虽然人们已经设计了其他的分型方法，但在检查者之间对于分型判定的一致性较低。相比之下，使用Evans分型将骨折分为稳定骨折和不稳定骨折，检查者之间对分型判定的一致性相对较高。

基于3D CT的分类

最近，基于3D CT的股骨转子间骨折分型（中野的3D CT分型）也经常被使用（图4.1.43）。在许多情况下，原发骨折从小转子向大转子近端斜行延伸，与Evans分型的原则相同，这种类型在基于3D CT分型中被认定为Ⅰ型。在少数情况下，原发骨折线从小转子开始，越过大转子远端，横行或向远端延伸，这种类型被认定为Ⅱ型。

在大多数Ⅰ型病例中，无论是否伴有第三骨碎片，前部骨折线都是沿着

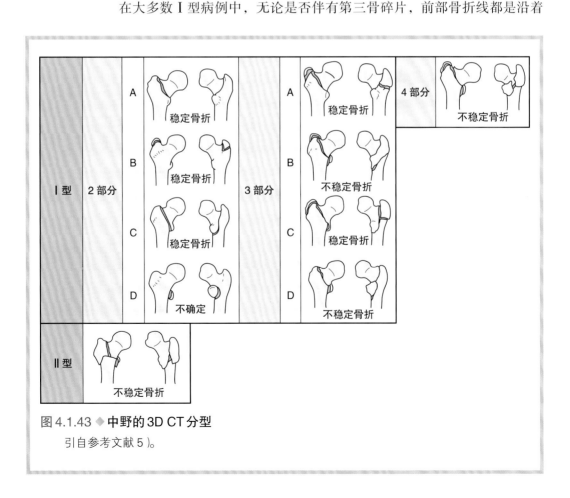

图4.1.43 ◆ 中野的3D CT分型

引自参考文献5）。

转子间线从小转子向大转子斜行。后部的骨折线在转子窝，在小转子部，在小转子前方穿过 Adams 弓，在小转子上方继续向前延伸至转子窝，在转子窝的最外侧直线上行。然后，它在上孖肌和闭孔内肌止点处与前部骨折线相连。如果这条骨折线是孤立的，这就是最典型的转子间骨折的两段式骨折。

在Ⅰ型骨折中，继发性骨折线很少发生在前部，而更常见地发生在后部（通常是主骨折线外部），围绕转子间嵴通常会出现原发骨折线和继发骨折线。换句话说，第三骨碎片很少出现在前部，但通常会在后部出现。3D CT 检查结果显示，转子间骨折的骨碎片可分为 4 个组成部分，具体如下：① 股骨头骨碎片；② 大转子骨碎片；③ 小转子骨碎片；④ 股骨干骨碎片。根据数学上的排列组合原理，这 4 个部分可以形成 13 种不同的骨折类型，包括 2 个部分组成的 6 种类型，3 个部分组成的 6 种类型，以及 4 个部分组成的 1 种类型。然而，在临床实际中，通常会观察到 9 种不同的骨折类型。其中，4 种类型（即Ⅰ型 2 部分 A、3 部分 A、3 部分 B、4 部分）的发生频率较高。

在某些情况下，Ⅱ型的骨碎片从股骨小转子移向股骨干外侧，导致原发性骨折线以横行方式或向远端延伸。近端骨折部分可能是一块几乎完整的骨碎片，也可能已经碎裂成数块。当近端骨碎片是一整块，并且骨折线从小转子向远端延伸时，这符合典型的 Evans 分型Ⅱ型，即纯粹的反斜型（reversed obliquity type）。然而，这种情况相对少见，因为近端骨碎片往往会有不同程度的碎裂。内侧骨折位置可能位于小转子上方（包括小转子）或小转子下方，但更多情况下是位于小转子上方。因此，很多骨折没有被分类为转子下骨折。

> **提示** 股骨大转子骨折被归类为股骨近端骨折，通过普通 X 线检查被诊断为无移位的孤立性骨折，对于这种情况，保守治疗一直是首选的方案。然而，有报道，如果进行 MRI 检查，在相当一部分病例中，在转子间可以看到骨折线。如果 MRI 检查显示发生了转子间隐匿性骨折，考虑到让患者尽早离床和减少并发症的需要，可能有必要进行手术治疗。

鉴别诊断

详见关于股骨颈骨折的部分。

急救处理

股骨转子间骨折发生部位血管丰富，骨折部位的移位有时会很严重。因此，骨折部位的出血比股骨颈骨折出血更多，如果患者在受伤后送医时间较长，可能会因出血而导致贫血。如果诊断为股骨转子间骨折，即使患者的全身状态良好，也应给予静脉输液治疗。根据实验室检查结果，可能还需要输血。不过，有的老年患者心功能较弱，在这种情况下，应注意输液速度和患者全身状态的变化。

在过去的治疗中，一般是在进行直接牵引和评估患者的全身状态后，再准备手术，但现在不建议常规术前牵引。重要的是尽早手术，以缩短患者卧床时间，防止患者全身状态恶化，出现并发症。除非有足够的证据表明直接牵引对特定骨折有效，否则应慎重考虑，因为牵引可能会引发腓总神经麻痹和压疮等并发症。由于骨折处通常会发生移位，而下肢处于外旋的位置，因此在没有进行牵引的情况下，维持下肢的良好位置非常重要。与股骨颈骨折一样，笔者建议在患者受伤后尽早进行手术。如果医疗团队已做好准备，可实施准紧急手术，对患者进行治疗。

治疗

由于股骨转子间骨折的骨愈合率很高，因此首选的治疗方案是实现稳固固定的骨接合术。当患者无法进行手术时，就不得不选择保守治疗，在这种情况下可以采用牵引疗法。如果移位较小，就进行间接牵引，如果有明显的移位，就进行直接牵引。患者需要接受 2~3 个月的牵引治疗，直至实现骨愈合，并根据患者的恢复状况，调整牵引重锤的重量。

手术中使用的内固定材料包括滑动髋螺钉（sliding hip screw，SHS）、股骨短钉（short femoral nail）和 Ender 钉（图 4.1.44）。与其他内固定材料相比，使

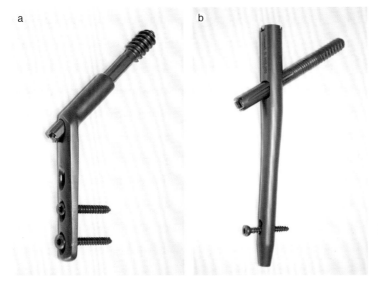

图4.1.44 ◆ 内固定材料

a. 滑动髋螺钉。

b. 股骨短钉。

用滑动髋螺钉和股骨短钉时，发生并发症的概率更小，临床效果也更稳定，因此推荐使用。据报道，二者之间效果没有明显的差异（图 4.1.45、4.1.46）。

由于髋关节手术有形成深静脉血栓（DVT）的风险，所以应尽量在术前对患者进行腿部静脉回声检查，以检查是否有深静脉血栓，以及采取相应的预防措施（如下肢自主运动、穿弹性袜、使用动静脉足泵和药物治疗）。另外，对于患有骨质疏松症的老年患者需要给予药物治疗，以防止其对侧和身体其他部位发生骨折。

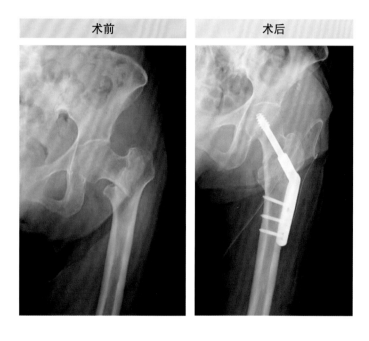

图 4.1.45 ◆ **股骨转子间骨折（一）**
采用滑动髋螺钉（SHS）固定。

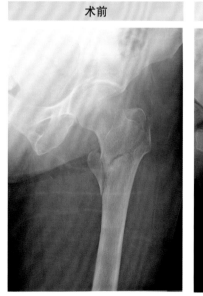
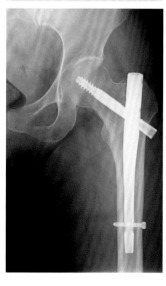

图 4.1.46 ◆ **股骨转子间骨折（二）**
采用股骨短钉固定。

并发症

老年患者常见的并发症

与股骨颈骨折一样，股骨转子间骨折的老年患者在受伤时往往已经患有各种内科并发症，这些并发症会因长期卧床而加剧，并导致新的并发症，如深静脉血栓（DVT）、肺栓塞和压疮，可能会对患者的生命造成威胁。为了防止并发症的发生，在患者受伤后尽快进行手术治疗，并使患者尽早离床是非常重要的。如果在患者受伤时已经发生了严重的并发症，而且患者不能承受麻醉或手术，则只能选择保守治疗。对于股骨转子间骨折来说，骨愈合往往是不可预期的，应尽可能采取手术治疗。在多数情况下，如果患者尽早离床比较困难，则有可能发生了并发症，这决定了患者的生命预后。在预后方面，据报道，股骨颈骨折和股骨转子间骨折术后患者的死亡率在术后 3 个月为 5.1%~26%，术后 6 个月为 12%~40%，术后 1 年为 9.8%~35%。在日本，有报道显示术后 1 年的患者死亡率为 9.8%~10.8%。

骨接合术后的并发症

由于老年患者骨质脆弱，或由于复位不良或内固定装置放置不当，内固定装置可能会穿透骨头（即螺钉切出，cut-out）（图 4.1.47）。术后形成假关节和股骨头坏死的情况比较罕见。如果在骨愈合不理想的情况下进行康复治疗，内固定材料可能会断裂。为了预防这些问题，应确保骨折复位良好并且内固定材料放置正确。

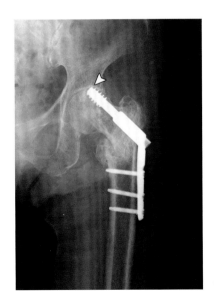

图 4.1.47 ◆ 螺钉切出现象

本例患者为 80 多岁的女性，在另一家医院接受了左股骨转子间骨折手术，此为术后半年螺钉切出的病例（▷）。

■ 参考文献

1) Evans EM: The treatment of trochanteric fractures of the femur. J Bone Joint Surg Br, 31B: 190–203, 1949
2)「大腿骨頸部骨折 / 転子部骨折治療ガイドライン 改訂第 2 版」(日本整形外科学会診療ガイドライン委員会, 大腿骨頸部 / 転子部骨折治療ガイドライン策定委員会 / 編), 南江堂, 2011
3) 中野哲雄 : 高齢者大腿骨転子部骨折の理解と 3D–CT 分類の提案. MB Orthop, 19: 39–45, 2006
4) 中野哲雄 : 大腿骨近位部骨折. 臨床雑誌整形外, 65: 842–850, 2014
5) 中野哲雄 : 大腿骨転子部骨折.「骨折・脱臼 改訂 3 版」(冨士川恭輔・鳥巣岳彦 / 編), pp857–866, 南山堂, 2012
6) 久留隆史, 他 : 高齢者の大転子単独骨折は転子部不顕性骨折を疑うべきである. 骨折, 41: 126–130, 2019

股骨干骨折

吉川智朗

股骨干骨折通常由高能量创伤引起，如道路交通事故或摔倒跌落等，形成开放性骨折的情况也并不少见。此外，这种骨折还可能伴随多处骨折和其他器官的损伤，因此需要详细检查。对于成人，手术治疗通常是首选治疗方法，而对于儿童，保守治疗通常是首选治疗方法。

骨折的特点和分类

在股骨干骨折中，近端骨碎片处于屈曲、外展、外旋位，远端骨碎片处于屈曲、内收位。股骨干骨折类型评估的方法有很多，其中 AO/OTA 分型是较为常用的评估方法（图 4.1.48）。

症状

股骨干骨折时，可有明显的疼痛和畸形，以及明显的功能障碍，包括无法行走。需要注意的是，骨折部位的出血也会很严重，很容易导致患者失血性休克。

影像学检查

通过 X 线检查可以很容易地做出诊断，但 CT 检查也很重要，CT 检查可以确定骨折类型，以及观察骨折线是否延伸至髋关节或膝关节（图 4.1.49）。

并发症

高能量的创伤往往有可能导致胸腔和腹部内其他器官受损，所以必须加以注意。同时还应注意心肺并发症，如伴随骨折的脂肪栓塞和急性呼吸窘迫综合征（ARDS），以及股动静脉挫伤引起的深静脉血栓（DVT）、下肢栓塞和筋膜间隔综合征。

32A	32A1	32A2	32A3
股骨干简单骨折	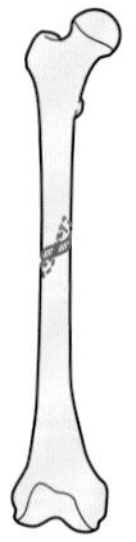	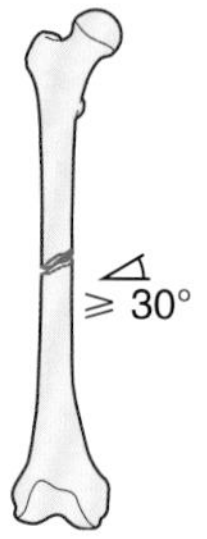 ≥ 30°	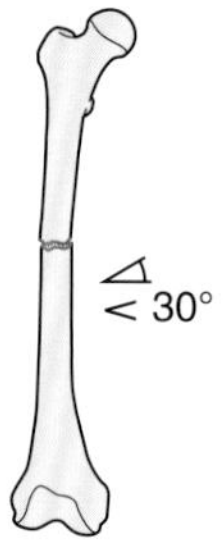 < 30°
	股骨干简单螺旋形骨折	股骨干简单斜行骨折 (≥ 30°)	股骨干简单横行骨折 (< 30°)
32B		32B2	32B3
股骨干楔形骨折	—	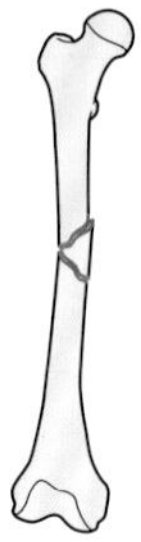	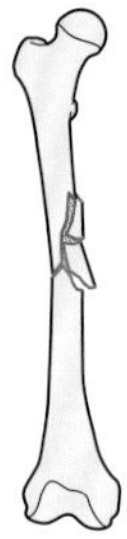
	—	股骨干完整性楔形骨折	股骨干粉碎性楔形骨折
32C		32C2	32C3
股骨干节段性骨折	—	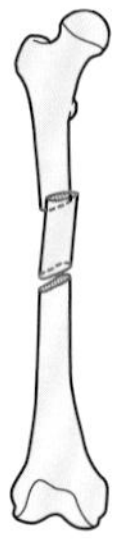	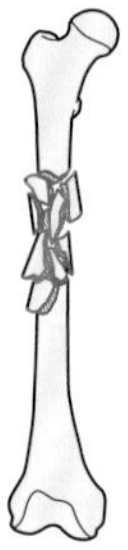
	—	股骨干完整性节段性骨折	股骨干粉碎性节段性骨折

图 4.1.48 ◆ AO/OTA 分型 32

引自参考文献 1)。

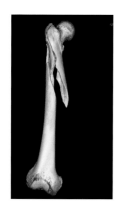

图 4.1.49 ◆ 股骨干骨折

3D CT 显示骨折线延伸至转子间。

急救处理

在发生闭合性骨折的情况下，必须通过直接牵引或外固定（使用外固定器沿骨折伸长方向进行牵引）对骨折进行跨板固定，通过减少跨板固定带来的软组织水肿、血流障碍和软组织损伤（损伤控制），来降低失血性休克发生的概率，有利于手术的进行。

对于开放性骨折，除了进行跨板固定外，建议在所谓的黄金时间内进行创伤处置。Gustilo 分型 Ⅰ 型可以看作闭合性骨折，但对于 Ⅱ 型及 Ⅱ 型以上类型，应进行伤口清洁和彻底清创，并用骨折处的软组织进行包覆。

治疗方法

股骨干骨折有多种治疗方法可供选择，因此医师需要了解每一种方法的优点、缺点和局限性，选择时应根据具体的情况而定。

儿童患者的治疗方法

牵引治疗和石膏固定

这种方法针对小儿股骨干骨折的病例。如果骨折移位较小，则直接进行石膏固定，但如果移位较大，则先进行牵引治疗，在假骨质形成后再进行石膏固定。

3 岁以下儿童

对 3 岁以下儿童实施 Bryant 牵引（双腿垂直悬吊皮牵引法）（图 4.1.50）。在进行 Bryant 牵引时，使患儿双下肢处于髋关节 90° 屈曲、轻度外展、旋转中间位及膝关节伸展位，同时应注意有无血液循环障碍的问题。

3~10 岁儿童

对 3~10 岁儿童实施 Russell 牵引（动滑车皮肤牵引法）（图 4.1.51）。在进行 Russell 牵引时，使患儿双下肢处于髋关节 30° 屈曲、轻度外展、旋转中间位及膝关节 30° 屈曲位。Russell 牵引法是将从腘窝伸出的 1 根垂直牵引绳，穿过置于膝关节上方的滑轮，以及连接在床尾的 2 个滑轮中上部的滑轮，再穿过连接在间接牵引小腿的足部滑轮，然后再次穿过连接在床尾的另一个滑轮。

手术治疗

手术治疗适用于 8~10 岁以上的患儿。据报道，可采用钢丝插入固定术或外固定术等方法。

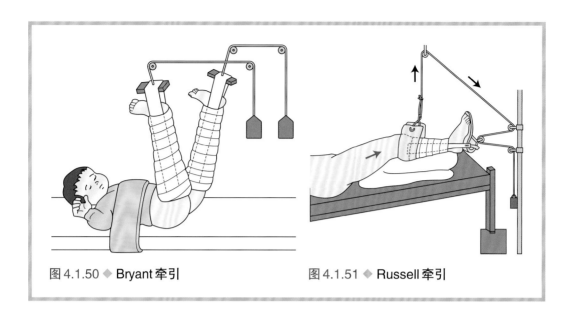

图 4.1.50 ◆ Bryant 牵引　　　　　图 4.1.51 ◆ Russell 牵引

注意要点

在 12 岁以下的患儿中，如果骨折部位的屈曲畸形小于 15° 时可以自行矫正，但旋转畸形的矫正效果是不可预期的。另外，采取保守治疗时，考虑到对于骨折部位的过度牵引可能导致过度生长，所以应该将骨折处缩短约 10 mm，实现侧向复位，而不是在两端复位骨折。

成人患者的治疗方法

对于成年患者而言，往往需要进行手术治疗，并根据治疗目标选择适当的植入物。

髓内钉固定

髓内钉固定可广泛用于多种骨折类型，包括横行骨折、螺旋形骨折和粉碎性骨折。根据骨折处和髓腔峡部的位置关系，可选择在大转子处插入顺行髓内钉或在膝关节髁间窝处插入逆行髓内钉。另外，还可以采用多种骨折治疗方式，比如对于简单骨折，可以采用骨折间加压固定的绝对固定术；对于粉碎性骨折，可以采用相对固定术，或在骨折部位通过负重等方法进行动态加压（动态化）（图 4.1.52 ）。

钢板固定

对于某些骨折类型，用于固定股骨的钢板可能会过长，导致手术皮肤切口延长，大范围的软组织（如肌肉组织和骨膜等）损伤增加，这可能对骨折愈

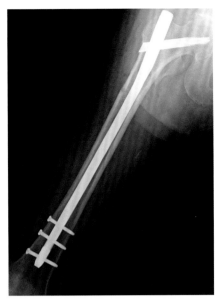

图 4.1.52 ◆ **股骨干骨折术后**

针对股骨近端骨干骨折，采用髓内
钉实施骨接合术。

合产生不利影响。但是，在人工髋关节和膝关节置换术中和术后，以及由于髓腔大、皮质骨薄而导致形成假关节和骨质脆性极高的情况下，可以采用使用锁定钢板的经皮微创接骨板内固定术（minimally invasive plate osteosynthesis，MIPO）等治疗方法。

患肢截肢术

对于开放性骨折的 Gustilo 分型 Ⅱ–B 型，如果有严重的伤口挫伤和明显的神经血管束损伤，患肢就有可能无法保留，需进行股骨截肢术。在这种情况下，考虑到后续的假肢装配治疗，术中需要尽可能保留内收肌群等组织。

特殊骨折

● 非典型股骨干骨折

非典型股骨干骨折是双膦酸盐等对骨代谢的过度抑制作用引起的骨折。此类骨折的特点是伴有股骨内侧突（spike）的横行或短斜行骨折、骨折部位外侧骨皮质的外骨膜或内骨膜的局部骨膜增厚，但无骨碎片粉碎（图 4.1.53）。骨折的先兆症状包括股骨疼痛、股骨干皮质骨增厚和股骨过度屈曲（图 4.1.54），所以还应注意患者健侧股骨的情况。

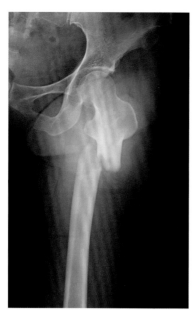

图 4.1.53 ◆ 非典型股骨干骨折受伤时

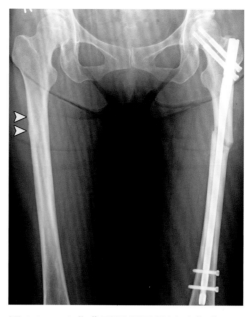

图 4.1.54 ◆ 非典型股骨干骨折手术后

在患者健侧股骨干中也可以观察到局部的骨膜增厚现象（▷）。

■ 参考文献

1）Meinberg EG, et al: Fracture and Dislocation Classification Compendium–2018 J Orthop Trauma, 32 Suppl 1: S1–S170, 2018

2）江頭秀一，他：小児大腿骨骨幹部骨折の治療経験. 整形外科と災害外科，59: 581–585，2010

3）山上信生，他：小児骨折 学童期大腿骨骨幹部骨折に対する創外固定の治療経験. 別冊整形外科，1: 163–166，2017

股骨髁上骨折

吉川智朗

青少年和年轻人在遭遇交通创伤或跌倒等强大外力时，以及骨质疏松症患者（如老年人或截瘫患者）在遭受轻微外力时，可能会发生股骨髁上骨折。这类骨折通常会影响患者的膝关节功能，治疗时以手术治疗为主。

骨折类型

AO/OTA 分型被广泛用于评估股骨髁上骨折的类型。它们大致分为只有关节外骨折的 33A 型，关节内骨折局限于单个髁的 33B 型，33A 型伴有关节内完全骨折的 33C 型（图 4.1.55），并根据其骨折线类型进一步分为几个亚组。

症状

股骨髁上骨折患者会因严重的疼痛而无法行走，并且可见股骨远端的畸形、肿胀和活动度异常。如果骨折涉及关节内骨折，就会产生关节内血肿，实施关节穿刺时可见血液中包含脂肪滴。

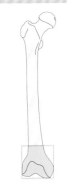

33A	33B	33C
股骨端的关节外骨折	股骨端的部分关节骨折	股骨端的全部关节骨折

图 4.1.55 ◆ AO/OTA 分型 33

根据参考文献 1）编制。

检查

通过 X 线检查能够很容易地做出诊断（图 4.1.56a、b）。不过，想要获得骨折部位的详细情况，CT 检查是必不可少的（图 4.1.56c）。

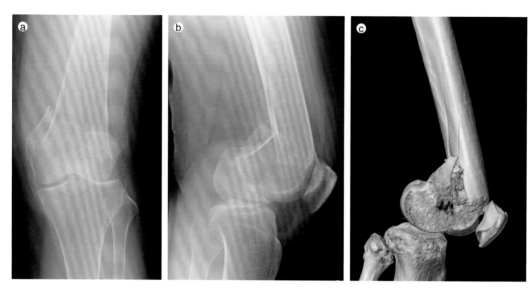

图 4.1.56 ◆ 股骨髁上骨折受伤时

a. X 线正位片。

b. X 线侧位片。

c. 3D CT 检查显示了髁状突前后分裂的详细情况。

并发症

当股骨髁上骨折是由高能量的创伤引起时，必须注意患者身体其他部位（如胸腹腔或盆腔内器官）同时受到创伤的可能性。在特殊的情况下，还可能会发生腘动脉损伤或筋膜间隔综合征。

急救处理

如果怀疑有下肢血液循环障碍时，应考虑进行血管造影；如果怀疑是筋膜间隔综合征，应考虑对各个筋膜间隔进行肌肉内压检测（详见图 4.3.11）。对于 AO/OTA 分型的 33A 型，在有轻微移位的情况下可以进行夹板固定，而在伴有粉碎性骨折或严重移位的情况下，应进行外固定或直接牵引治疗。AO/OTA 分型的 33B 型和 33C 型是外固定的适应证。

治疗

保守治疗

对于有轻微移位的骨折，可以选择外固定保守治疗。如果患者全身状况不佳而无法耐受手术，则只能采用外固定，但必须考虑到长期外固定后可能会导致挛缩和肌肉萎缩，进而膝关节功能恶化的情况。

手术治疗

手术治疗有多种方法可供选择，因此医师应在了解每种方法的特点的基础上，根据骨折类型和患者的需求进行选择。

由于手术治疗中实施了牢固的内固定，因此必须从早期阶段对患者实施运动疗法，例如活动范围训练，以预防膝关节挛缩。

外固定

如上所述，对于粉碎性骨折或严重移位的 AO/OTA 分型 33A 型、33B 型和 33C 型骨折适合采用外固定，以便保持对位和保护关节软骨。另外，针对开放性骨折等病例实施骨接合术的情况下，等到感染得到控制后，再择期施行手术效果也较好。

如果用跨板修复关节内骨折，并用钢丝或其他方法临时固定，可以在随后的骨接合术中使治疗更加顺利。如果外固定后肿胀有所改善，如出现皮肤褶皱征（wrinkle sign，即肿胀减轻，皮肤出现皱纹），患者就可以进行接下来的骨接合术治疗。

逆行髓内钉固定

这种方法主要适用于 33A 型骨折。其优点是手术是微创的，但缺点是股骨髁间区可能会出现软骨损伤和化脓性关节炎，且不适用于膝关节伸展障碍的病例。

钢板固定

这种方法适用于所有骨折类型，主要是将锁定钢板放置在股骨的外侧进行固定。对于关节内骨折，除了需要对骨折面进行准确复位外，还需要进行绝对固定。对于粉碎情况严重的 33C 型骨折，可以通过从内侧用钢板固定来实现。这种方法的缺点是皮肤切口大，且软组织易受累。不过，使用 MIPO 可以在一定程度上获得改善。

螺钉固定

这种方法对 33B3 型骨折，即部分关节内水平断骨折或冠状断骨折来说，是一个不错的选择。但需要使用无头螺钉从非负重面插入。另外，对于其他关节内骨折来说，与锁定钢板一起使用，可实现骨折处的绝对固定（图4.1.57），具有显著的疗效。

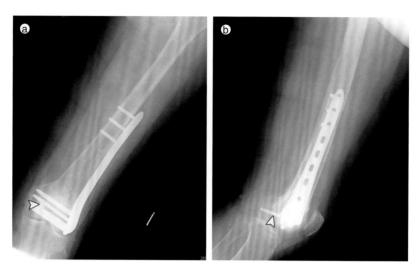

图 4.1.57 ◆ 股骨髁上骨折术后

与图 4.1.56 为同一病例。对股骨内侧髁采用无头螺钉进行绝对固定，对髁上粉碎性骨折采用锁定钢板进行相对固定。

a. X 线正位片。

b. X 线侧位片。

注意

● 在小儿骨折的病例中，应注意股骨髁上骨折可能会导致骨骺损伤，如果观察到有移位，应进行准确的、无痛苦的复位和内固定。对于膝关节内外翻畸形或腿长不齐的情况，可以进行截骨术或腿部延长术。

● 对于由骨质疏松症引起的老年患者的股骨髁上骨折，除了要进行骨折治疗外，还必须针对骨质疏松症进行对症治疗。

■ 参考文献

1）Meinberg EG, et al: Fracture and Dislocation Classification Compendium–2018 J Orthop Trauma, 32 Suppl 1: S1–S170, 2018

胫骨平台骨折

北尾　淳

胫骨平台骨折在年轻人中往往由交通事故、运动性损伤或高空坠落引发，而在骨质脆弱的老年人中则通常由低能量的创伤导致。在高能量创伤的情况下，骨折本身很容易诊断，但对于局限在胫骨平台的骨折，诊断会很困难，可能会漏诊。另外，还需要对合并的软组织损伤进行诊断和治疗。

创伤的概述

胫骨的近端在膝关节内有一个关节面，由于其形状平坦，故被称为平台（plateau）。胫骨平台骨折（plateau fractures）就是这一关节面受到了损伤的骨折。当膝关节受到过度的外翻和内翻的外力，以及来自垂直方向的负重时，股骨髁和胫骨平台就会发生碰撞，而在力学上比较脆弱的胫骨一侧往往会因承受不住压力而发生胫骨平台骨折。胫骨有内侧和外侧两个关节面，但通常是外侧平台受到损伤。此外，股骨和胫骨由强韧的韧带连接，其附着点的拉力常常使骨折类型变得复杂（图 4.2.1）。如果胫骨平台关节面发生错位，或者下肢负重轴有遗留的异常，就会引发膝关节功能障碍，从而导致骨关节炎（退化性关节炎）。

症状

发生胫骨平台骨折时，多数情况下患者无法行走。在高能量创伤引起的严重移位的骨折中，会发生严重的疼痛，并且可以观察到骨折部位有异常活动。而在低能量创伤中，即使没有异常的活动，通常也会出现关节肿胀，并伴有关节内血肿，从而导致膝关节的屈伸困难。

检查和诊断

问诊和触诊

对于高能量创伤引起的骨折，很容易通过影像学检查做出诊断，但首先应

a Hohl 分型

无移位骨折	局部关节面塌陷骨折	劈裂关节面塌陷骨折
全关节面塌陷骨折	分离骨折	胫骨上端粉碎性骨折

b 胫骨近端骨折的 Schatzker 分型

Ⅰ型	Ⅱ型	Ⅲ型
外髁分离骨折	外髁分离骨折伴有关节面塌陷	外髁关节面塌陷骨折
Ⅳ型	Ⅴ型	Ⅵ型
内髁骨折	内外髁骨折	髁部骨折并与胫骨干分离

图 4.2.1 ◆ 各种类型的胫骨平台骨折

　a. 根据参考文献 1）编制。

　b. 根据参考文献 2）和 3）编制。

对患者进行问诊和触诊。其次可通过施加在骨折上的力量的类型和受伤的部位，在一定程度上推测出患者的受伤经过。例如，患者主诉"我走在人行横道上，被一辆从侧面驶来的汽车的保险杠撞到"，就可以推测出患者的膝关节可能受到了过大的外翻力（图 4.2.2）。因此，医师应该向患者或救护人员仔细询问伤情发生的经过。

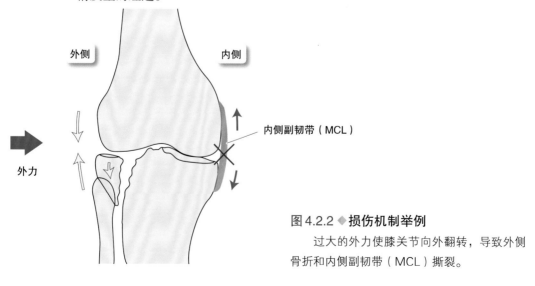

图 4.2.2 ◆ 损伤机制举例

　过大的外力使膝关节向外翻转，导致外侧骨折和内侧副韧带（MCL）撕裂。

接下来，应对患者主诉的疼痛部位进行视诊和触诊。在某种程度上，以通过擦伤、挫伤等情况来推断患者受到的外力。触诊膝关节以确认疼痛的位置和肿胀的程度。许多胫骨平台骨折在关节内有血肿潴留，这可以通过触诊确认。如果膝关节内有积液，髌骨就会上浮，用手指将髌骨向股骨轻压时，可以感受到髌骨碰撞股骨时的碰击感，称为浮髌试验（髌骨冲击触诊法）（图4.2.3）。然而，对于老年患者来说，可能一开始就有骨关节炎引起的水肿，应引起注意。

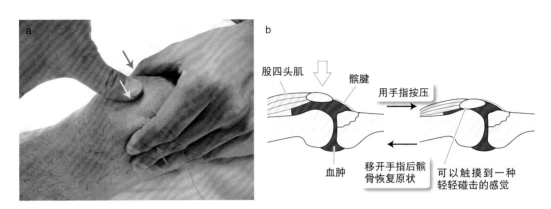

图4.2.3 ◆ 通过触诊关节内血肿，来确认浮髌试验

从膝关节两侧捏住髌骨（ → ），用另一只手将髌骨朝股骨方向轻压（ ▷ ）。

X线检查

作为影像学诊断的第一步，普通X线检查是最简便的方法。如果通过触诊排除了髌骨骨折，则要拍摄4个方位的X线片（即正位、侧位和双斜位片）（图4.2.4）。对于移位严重的胫骨平台骨折来说，诊断比较容易，但必须注意的是，局部关节面塌陷的胫骨平台骨折只有关节面塌陷而无周边断裂时，如果不仔细读片，就会漏诊。对于这种骨折，笔者建议采用Hohl分型和Schatzker分型（图4.2.1）进行评估。

> **提示** 体格检查的最佳时机是在患者受伤后立即进行。到了第2天，肿胀会遍及全身，让诊断变得困难。在通过X线检查等方法做出诊断后，应再次检查骨折对侧副韧带是否有压痛。例如，在外侧胫骨平台骨折的情况下，膝关节受到了外翻的作用力，这可能导致内侧副韧带（MCL）损伤（图4.2.2）。如果没有压痛，就可以当场排除损伤，所以应立即进行膝关节触诊。

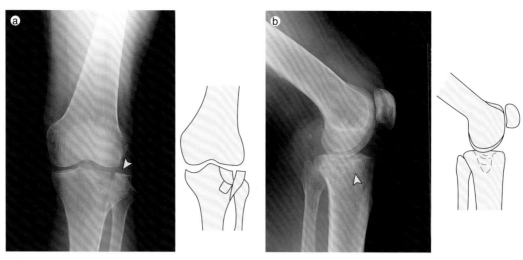

图 4.2.4 ◆ 胫骨平台骨折（伴有劈裂关节面塌陷）的X线片

a. 正位片示外髁关节面严重塌陷（▷）。

b. 侧位片示关节面的中部塌陷（▷）。

关节穿刺术

当患者关节肿胀，但通过普通 X 线片不能做出明确诊断，或者预计过度肿胀会引起严重疼痛时，关节穿刺术对于诊断是有帮助的（图 4.2.5a）。这个过程可以确定膝关节内的积液是水肿还是血肿。如果是血肿，可以将穿刺抽出的血液转移至弯盘内，当合并骨折时，可以观察到晶莹的脂肪滴（图 4.2.5b）。这是由于骨折导致了通常包含在骨髓中的脂肪泄漏了出来。大多数人关节内的容积可达 100 ml，因此如果有大量出血导致内压增加，会引发严重疼痛，这时可以通过穿刺和引流来缓解。

注意 由于关节内和骨骼非常容易受到感染，所以人工关节置换术等手术都是在洁净手术室中进行的。虽然关节穿刺术并不是一个困难的手术，但对于容易受到感染的关节来说，必须严格执行消毒等预防感染的措施。如果操作者还没有熟练掌握穿刺技术，应该在熟悉流程的指导者帮助下进行手术。

CT 检查

如果关节内伴有脂肪滴，则推测合并了骨折，所以影像学诊断的第二步要进行 CT 检查，特别是 3D CT（图 4.2.6）检查。这样可以诊断出骨折的位置和程度，对于制订手术方案非常有帮助。医师应申请制作多层面重建

（MPR）各个方向和胫骨单独的 3D CT 图像，以便可以观察到关节面。当对合并多发性创伤的躯干进行 CT 扫描时，最好同时对膝关节进行 CT 扫描，以减轻患者的负担，而且切片厚度必须足以支持以后能够制作三维图像。

提示 如果患者出现没有骨折的创伤性膝关节血肿时，很有可能是发生了交叉韧带损伤，建议先进行关节穿刺术，然后再进行 MRI 检查。

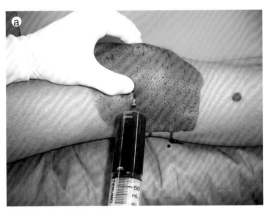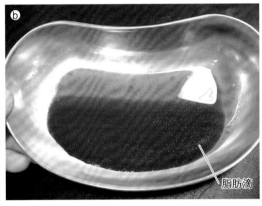

图 4.2.5 ◆ **关节穿刺术**

　a. 确保无菌操作，包括给皮肤彻底消毒和戴上无菌手套。

　b. 在关节血肿内能观察到脂肪滴。

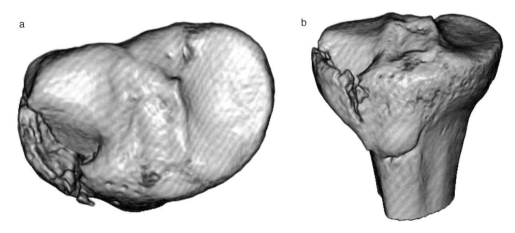

图 4.2.6 ◆ **胫骨平台骨折（伴有劈裂关节面塌陷）的 3D CT 图像**

　俯视图（a）和前上视图（b）可以清楚地看到骨折的情况。

并发症

在很多病例中，除了胫骨平台骨折外，往往还会合并半月板撕裂和韧带损伤，所以医师在制订治疗方案时也必须考虑这些情况。影像学诊断的第三步，应该进行 MRI 检查，尽管这一操作不一定要在受伤当天进行（图 4.2.7）。另外，对于骨折非常轻微，不能通过 CT 识别的隐匿性骨折，使用 MRI 检查有助于诊断。在外翻型胫骨平台骨折中，往往会合并腓骨头骨折。

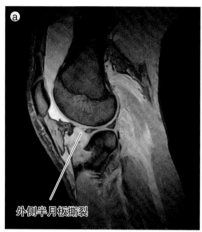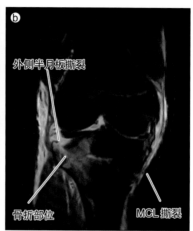

图 4.2.7 ◆胫骨平台骨折（伴有劈裂关节面塌陷）的 MRI 成像

MRI 矢状位成像（a）和冠状位成像（b）显示了外侧半月板撕裂和韧带损伤的情况。

急救处理

急救处理时，通常是将患者膝关节置于轻度屈曲位进行夹板固定（图 4.2.8a、b），也可以使用软夹板或简单的石膏托［如固定夹板 Neal Splint F、固定夹板 Neal Splint SP（日本 Sigmax 株式会社制作）］。带有支柱的软性伸展位膝关节支具［如 Knee Brace（日本 Alcare 株式会社制作）（图 4.2.8c）］使用起来简单方便，可以用尼龙搭扣固定，即使在人手不够的情况下也可以实现固定，还可以观察到患处。在某些情况下，其固定力比夹板固定的固定力大，因此非常实用。笔者所在的医院采用的是借用制度，但有些医院会开具处方提供新的固定器，所以要根据各医院的情况来使用。如果骨折移位较大且不稳定，预计患者会出现严重的肿胀时，可以通过将针插入跟骨来进行直接牵引。

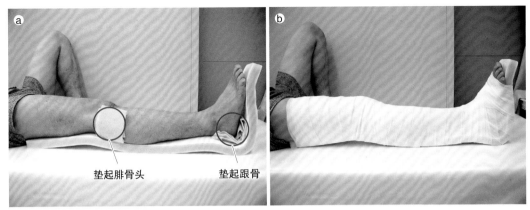

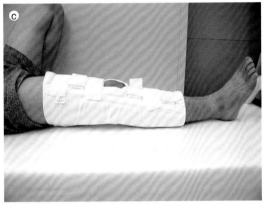

图 4.2.8 ◆ 固定方法

　　a. 垫起腓骨头，预防腓总神经麻痹；垫起跟骨，预防压疮。

　　b. 用卷轴带牢牢固定，不要太紧，也不要太松，想要做到这一点只有多加练习。

　　c. 膝关节支具如果使用得当，会非常便利。

治疗

　　　　对于老年患者的治疗，在骨折移位较小的情况下，可以考虑用石膏进行保守治疗，但对于关节内骨折，其治疗的基本原则是实现解剖学上的牢固固定，以及使患者尽早开始活动范围训练；关节面移位超过 5 mm 是手术的绝对指征；Hohl 分型中的局部关节面塌陷和劈裂关节面塌陷骨折均适合采取关节镜下的骨接合术。在关节面的下部实施开窗术，通过关节镜观察，同时从下面敲击关节面，使关节面复位，检查合并的半月板撕裂的状况，并进行缝合（图 4.2.9）。复位后，在敲击后的关节面下填充 β–TCP 等人工骨，并进行螺钉或钢板固定（图 4.2.10）。另外，对于伴有较大移位的胫骨平台骨折，可以在关节镜直视下进行修复，并用锁定钢板牢固固定。根据骨折类型，可以使用双钢板或在关节镜直视下修复侧副韧带（图 4.2.11）。

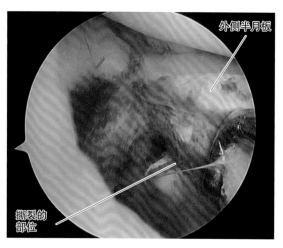

图4.2.9 ◆ 关节镜检查

可见外侧半月板前段发生了纵向撕裂。

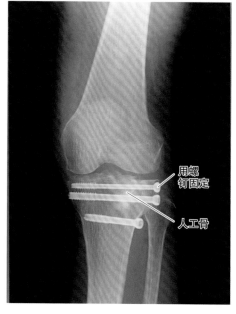

图4.2.10 ◆ 使用螺钉固定的病例

使用人工骨进行植骨术。

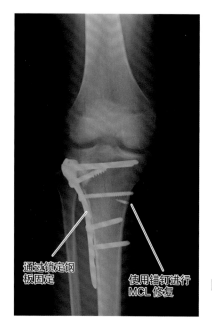

图4.2.11 ◆ 使用锁定钢板固定的病例

使用锚钉进行 MCL 修复。

■ 参考文献

1 ）Hohl M: Tibial Condylar Fractures. J Bone Joint Surg Am, 49: 1455–1467, 1967

2 ）Schatzker J, et al: The tibial plateau fracture. The Toronto experience 1968–1975. Clin Orthop Relat Res: 94–104, 1979

3 ）「The Rationale of Operative Fracture Care, 2nd ed」(Schatzker J & Tile M eds), Springer, 1996

髌骨骨折

北尾　淳

髌骨骨折的发生率占所有骨折的 1% 左右。在成人患者中，髌骨骨折一般是由直接外力引起的，如摔倒时膝关节着地或仪表盘损伤（dashboard injury）。这两种情况在急救时较为常见，应该怀疑发生了骨折。

创伤的概述

髌骨位于膝关节的前部，是人体中最大的籽骨。在近端，附着有组成膝关节伸肌的股四头肌，在远端，附着有髌骨肌腱并连接至胫骨结节。由于髌骨位于皮下可直接触摸到，因此容易受到直接外力的作用。如果患者发生横行骨折且移位较大，则膝关节不能自行伸展。另外，因其位置特殊，所以可能导致开放性骨折，处理方法也需要随之改变。

症状

发生髌骨骨折时，患者可有明显的关节肿胀，髌骨局部有压痛，行走困难，膝关节不能完全伸展。在大多数情况下，难以自行完全伸展膝关节，但在纵行骨折伴有较小移位时，也可能实现自行完全伸展，所以应注意。

检查和诊断

问诊和触诊

第一步是进行问诊，向患者或救护人员仔细询问伤情发生的经过。在髌骨骨折的情况下，患者往往主诉膝关节前部受到了直接外力作用。

第二步是对疼痛部位进行视诊和触诊。视诊时，应检查患者皮肤是否有损伤。因为髌骨位于皮下，所以开放性骨折并不少见。因为对于开放性骨折的处理方式有所变化，所以在伴有擦伤等问题的情况下，应给予患者密切的观察。如果骨折移位较大，则可以触摸到皮下的凹陷（图 4.2.12），因此通

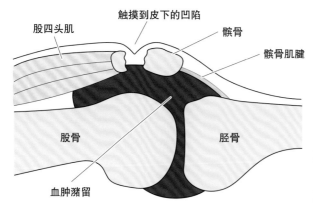

股四头肌
触摸到皮下的凹陷
髌骨
髌骨肌腱
股骨
胫骨
血肿潴留

图 4.2.12 ◆ 髌骨骨折的体格检查
如果移位较大，可以触摸到皮下的凹陷。

过触诊很容易诊断。即使没有骨折移位，关节内的血肿也可以提示骨折的发生。当发生关节内骨折如胫骨平台骨折或髌骨骨折时，会出现关节内血肿，此时应触诊膝关节，以确定疼痛部位及有无血肿潴留。

如果骨折移位较小，且膝关节内有积液，此时可以摸到浮髌（详见图 4.2.3）。在老年患者中，有时积液可能是由骨关节炎引起的，所以有必要对造成积液的原因进行区分。

影像学诊断

影像学诊断的第一步是通过普通 X 线片进行检查。如果通过触诊可以明确地识别出髌骨骨折，如触摸到皮下凹陷，则拍摄正位片和侧位片 2 个方位的图像。如果几乎没有骨折移位，且膝关节可以屈曲，则需另外拍摄对切线位片（图 4.2.13）。对于有较大移位的髌骨骨折，可以很容易地做出诊断，但对于纵行骨折，如果没有对切线位片的辅助，则可能难以做出诊断。在伴有挫伤的情况下，应详细阅读侧位片，来确定关节内是否包含气体，即是否为开放性骨折。另外，还必须与二分髌骨相鉴别（图 4.2.14）。

> **提示**　二分髌骨
>
> 发生挫伤时，二分髌骨在普通 X 线片中很容易被误认为骨折。人类在幼儿时期，髌骨的两个骨化中心会融合成一个，但如果这一过程受到了阻碍，髌骨依然呈现一分为二的状态，这就是所谓的二分髌骨，而不是发生了骨折。它经常出现在髌骨的外上方，与新鲜骨折不同，可以通过圆形的边界和没有明显的肿胀和触痛来识别。大多数情况下，二分髌骨病例是无症状的，但对于由运动创伤等引起的伴有疼痛的病例应进行治疗。

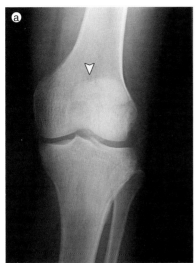

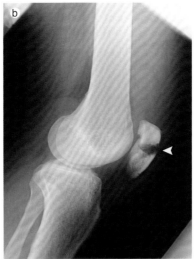

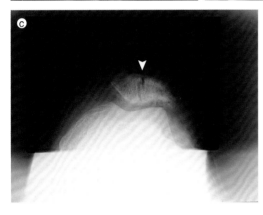

图 4.2.13 ◆ **髌骨骨折的普通 X 线片**

如果没有对切线位片的辅助，很难诊断出纵行骨折（骨折部位：▷）。

a. 正位片。

b. 侧位片。

c. 对切线位片。

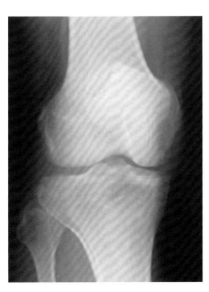

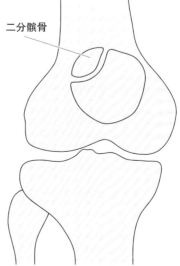

图 4.2.14 ◆ **二分髌骨**

二分髌骨经常出现在髌骨的外上方，可通过 X 线和体格检查与骨折相鉴别。

影像学诊断的第二步是 CT 检查，特别是要拍摄 3D CT 图像（图 4.2.15）。这样可以诊断出骨折的位置和程度，对术前制订手术方案非常有帮助。医师应申请制作 MPR 各个方向和髌骨单独的 3D CT 图像，以便观察到骨折的情况。通过 MPR 可以读取关节中是否混入气体。当患者骨折非常轻微而难以确定时，磁共振检查也可以发挥作用。

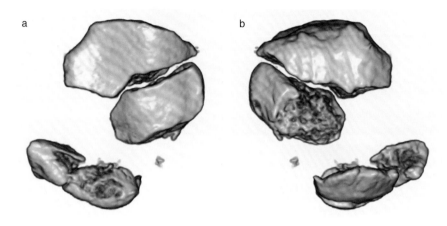

图 4.2.15 ◆ 髌骨骨折的 3D CT 图像
可以清楚地看到骨折粉碎的程度和移位的情况。

并发症

大多数髌骨骨折是孤立的，但在高能量损伤的情况下，如道路交通事故，可能会合并股骨髁骨折和胫骨近端骨折，往往预后不佳。

急救处理

在大多数情况下，髌骨骨折的急救处理方法是保持膝关节伸展位，并进行夹板固定。带有支柱的软性伸展位膝关节支具［如 Knee Brace（日本 Alcare 株式会社制作）］使用简单方便，可以用尼龙搭扣固定，这样即使在人手不够的情况下也可以实现固定，还可以观察到患处（图 4.2.16）。即使患者发生了髌骨骨折，其负重机制也不会受到影响，所以在膝关节伸展位固定后，如果有需要，进行负重行走也是没有问题的。如果预计过度肿胀会引起严重的疼痛，可以实施关节穿刺术，通过穿刺排液，可以减轻关节的内部压力并缓解疼痛。如果有关节积液，但通过 X 线片无法做出明确的诊断时，也可以通过穿刺确定是水肿还是血肿。另外，如果确定是血肿，应检查抽出液中是否存在脂肪滴（详见图 4.2.5）。

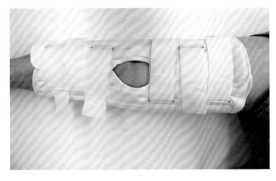

图4.2.16 ◆ 使用膝关节支具固定
可以让患者直接负重行走。

治疗

对于没有移位的骨折或有轻微移位的纵行骨折，应采用石膏固定，进行保守治疗。从患者大腿至踝关节近端用管筒石膏（cylinder cast）固定约4周后，可以开始进行活动范围训练。但在许多情况下，需要进行手术治疗，用张力带固定术（tension band wiring）或销钉套筒＋绳索（pin sleeve+cable）将骨折部位牢牢地固定住（图4.2.17~4.2.19），并使患者尽早开始进行活动范围训练。通过使用伸展位固定支架，就可以使患者尽早进行负重行走，这样可以缩短康复期，并防止发生挛缩。髌骨开放性骨折常累及膝关节腔。由于关节极易受到感染，所以在充分麻醉下用大量生理盐水冲洗后，如果污染仍严重，有必要进行二期的骨接合术。

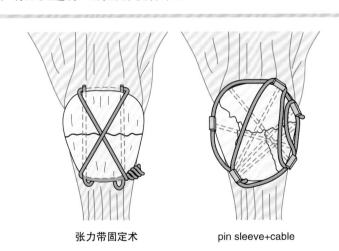

张力带固定术   pin sleeve+cable

图4.2.17 ◆ 张力带固定术和通过手术方法进行治疗
张力带固定术是在膝关节屈曲时对骨折部位施加动态压力的一种有效的方法。
pin sleeve+cable 是将 cable 穿过 sleeve，防止 pin 脱落，可以有效地固定粉碎性骨折。

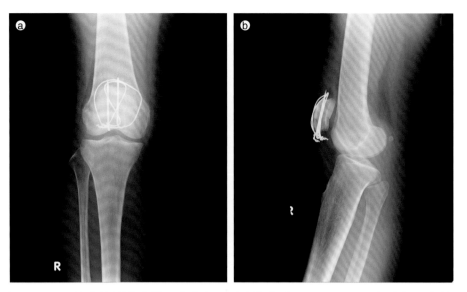

图 4.2.18 ◆ 结合使用张力带固定术和环形固定术（circular wiring）进行固定的
病例

    a. 正位片。

    b. 侧位片。

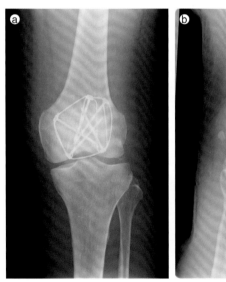
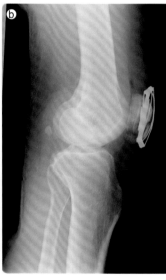

图 4.2.19 ◆ 采用 pin sleeve
+ cable 进行固定的病例

    a. 正位片。

    b. 侧位片。

> **提示**　如何鉴别淤伤和骨折？从按压的疼痛感入手
>
> 如果直接按压淤伤的部位，患者会有疼痛感，这是正常的。可以在
> 疑似骨折处，试着从一个不痛的部位施力（如用手指从两侧夹住髌
> 骨），并观察患者的反应如何。

髌骨脱位

千贺佳幸

髌骨脱位在具有脱位易感因素的年轻女性群体中比较常见，是一种由体育运动或外伤导致的髌骨向外脱位的疾病。如果髌骨内侧支持带在脱位过程中被撕裂，增加了再次脱位的可能性，往往会导致反复性脱位。

创伤的概述

虽然强大的直接外力可以导致髌骨脱位，但大多数髌骨脱位患者都存在一些易感因素。这些因素包括关节松弛、股骨髁外发育不良和髌骨排列异常等。在接触性运动中，由于受到直接外力的作用，或者膝关节在轻度屈曲位外翻，以及小腿被迫外旋、股四头肌剧烈紧张等因素的影响，可能会引起髌骨脱位。髌骨脱位可分为持续性脱位（总是脱位）、习惯性脱位（在某些肢位时容易脱位）和反复性脱位（关节通常处于契合状态，但会由于创伤等因素而反复脱位）。

症状

髌骨脱位主要表现为膝关节疼痛、关节血肿和膝关节不稳定（即打软腿）等。应当注意的是，当患者在医疗机构接受治疗后，脱位得到复位，仅主诉肿胀和疼痛的情况下，其症状与前交叉韧带损伤相似。

检查和诊断

检查时，应伴随膝关节屈伸运动，观察髌骨的跟踪活动情况。将髌骨向外侧推时，能感觉到髌骨脱位般的强烈的不稳定，即为髌骨恐惧试验（apprehension sign）阳性。即使没有大的创伤，关节松弛也会导致髌骨脱位，所以也要检查患者是否存在全身性的关节松弛（general joint laxity）。普通 X 线检查需要拍摄正位片、侧位片及对切线位片。特别是对切线位片（30°、60° 和 90° ），它可用于评估患者有无髌骨外倾、外侧偏移、股骨滑车发育不良和骨软骨骨折（图4.2.20）。CT检查可用于评估是否存在骨软骨骨折以及骨折的大小和位置，还可以观察是否存在游离体（图4.2.21）。MRI检查则可用于观察关节内韧带、半月板和关节软骨的损伤情况，以帮助与前交叉韧带损伤进行鉴别。

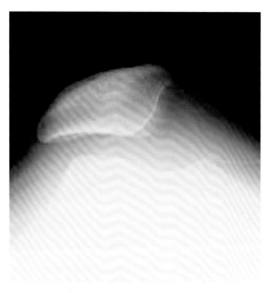

图4.2.20 ◆ **右侧髌骨的X线片（对切线位片）**
能观察到髌骨的外翻和外移

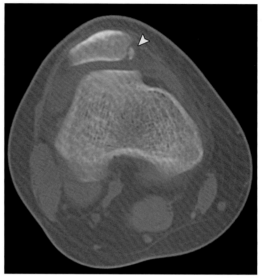

图4.2.21 ◆ **右侧髌骨的CT图像（对切线位片）**
观察到髌骨内侧的骨软骨骨折（▷）。

鉴别诊断和并发症

因为与前交叉韧带损伤的鉴别尤为重要，所以应确认患者膝关节有无不稳定，以及进行MRI检查。此外，髌骨内侧和股骨外髁在脱位过程中可能会发生碰撞，导致髌骨内侧骨软骨骨折和股骨外侧骨挫伤。

急救处理

将患者髌骨从外下侧向前内侧按压，同时将膝关节伸展，进行复位。用膝关节支架或夹板进行外固定（详见图4.2.8）。然后及时按PRICE原则［即保护（protection）、休息（rest）、冰敷（ice）、压迫（compression）、抬高（elevation）］进行急救处理。

治疗

保守治疗适用于初次脱位、关节轻度不稳定和没有骨软骨骨折的情况。

保守治疗包括使用预防髌骨侧偏的护膝，以及进行股四头肌（特别是股内侧肌）的力量训练。如果伴有严重的骨软骨骨折或反复脱位，则需要进行手术治疗。主要的手术方法是重建髌骨内侧支持带。在某些情况下，还需要进行髌外侧支持带剥离术和胫骨结节移位术。

> **提示** 一旦发生髌骨脱位，往往会发展为反复性脱位。

内侧和外侧副韧带损伤

千贺佳幸

内侧和外侧副韧带是控制膝关节侧向稳定性的主要韧带。内侧副韧带损伤是膝关节中最常见的韧带损伤，在临床上经常遇到。

创伤的概述

内侧副韧带损伤是由膝关节被迫外翻所引起的。大多数损伤发生在股骨侧，但也有极少数的情况下发生在胫骨侧，并形成重症病例，因此需要特别注意胫骨侧的损伤。

外侧副韧带与腘肌腱、弓形韧带和腘腓韧带一起构成了膝关节后外侧结构，外侧副韧带损伤是由膝关节被迫内翻所引起的。后外侧结构很少发生孤立损伤，多数情况下它伴随后交叉韧带损伤，形成复合韧带损伤。由于这一点常常被忽略，所以应该多加注意。

症状

在内侧副韧带损伤中，患者可出现膝关节内侧的疼痛和肿胀，将膝关节强制外翻时可引起疼痛和外翻失稳。在外侧副韧带损伤中，患者可出现膝关节后外侧部分的疼痛和肿胀，将膝关节外翻时可引起疼痛和内翻失稳。由于压痛点是确定损伤部位的非常重要的体征，所以检查时应按压患者韧带的股骨附着点及胫骨和腓骨附着点，观察是否存在压痛点。

检查和诊断

通过内外翻失稳试验（即内外翻应力测试）来评估韧带损伤的严重程度。通过在膝关节伸直和屈曲30°时施加内/外应力来评估其稳定性。内侧副韧带损伤会加重外翻失稳，外侧副韧带损伤会加重内翻失稳。如果膝关节处于伸展位时患者也会表现出失稳，则表示病情严重，应怀疑合并有交叉韧带损伤。此外，当患者发生后外侧结构损伤时，在胫骨外旋试验（dial test）中，患者取俯卧位和膝关节 30° 屈曲位，医师用手握住患者足部外旋时，患侧打开的角度要大于健侧打开的角度（图 4.2.22）。如果试验在膝关节 90° 屈曲位时结果也是阳性，则应怀疑合并有交叉韧带损伤。

在普通 X 线片中，有时可以观察到韧带附着点的撕脱骨折。在这种情况下，通过拍摄内外翻应力位片，可以看到一个扩大的关节间隙（图 4.2.23）。通过 MRI 检查可以评估患者内侧和外侧副韧带的损伤部位，以及其他韧带、半月板或软骨的合并损伤（图 4.2.24）。

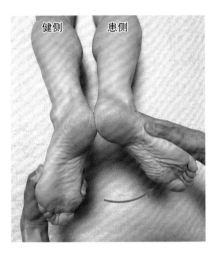

图 4.2.22 ◆ 胫骨外旋试验

　　患者取俯卧位和膝关节 30° 屈曲位，医师用手握住患者足部外旋时，患侧打开的角度如果大于健侧打开的角度（ → ），则应怀疑患者发生了后外侧结构损伤。

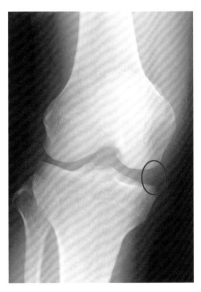

图 4.2.23 ◆ 膝关节应力位 X 线片

　　可以看到施加外翻压力后内侧关节间隙增宽（○），此时应怀疑患者发生了内侧副韧带损伤。

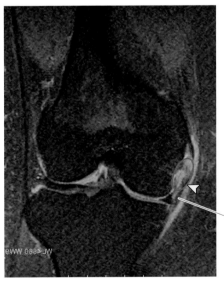

内侧副韧带（MCL）

图 4.2.24 ◆ 内侧副韧带损伤（MRI 成像）

　　可以看到内侧副韧带连续性中断（▷），股骨附着点周围软组织水肿（○）。

鉴别诊断和并发症

在侧副韧带损伤严重的病例中，患者往往会合并有前后交叉韧带损伤、后外侧结构损伤、半月板损伤和软骨损伤，需要加以注意。

急救处理

应及时按照 PRICE 原则进行急救处理，并使用弹性绷带或膝关节支架进行固定（详见图 4.2.8）。根据疼痛情况应配备拐杖，使患处保持制动状态。

治疗

对于孤立的内侧副韧带损伤，无论严重程度如何，通常采取保守治疗（穿戴带支柱的护膝和进行肌肉强化训练），并能够取得良好的疗效。然而，在复合韧带损伤或胫骨侧损伤的情况下，则要进行韧带修复术或韧带重建术等治疗。对于外侧副韧带损伤，在轻度内翻失稳的情况下，可以采取保守治疗，而在严重失稳的情况下则需要进行韧带修复术；如果患者合并有后外侧结构损伤，同时也要对其他组织结构进行修复。

注意 需要注意的是，如果严重的内侧和外侧副韧带损伤没有得到妥善的治疗，会导致患者出现严重的功能损伤。

前交叉韧带和后交叉韧带损伤

西村明展

膝关节有 4 条主要韧带，其中前交叉韧带和后交叉韧带是关节内韧带。前交叉韧带损伤常常发生在运动中，而后交叉韧带损伤常常是由道路交通事故中的仪表盘损伤引起的。二者都需要正确的诊断和治疗，以防止发生继发性软骨损伤和半月板损伤。

损伤的概述

前交叉韧带损伤是膝关节最常见的运动损伤之一，是由跳跃落地、突然停止或改变方向等姿势引起的膝关节内收与足外展的组合动作。当胫骨在接触性运动，或交通创伤中因仪表盘受力而遭受后方压力时，就可能导致后交叉韧带损伤。

症状

由于前交叉韧带和后交叉韧带都是膝关节的内韧带，所以在损伤急性期，患者膝关节可出现内血肿、肿胀、疼痛以及活动和负重时疼痛加重等表现。前交叉韧带断裂在运动损伤中很常见，患者在受伤时可感知到断裂声（POP声），伴有韧带功能不全时可观察到膝关节无力（即打软腿）和不稳定。后交叉韧带损伤表现为腘窝疼痛、胫骨结节挫伤（受伤时胫骨被向后推造成的损伤）、活动范围受限和后方失稳。

检查和诊断

在前交叉韧带损伤中，体征检查（徒手不稳定测试）如拉赫曼试验（Lachman test，图 4.2.25， 视频4.2.1 ）、前抽屉试验（anterior drawer test，图 4.2.26）和前外侧半脱位诱发试验（N test，图 4.2.27， 视频4.2.2 ）均为阳性。

在后交叉韧带损伤中，体征检查（徒手不稳定测试）如后抽屉试验

（posterior drawer test，图 4.2.28）和胫骨后沉征（posterior sag sign，图 4.2.29）为阳性。在 X 线片上，注意前、后交叉韧带的胫骨附着点撕脱骨折（图 4.2.30）和外侧关节囊胫骨附着点的撕脱骨折（Segond 骨折）——这是前交叉韧带损伤的特有表现。另外，还要进行 MRI 检查（磁共振成像）和关节镜检查，以评估损伤部位及其他韧带、半月板和软骨的合并损伤。

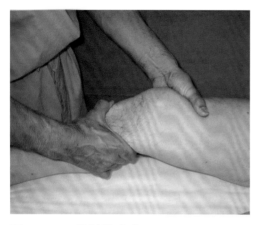

图 4.2.25 ◆ 拉赫曼试验

患者取膝关节 30° 屈曲位，操作者抓住患者大腿远端，对胫骨近端施加向前的牵拉应力。当向前方移动量很大且终点（止点）韧带很软时，就可以诊断为前交叉韧带损伤。

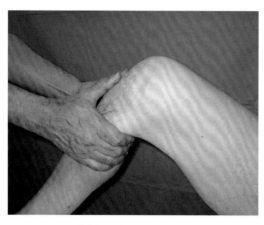

图 4.2.26 ◆ 前抽屉试验

患者取仰卧位，当膝关节屈曲 90° 时，胫骨近端能够被牵拉至前方，即可诊断为前交叉韧带损伤。

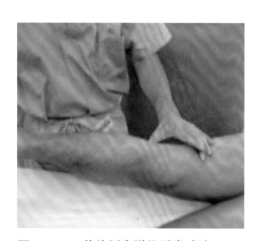

图 4.2.27 ◆ 前外侧半脱位诱发试验

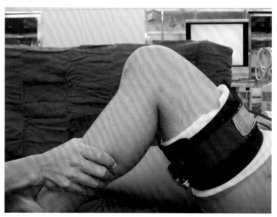

图 4.2.28 ◆ 后抽屉试验

患者取仰卧位，当膝关节屈曲 90° 时，胫骨近端能够被推至后方，即可诊断为后交叉韧带损伤。

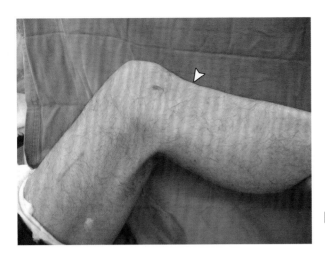

图4.2.29 ◆ 胫骨后沉征

可以观察到胫骨向后方半脱位（▷）。

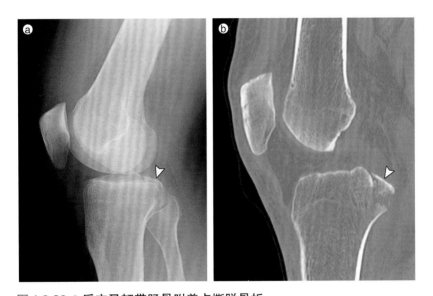

图 4.2.30 ◆ 后交叉韧带胫骨附着点撕脱骨折

普通 X 线片（a）和 CT 矢状位成像（b）可以观察到后交叉韧带的胫骨附着点的撕脱骨碎片（▷）。

磁共振检查结果显示韧带不连续和走行异常，以及由于水肿和出血而出现的肿胀和高信号（图 4.2.31）。

鉴别诊断和并发症

前交叉韧带和后交叉韧带损伤往往会合并其他韧带、半月板和软骨的损伤，因此诊断和治疗时需要多加注意。另外，治疗方案也要根据合并损伤的情况来制订。

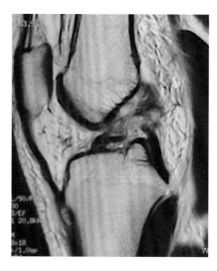

图 4.2.31 ◆ 前交叉韧带损伤（MRI 成像）

可观察到前交叉韧带连续性中断，并且整体明显增粗。

急救处理

应及时按照 PRICE 原则进行急救处理，并使用弹性绷带、膝关节支具和夹板进行固定，保持局部制动（详见图 4.2.8）。

治疗

前交叉韧带损伤多发生于年轻人的运动损伤，同时，由于手术技术的进步，使用关节镜（图 4.2.32）进行重建手术（图 4.2.33）是许多病例的首选治疗方法。另外，后交叉韧带损伤在轻微不稳定时，可以选择保守治疗（如支具和肌肉训练）；但如果不稳定严重影响患者生活、工作或运动，或存在复合韧带损伤等严重情况，则关节镜下重建手术是目前的首选治疗。对于这两种情况，都可以在关节镜下利用自体肌腱如腘绳肌或骨性髌腱，进行韧带重建。

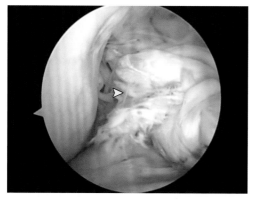

图 4.2.32 ◆ 前交叉韧带损伤（关节镜下视图）

可见前交叉韧带在股骨侧完全撕裂（▷）。

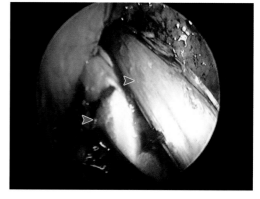

图 4.2.33 ◆ 前交叉韧带重建术后（关节镜下视图）

利用腘绳肌进行解剖学上的双束重建，图示为 2 个移植韧带（▶）。

半月板损伤

中空繁登

在足球、篮球等运动中，频繁的折返动作容易造成外伤，这可引起半月板损伤，并常伴有前交叉韧带损伤。另外，存在先天性盘状半月板的儿童以及随着年龄增长出现退化基础的中老年人，其半月板也可能因为日常活动或轻微创伤而发生非创伤性断裂。

创伤的概述

绝大多数年轻人的半月板损伤是由于运动创伤造成的，半月板撕裂形态分类包括纵行撕裂、横行撕裂、水平撕裂、桶柄状撕裂、退行性撕裂和膝外侧盘状半月板撕裂（图4.2.34）。当损伤发生在膝关节外侧时，盘状半月板撕裂的情况很常见，需要注意（图4.2.35）。

> **提示** 盘状半月板
>
> 由于先天性形态异常，盘状半月板不是正常的新月形，而呈现为圆形的厚盘状，这种情况在外侧半月板更为常见。与正常半月板相比，这种盘状半月板在纤维排列和血行形式上存在差异，其更厚更大的尺寸使其更容易受压力影响，比正常半月板更易受损伤。

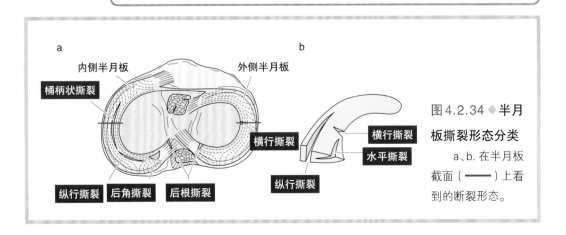

图4.2.34 ◆ 半月板撕裂形态分类

a、b. 在半月板截面（——）上看到的断裂形态。

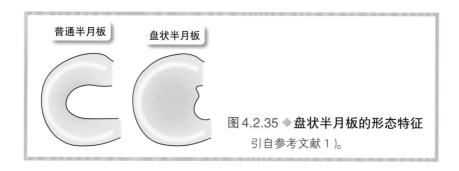

图 4.2.35 ◆ 盘状半月板的形态特征

引自参考文献 1)。

普通半月板　　盘状半月板

症状

半月板损伤引起的症状有疼痛、阻滞感，以及由于半月板嵌顿而导致的锁定（活动范围受限）、膝关节无力和关节内水肿 / 血肿。在严重的情况下，关节软骨会逐渐坏死，引起膝关节骨性关节炎。

检查和诊断

通过关节撕裂压痛和 McMurray 试验（McMurray test）（图 4.2.36）这两种半月板撕裂诱发试验，检查膝关节是否有疼痛和咔嗒声（阻滞现象）。磁共振检查（图 4.2.37）无创且可以识别其他合并损伤，对诊断非常有帮助，不过有时会出现假阳性的情况，所以应予以注意。在 MRI 成像分类中，1 级和 2

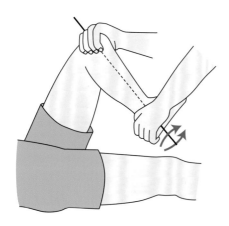

图 4.2.36 ◆ McMurray 试验

患者取仰卧位，让膝关节最大限度地屈曲，医师在使膝关节伸展的同时，使小腿内旋和外旋。如果在外旋时，在内侧关节裂缝处感觉到咔嗒声，则怀疑是内侧半月板损伤；如果在内旋时，在外侧关节裂缝处感觉到咔嗒声，则怀疑是外侧半月板损伤。

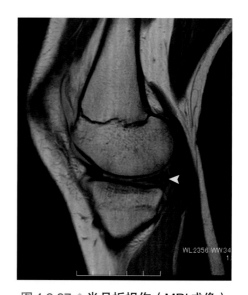

图 4.2.37 ◆ 半月板损伤（MRI 成像）

半月板内关节面存在连续高信号，表现为 3 级半月板撕裂。

级属于半月板变性，而 3 级属于半月板撕裂（图 4.2.38）。关节镜检查是明确诊断半月板损伤的最可靠的方法，但由于关节镜检查具有侵入性，随着磁共振成像技术的发展，仅用于诊断目的的关节镜检查正在逐渐减少。

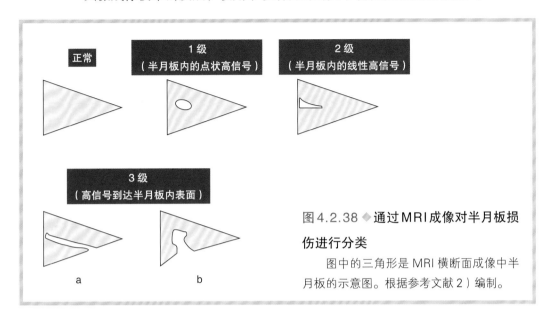

图 4.2.38 ◆ 通过 MRI 成像对半月板损伤进行分类

图中的三角形是 MRI 横断面成像中半月板的示意图。根据参考文献 2）编制。

鉴别诊断和并发症

鉴别诊断包括前交叉韧带损伤、后交叉韧带损伤、膝关节内紊乱（滑膜皱襞综合征）、关节内游离体、剥脱性骨软骨炎和腱鞘囊肿。另外，在各种膝关节韧带损伤和膝关节脱位中，经常可以观察到伴发的半月板损伤。

急救处理

应及时按照 PRICE 原则进行急救处理，并使用弹性绷带、膝关节支具进行固定，保持局部制动（详见图 4.2.8）。

治疗

根据受伤的部位和撕裂的形态，可以进行关节镜下半月板缝合术或半月板切除术。由于半月板切除术会加速关节软骨损伤的速度，所以尽可能保留新月形的缝合技术变得越来越普遍。特别是半月板关节囊附着点外 1/3 范围内有血液循环，更有利于愈合，这一部位的损伤更适合采用缝合术。而对于血液循环不良部位的缝合术，近年来笔者也使用了纤维蛋白凝块填充以增加愈合的概率，并为特殊部位的半月板撕裂设计了缝合技术（进行后根修复和间质化 medialisation，以恢复异常的半月板位置）（图 4.2.39）。

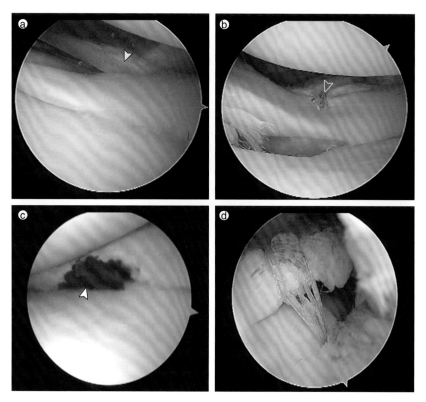

图 4.2.39 ◆半月板损伤的关节镜下视图
a. 受伤的半月板（撕裂的区域：▷）。
b. 缝合半月板（缝合部位：▶）。
c. 使用纤维蛋白凝块（▷）。
d. 针对后根撕裂进行牵拉修复。

注意 半月板作为股骨和胫骨之间的缓冲物，可稳定关节，并具有分散负重和吸收冲击的功能。由于半月板损伤常伴有前交叉韧带断裂，因此检查韧带是否存在不稳定性非常重要。如果存在韧带功能障碍，膝关节半月板损伤不太可能愈合，这种情况一般不适宜采用缝合术。

■ 参考文献
1）一般社団法人日本整形外科スポーツ医学会：スポーツ損傷シリーズ 31. 円板状半月（http://jossm.or.jp/series/flie/s31.pdf）
2）「MRI of the Knee 1st Edition」（Mink JH, et al, Eds），pp99–105, Raven Press, 1992

胫腓骨骨干骨折（小腿骨折）

伊东直也

胫腓骨骨干骨折是全身骨折中发生率较高的骨折之一。虽然诊断相对容易，但也有许多部位会出现开放性骨折和筋膜间隔综合征，在治疗中需要注意。本节主要介绍的是当患者诊断为胫腓骨骨干骨折后，应采取的初步治疗和注意事项，以及涉及的专门治疗方法。

检查和诊断

胫腓骨骨干骨折的特点包括：①由于胫骨直接位于皮肤下方，所以更容易发生开放性骨折（图 4.3.1）；②更容易发生筋膜间隔综合征。因此，对患者进行体格检查时应考虑到这些特点。

症状

患者主诉骨折部位疼痛，无法完全负重行走。

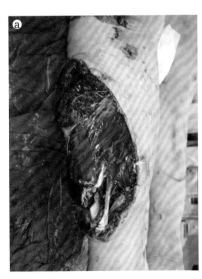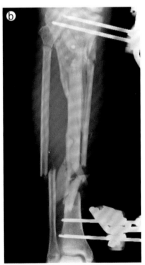

图 4.3.1 ◆ 胫腓骨骨干的开放性骨折

a. 外观。

b. X 线片。

体格检查

视诊

- 骨折部位的畸形从外观上可以是明显的，也可以是不明显的。
- 检查皮肤是否有割伤或挫伤。
- 骨折部位可能有肿胀和皮下出血。

触诊

- 骨折部位有压痛感。
- 骨折部位出现异常活动。

注意 一定要检查患者是否是开放性骨折。

循环障碍

为了能够快速了解循环障碍的情况，应检查以下几点。

- 患者足部的皮肤颜色是否正常？
- 是否可以充分触摸到患者足背动脉和胫后动脉的搏动（图 4.3.2、4.3.3）？
- 患者趾甲在被按住和松开后，是否会从白色恢复到原来的粉红色［毛细血管充盈时间（capillary refilling time，CRT）］（图 4.3.4）？

神经障碍

为了能够快速了解神经障碍的情况，应检查以下几点。

- 患者能否自己移动踝关节和足趾？
- 患者足背和足底的知觉是否正常？

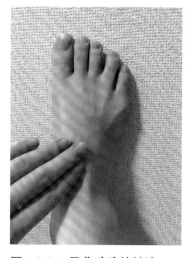

图 4.3.2 ◆ 足背动脉的触诊

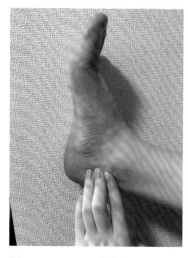

图 4.3.3 ◆ 胫后动脉的触诊

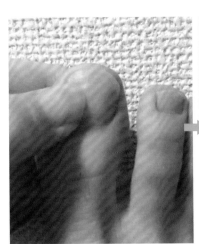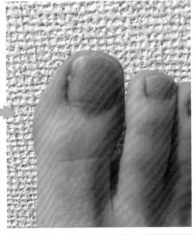

图 4.3.4 ◆ **确认CRT**

在正常情况下，松开手指后，趾甲颜色会在 2 秒内恢复。

注意 一定要检查患者是否有循环障碍和神经障碍。

通过在短时间内对患者进行上述检查，可以排除紧急开放性骨折、筋膜间隔综合征和血管损伤的可能。以上 3 种并发症可能在患者检查或住院期间发生，应持续观察数天。

接下来，应尽量保证骨折部位处于静止状态，避免因粗暴操作而造成二次伤害。下一步进行 X 线片检查。

提示 **什么是筋膜间隔综合征?**

筋膜间隔综合征是指由于各种因素（如出血、炎症、压力、止血等）导致被筋膜包裹的筋膜间隔内压力增加，造成循环障碍和筋膜间隔内肌肉组织和神经组织的损伤。在筋膜间隔容易发生 6 种症状，称为 6P，即①疼痛（pain）；②苍白（pallor）；③瘫痪（paralysis）；④感觉异常（paresthesias）；⑤无脉（pulseless）；⑥室压 / 水肿（pressure/puffiness），它们会导致患者在被动运动时疼痛加重。

X 线检查结果和分类

虽然胫腓骨骨干骨折的诊断很容易，但有必要对骨折进行分类，以便找到对应的治疗方案。

检查时应注意以下问题。

● 骨折的类型是什么（是横行骨折、斜行骨折还是螺旋形骨折? 是简单骨折、第三骨碎片骨折还是粉碎性骨折）(图 4.3.5)。

● 骨折的范围是哪里?

● 骨折移位的方向和程度是什么?

在检查了上述内容后,就对骨折进行分类。通常采用 AO/OTA 分型标准评估(图 4.3.6)。如果发生了开放性骨折,就需要进一步分类,通常采用 Gustilo 分型(表 4.3.1)。

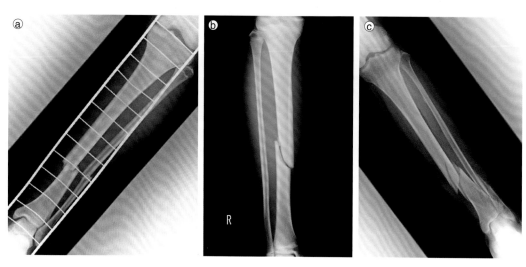

图 4.3.5 ◆ **胫腓骨骨干骨折的 X 线片**

　a. 横行骨折,AO/OTA 分型 42A3。

　b. 斜行骨折,AO/OTA 分型 42A2。

　c. 楔形骨折,AO/OTA 分型 42B2。

A 简单骨折 (simple fracture)	B 楔形骨折 (wedge fracture)	C 多段骨折 (multifragmentary fracture)
42A1 螺旋形骨折		
42A2 斜行骨折	42B2 完整的楔形骨折	42C2 完整的节段性骨折
≥30°		
42A3 横行骨折	42B3 骨碎片的楔形骨折	42C3 骨碎片的节段性骨折
＜30°		

图 4.3.6 ◆ **AO/OTA 分型 42**

根据参考文献 1)编制。

表 4.3.1 ◆ Gustilo 分型

类型		伤口大小	污染程度	软组织损伤
I		< 1 cm	没有污染	几乎没有
II		> 1 cm	轻至中度污染	轻至中度
III	A	> 10 cm	高度污染	骨折部位可以用软组织覆盖
	B			骨折部位不能用软组织覆盖
	C			主要动脉受损，需要修复血管

治疗方案和初期治疗

本节主要介绍的是胫腓骨骨干骨折的基本治疗方案，以及这种骨折确诊后应采取的初步治疗方法。

基本治疗方法

一般情况下，可以采取保守治疗，但为了使患者尽早开始运动和负重行走，手术治疗是标准的治疗方案。保守治疗的优点是对人体的创伤小，没有感染的危险，它适用于以下情况。

- 无移位的骨折。
- 横行骨折伴有移位，但通过徒手复位获得了稳定。
- 螺旋形骨折，无腓骨骨折。
- 骨骼缩短 1 cm 或 1 cm 以下的短斜行骨折。
- 儿童骨折。

然而，保守治疗需要长期的外固定，所以笔者通常选择手术治疗，以防止患者膝关节、踝关节和距下关节的挛缩和周围肌群的萎缩，并可提高骨愈合率，使患者早日回归社会。

初步治疗方法

- 处理割伤和挫伤。
- 采用夹板固定并抬高患肢，使患者从大腿到足部保持在良肢位（图 4.3.7）。
- 根据患者全身状态和症状给予消炎和镇痛药物。
- 冷却患处。
- 如果有骨骼缩短，且骨折不稳定，可从患者跟骨处进行直接牵引。
- 进行上述操作，等待患者软组织损伤引起的肿胀减轻，以及预防筋膜间隔综合征的发生。需要注意的是，如果在软组织明显肿胀（如形成水疱、皮肤皱纹消失、皮肤发亮）时进行手术，则容易发生皮肤并发症。

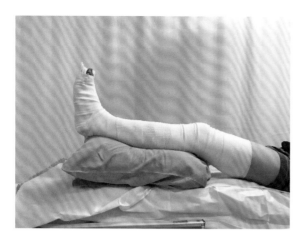

图4.3.7 ◆在良肢位用夹板固定并抬高患肢

取膝关节轻度屈曲位和踝关节跖背屈中间位，用夹板固定。

针对性治疗

胫腓骨骨干骨折的治疗可大致分为保守治疗和手术治疗两种，手术治疗又分为髓内钉固定术和钢板固定术。因此，了解每一种治疗方法的适应证、优点和缺点是很重要的（表4.3.2）。

表4.3.2 ◆手术治疗的适应证、优点和缺点

手术治疗	髓内钉固定术		钢板固定术（图4.3.10）
	交锁髓内钉（图4.3.8）	Ender钉（图4.3.9）	
适应证	● 靠近胫骨骨干中心的骨折	● 靠近胫骨骨干中心的骨折	● 胫骨近端或远端1/3处的骨折
优点	● 实现了轴向和旋转的稳定性，使患者能够尽早负重行走	● 侵入性较低	● 可以实现解剖学上的准确复位
缺点	● 不适用于骨骺线闭合前的儿童	● 旋转的稳定性相对较弱	● 金属疲劳会导致钢板和螺钉的断裂 ● 骨折部位附近的皮肤切开和骨膜撕脱会导致血流减少，从而抑制了新骨的形成 ● 钢板会造成皮肤张力增加，从而导致伤口开裂和伤口坏死

并发症及其治疗

胫腓骨骨干骨折常常合并筋膜间隔综合征和开放性骨折，在这些情况下应采取的治疗方法如下。

怀疑患者发生筋膜间隔综合征时

首先要做的是松开外固定（如石膏、夹板或绷带）。如果症状持续存在，应进行压力测量［使用针刺测压法（needle manometer method）比较简便］

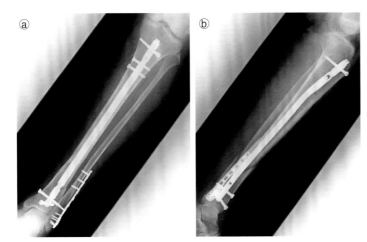

图 4.3.8 ◆ 交锁髓内钉
    a. 正位片。
    b. 侧位片。

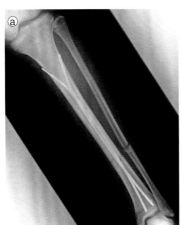
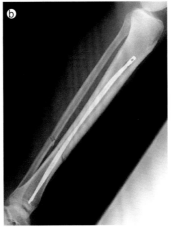

图 4.3.9 ◆ Ender钉
    a. 正位片。
    b. 侧位片。

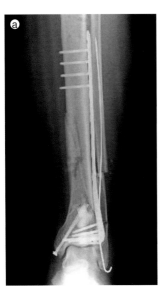
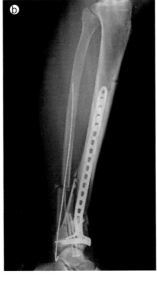

图 4.3.10 ◆ 钢板固定术
    a. 正位片。
    b. 侧位片。

（图 4.3.11）。如果筋膜间隔内压力超过 30~40 mmHg 或与舒张压的差值小于 20~30 mmHg 且具有迁延性，并且患者临床症状恶化，就要进行筋膜切开术（图 4.3.12）。之后，进行直接牵引或外固定，以减少筋膜间隔压力，然后再治疗骨折，以及对筋膜切开部位进行二次缝合或植皮。

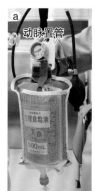

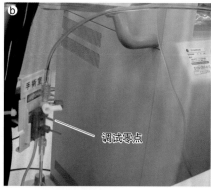

调试零点

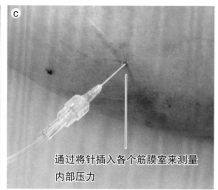

通过将针插入各个筋膜室来测量内部压力

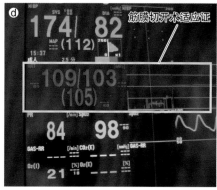

筋膜切开术适应证

图4.3.11 ◆ 笔者所在医院测量筋膜间隔内压力的方法

黄色框内显示的是筋膜间隔内压力的数值。

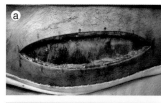

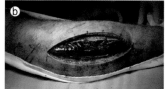

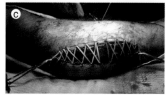

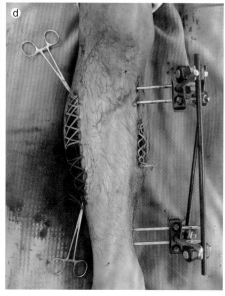

图4.3.12 ◆ **筋膜切开术的顺序**

a. 做一个小腿前外侧的皮肤切口。

b. 切开筋膜，打开筋膜间隔。

c. 钉住伤口边缘，将血管结扎带以穿鞋带的方式穿过切口。

d. 从小腿前内侧切开后，进行同样的操作，然后放置外固定。

注意 如果筋膜切开不及时，完全缺血超过 4 小时，骨骼肌和周围神经就会开始发生不可逆的变化。如果缺血超过 8 小时，不可逆的变化就会完全实现，功能恢复的可能性很小，所以准确的诊断和及时进行筋膜切开术是很重要的。

提示 筋膜切开术

小腿具有 4 个筋膜间隔：前筋膜间隔（anterior）、外侧筋膜间隔（lateral）、后浅筋膜间隔（superficial posterior）及后深筋膜间隔（deep posterior）。在进行筋膜切开术时，通过 1 个或 2 个皮肤切口打开所有的筋膜间隔，注意不要损伤神经（腓浅神经和胫神经）或血管（胫后动静脉）（图 4.3.13）。切口管理包括穿鞋带法和负压创面治疗技术（negative pressure wound therapy，NPWT），结合使用这两种方法可以取得良好的疗效。

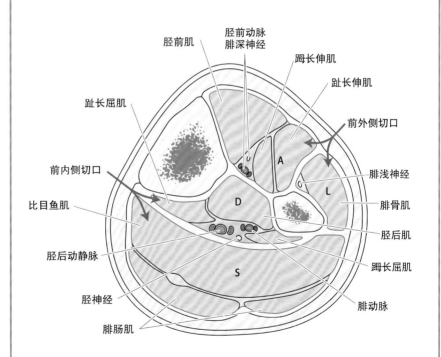

图 4.3.13 ◆ **两种皮肤切口下筋膜切开术的进入路径和解剖学结构**
　　A：前筋膜间隔；L：外侧筋膜间隔；S：后浅筋膜间隔；D：后深筋膜间隔。经修改后转载自参考文献 3）。

患者发生开放性骨折时

治疗方案应根据 Gustilo 分型进行评估（表 4.3.1）。开放性骨折容易出现骨髓炎、延迟愈合和形成假关节等并发症，需要及时进行妥善的治疗。这里需要特别处理的程序是清洗创口和去除坏死组织（图 4.3.14）。

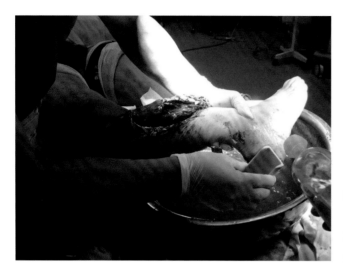

图4.3.14 ◆ 清洗创口和去除坏死组织

用大量的生理盐水和刷子或纱布清洗被污染的区域，并清除可能成为感染源的坏死组织和异物。

首先，要进行以下 5 项处理措施。

①针对大量的出血进行止血。

②充分清洗创口，清除坏死组织和异物。

③用纱布或绷带进行覆盖和压迫。

④进行简单的外固定。

⑤使用抗生素。

其次，在及时进行上述操作后，根据 Gustilo 分型（图 4.3.15），将患者转入相应的治疗流程。

对于 Gustilo 分型 I 型，应采用与皮下骨折相同的处理方法。头孢类药物是首选的抗菌药，应尽快开始给药。

对于 Gustilo 分型 II 和 III 型，如果在患者受伤后 6~8 小时（黄金时间）完成处理，就可以进行内固定和一期伤口闭合术。

如果超过了黄金时间，在对伤口进行清洗和去除坏死组织后，就可以进行外固定而非内固定。如果可能的话，可进行一期伤口闭合术。如果不能实现，则进行湿敷（wet-dressing），并尝试进行二期伤口闭合术。进行负压创面治疗也具有良好的效果。头孢类药物是首选的抗菌药，应尽快开始给药。

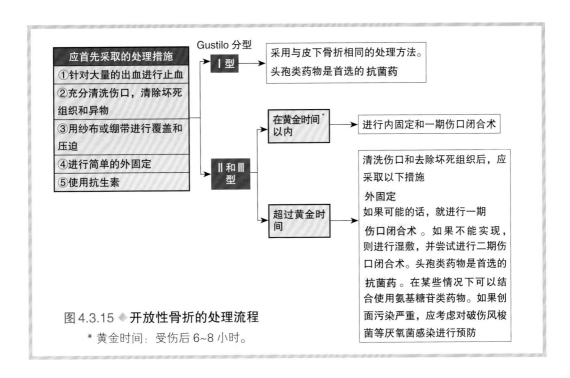

图 4.3.15 ◆ 开放性骨折的处理流程

*黄金时间：受伤后 6~8 小时。

在某些情况下可以结合使用氨基糖苷类药物。如果创面污染严重，应考虑对破伤风梭菌等厌氧菌感染进行预防。

注意 开放性骨折需要尽快处理，尤其是要进行伤口清洗和去除坏死组织。

提示 负压创面治疗技术（NPWT）

NPWT 是一种采用聚氨酯人工辅料施加负压，形成持续（continuous）或间歇（intermittent）的吸引的方法。这种方法使用相对简单，可以为伤口提供密封性保护，以减少软组织水肿，促进清除多余的渗出物和感染性废物，并可促进肉芽良好生长。NPWT 的适应证包括创伤性撕裂伤口、术后分离性伤口和开放性伤口、肢体切断边缘开放性伤口和清创术后的皮肤缺损伤口，对开放性骨折和筋膜间隔综合征的筋膜切开伤口的恢复也很有帮助。

■ 参考文献

1）Meinberg EG, et al: Fracture and Dislocation Classification Compendium–2018 J Orthop Trauma, 32 Suppl 1: S1–S170, 2018

2）「The Fracture Classification Manual」（Gustilo RB），Year Book Medical Pub, 1991

3）「OS NEXUS 1 膝・下腿の骨折・外傷の手術」（宗田　大 / 編），p76，メジカルビュー社，2015

踝关节骨折和骨折脱位

西村明展

踝关节骨折和骨折脱位是日常诊疗工作中经常遇到的外伤。对于脱位，需要立即采取急救措施进行复位。此外，如果骨愈合发生了对位不良，那么日后发生踝关节骨关节炎（软骨磨损）的可能性就会增加，所以需要进行准确的修复和固定。

功能解剖学

踝关节由胫骨、腓骨和距骨组成，在由胫骨内踝、胫骨远端及腓骨远端形成的距小腿关节窝（榫槽）中，距骨为"榫"（图4.3.16a、b）。多条胫腓韧带及骨间膜等，将胫骨和腓骨牢固地固定在一起。踝关节的内侧由多成分的三角韧带固定（图4.3.16c），外侧由距腓前、后韧带和跟腓韧带固定（图4.3.16d）。当从上方观察距骨的关节面时，它呈一个梯形的形状，前面的宽度较大，后面的宽度较窄（图4.3.16e）。这导致踝关节跖屈时骨性制动较弱，外侧的韧带组织比内侧少，因此踝关节内翻时受伤（尤其是扭伤）的情况较多。

在踝关节背屈时，距骨的较宽部分被卡在上述的距小腿关节窝（榫槽）中，导致强烈的骨性制动。与跖屈内翻状态下的踝关节扭伤相比，由于只有强大的外力才会造成损伤，所以背屈时受伤情况不太常见，但一旦遭受强大的外力，就会导致胫腓间（连接胫骨和腓骨）的联合韧带（syndesmosis）损伤或骨折。

骨折的分类

Lauge-Hansen分型（图4.3.17）侧重于受伤时踝关节的肢位和外力的作用方向（距骨在关节内的运动方向），常被用来评估踝关节骨折的类型。在这种分型中，各类型是根据骨折和韧带损伤的严重程度来划分的，所以有助于了解骨折的顺序和确定骨折的严重程度。

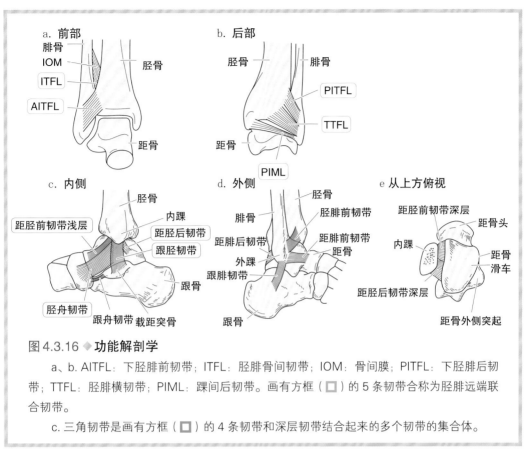

图 4.3.16 ◆ **功能解剖学**

a、b. AITFL：下胫腓前韧带；ITFL：胫腓骨间韧带；IOM：骨间膜；PITFL：下胫腓后韧带；TTFL：胫腓横韧带；PIML：踝间后韧带。画有方框（□）的 5 条韧带合称为胫腓远端联合韧带。

c. 三角韧带是画有方框（□）的 4 条韧带和深层韧带结合起来的多个韧带的集合体。

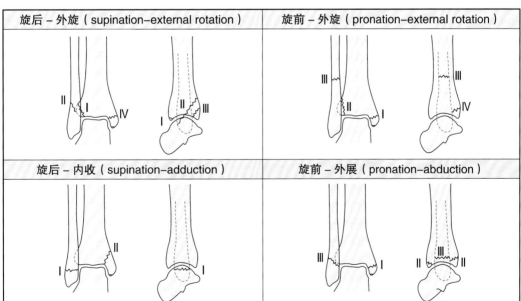

图 4.3.17 ◆ **Lauge–Hansen 分型**

用罗马数字Ⅰ~Ⅳ表示各个类型。分型的依据是受伤时踝关节的肢位和受伤时外力的作用方向。引自参考文献 1）。

另一种经常使用的分型是 Weber 分型（图 4.3.18）。这种分型侧重于腓骨对踝关节稳定性的作用，并根据腓骨骨折相对于胫腓远端联合韧带的位置分为 3 种类型：A 型骨折发生在胫腓远端联合韧带的远端；B 型骨折发生在同一高度；C 型骨折发生在近端。这种分型可以在一定程度上预测胫腓骨间的不稳定性：A 型骨折相对稳定；B 型骨折可能不稳定；C 型骨折往往不稳定。

除此以外还有 Pilon 骨折，它是指胫骨远端关节面（胫距关节面）发生的骨折（图 4.3.19）。当高能量沿轴向作用于踝关节时就会发生这种骨折，因为关节面往往呈断裂或粉碎状，软组织损伤也很严重，所以其预后要比其他类型的踝关节骨折差。

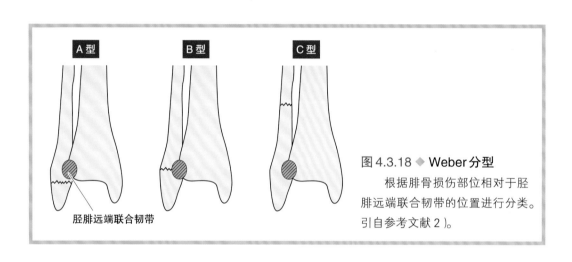

图 4.3.18 ◆ Weber 分型
根据腓骨损伤部位相对于胫腓远端联合韧带的位置进行分类。
引自参考文献 2）。

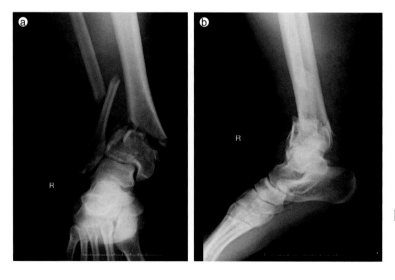

图 4.3.19 ◆ Pilon 骨折
a. 正位片。
b. 侧位片。

诊断

踝关节骨折表现为踝关节周围肿胀、疼痛、畸形和皮下出血。基本通过X线片进行诊断，至少要拍摄正位、侧位2个方位的X线片（图4.3.20），必要时还需拍摄斜位片。对于前面提到的Lauge-Hansen分型中的旋前-外旋类型，腓骨的骨折可能位于近端（Maisonneuve骨折），在一般的踝关节X线片上骨折不会显示出来，所以如果怀疑发生了这类骨折，还应拍摄全部小腿或膝关节。

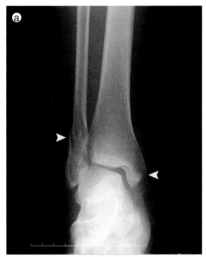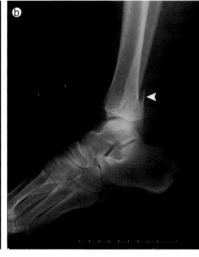

图4.3.20 ◆ **踝关节骨折的普通X线片**
　　正侧位片（a、b）可以观察到腓骨斜行骨折和内踝关节骨折（▷）。

另外，也有必要评估联合韧带是否有损伤。普通X线正位片测量法将有助于解决这个问题（图4.3.21）。

如果内踝与距骨内壁之间的距离（内踝间隙，medial clear space，MCS）超过5 mm，则强烈怀疑发生了三角韧带损伤（图4.3.22）。联合韧带损伤和三角韧带损伤常常合并存在，因此如果发生了其中一种损伤，则应怀疑同时发生了另一种损伤，并进行仔细检查。静态评估可能显示胫腓间没有失稳的现象，但施加压力后可能表现出实际上的不稳定性。医师应通过使用外旋应力或重力的应力试验（gravity stress test）（图4.3.23）来评估胫骨间的不稳定性。如果MCS比健侧扩大2 mm以上，则认为存在关节不稳定。

CT检查能够有效地掌握骨碎片的三维外观。特别是3D CT（图4.3.24），它可以提供更详细的骨折形态，对制订手术方案很有帮助。

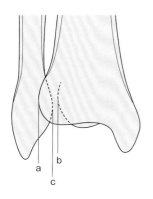

图 4.3.21 ◆ 远端胫骨间分离

　　a. 腓骨切迹前缘。

　　b. 腓骨切迹后缘。

　　c. 腓骨的胫侧端。

　　如果 ac<bc，则视作远端胫腓骨间分离。根据参考文献 3）编制。

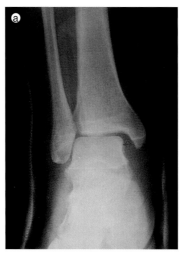

图 4.3.22 ◆ 三角韧带损伤

　　当 MCS（◄►）超过 5 mm 时，应怀疑患者发生了三角韧带损伤（a）。与健侧（b）的比较，也是一项重要的检查。

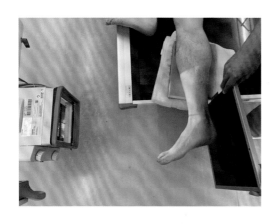

图 4.3.23 ◆ 重力应力试验

　　利用重力施加应力后，通过普通 X 线片来评估 MCS。

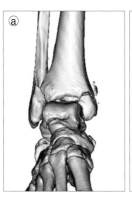
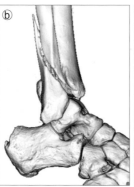
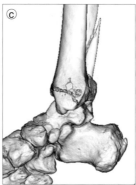

图 4.3.24 ◆ 踝关节骨折的 3D CT 成像

　　可以获得更详细的骨折三维外观。

　　a. 正面视图。

　　b. 外侧视图。

　　c. 内侧视图。

保守治疗

保守治疗适用于没有骨折移位的情况，或者骨折可以复位，而且复位的位置可以保持稳定的情况。在急性期，可以使用夹板固定，当肿胀减轻时再改用石膏固定。即使选择保守治疗，也应定期进行普通 X 线检查，如果出现骨折移位，则应转为手术治疗。近年来，对于孤立的腓骨骨折，人们越来越多地选择进行保守治疗，但由于三角韧带和联合韧带的损伤，加之胫腓骨的不稳定情况，会导致患者出现关节面接触不良，从而增加日后发生踝关节骨关节炎的风险。因此，手术治疗仍是首选的治疗方案。

手术治疗

手术治疗的指征是胫骨间不稳定（普通或应力位 X 线检查中发现 MCS $\geq$ 2 mm），伴有骨折脱位、双踝骨折、三踝骨折、外踝孤立骨折 + 三角韧带损伤。伴有 2 mm 以上移位的骨折也是手术的适应证，但上述类型的骨折很难用石膏固定等方法保持复位位置，所以也适合采取手术治疗。

手术治疗的目的是实现和保持解剖学上的复位位置。对于三踝骨折，复位和固定的顺序是：①外踝；②后踝；③内踝。

由于各个厂家生产的各种类型的植入材料不同，所以用于手术治疗的内固定材料也不同，其中大致可以分为钢板固定、螺钉固定和钢丝张力带内固定几种类型（图 4.3.25）。近年来，由于锁定钢板可以为骨质疏松症患者提

钢板固定 + 钢丝张力带内固定

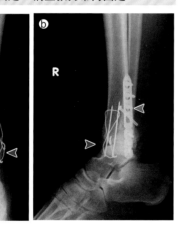

钢板固定 + 螺钉固定

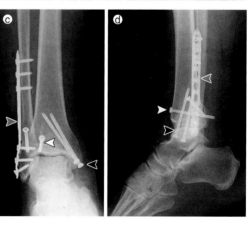

图 4.3.25 ◆ 踝关节骨折术后的 X 线片

a、b. 正侧位片可见钢丝张力带（▶）、腓骨钢板（▷）。

c、d. 正侧位片可见内踝关节螺钉（▶）、腓骨钢板（▷）、后踝关节螺钉（▷）。

供强有力的固定，并且不影响骨膜的血液循环，目前已越来越多地被使用。对于外踝骨折，如果可以将多个螺钉充分打入远端骨碎片，则选择钢板固定；但如果确定无法打入足够的螺钉，则选择钢丝张力带内固定。对于外踝骨折，如果判断远端骨碎片较大，能够打入足够的螺钉，则采用螺钉固定；但如果骨碎片较小，无法打入足够的螺钉，则一般选择钢丝张力带内固定。

螺钉固定或锚扣固定是治疗联合韧带损伤的常用方法，因为联合韧带在生理上会随着负重或踝关节的背屈而打开，所以当采用螺钉固定时，如果在螺钉没有拆除的情况下开始负重，就有断裂的风险。因此，建议到了一定的期限就拆除螺丝。

近年来容许适度移动的锚扣的使用变得越来越广泛。此外，由于单独使用锚扣不能再现下胫腓前韧带的生理运动，因此我们也在下胫腓前韧带处采用人工韧带进行了加固（图 4.3.26）。

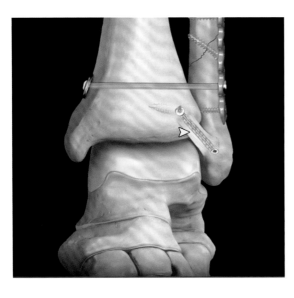

图 4.3.26 ◆ 远端胫腓间韧带损伤的治疗

采用人工韧带和锚扣对下胫腓前韧带进行加固（▷）。经 Arthrex Japan 合同会社许可转载。

踝关节脱位

不伴有骨折的踝关节脱位比较少见，往往是在某处有骨折的情况下脱位，也有韧带断裂的情况。脱位根据其方向可分为外脱位、前脱位、上脱位和后脱位。所有类型的脱位都需要尽快复位，因此采用阻滞麻醉或腰椎麻醉进行复位。患者取仰卧位使膝关节屈曲，通过放松腓肠肌和对后足施加远端牵引力来进行复位。如果不能保持复位位置，则不能立即进行内固定（使用钢板和螺钉进行手术治疗），可以采用直接牵引或放置外固定支架的方法，以尽快实现复位，等到患者能够手术时再进行内固定。

- 对于踝关节骨折，实现准确的复位、牢固的内固定和尽早进行关节活动是很重要的。
- 对患者进行体格检查时，要考虑到韧带的隐匿性损伤和腓骨近端骨折的可能性。
- 对于踝关节脱位，应使用麻醉，以尽早实现无痛复位。

■ 参考文献

1) Lauge-Hansen N: Fractures of the ankle. Ⅱ. Combined experimental-surgical and experimental-roentgenologic investigations. Arch Surg, 60: 957-985, 1950
2) Kennedy JG, et al: An evaluation of the Weber classification of ankle fractures. Injury, 29: 577-580, 1998
3) 杉本和也：脛腓靱帯損傷.「図説 足の臨床 改訂 3 版」(高倉義典 / 監，田中康仁，他 / 編)，pp302-304，メジカルビュー社，2010

踝关节扭伤

西村明展

踝关节扭伤是日常生活中最常见的外伤之一。扭伤程度无论大小都会造成韧带损伤，如果治疗不当，会遗留踝关节不稳定（晃动）的后遗症，后续还会导致骨关节炎（软骨磨损）的发生。因此，掌握患者扭伤的情况和症状，对其进行妥善的诊断和治疗是很重要的。

功能解剖和症状

踝关节的主要韧带是内侧的三角韧带（deltoid ligament）（图 4.3.27）、外侧的距腓前韧带（anterior talofibular ligament）、跟腓韧带（calcaneofibular ligament）和距腓后韧带（posterior talofibular ligament）（图 4.3.28）。然后是联合韧带（图 4.3.29），它由骨间膜、下胫腓前韧带、下胫腓后韧带、下胫腓横韧带组成，将胫骨和腓骨牢牢相连。85% 以上的踝关节扭伤是内翻扭伤（图 4.3.30），同时伴随外侧副韧带的断裂（本节介绍的是最常见的外侧副韧带损伤）。在外侧副韧带中，最常受伤的是距腓前韧带，其次是跟腓韧带。一

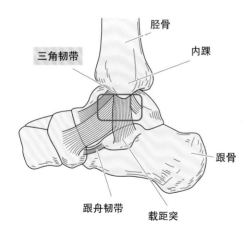

图 4.3.27 ◆ 踝关节内侧的解剖结构
（内侧副韧带）

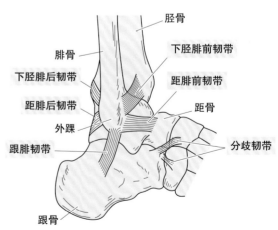

图 4.3.28 ◆ 踝关节外侧的解剖结构
（外侧副韧带）

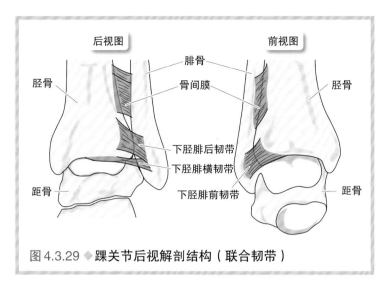

图 4.3.29 ◆ 踝关节后视解剖结构（联合韧带）

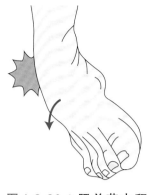

图 4.3.30 ◆ 踝 关 节 内 翻
扭伤

一般来说，距腓前韧带最先受伤，如果扭伤程度严重，往往会合并跟腓韧带损伤。距腓后韧带是一条强韧的韧带，与前述 2 条韧带相比，其受伤的频率较低。如果是同样的内翻扭伤，压痛更接近前部时，则应怀疑是由跟骰韧带和跟舟韧带组成的分歧韧带发生了损伤（图 4.3.28 ）。

诊断

在诊断流程中最重要的是问诊和提取临床发现（clinical finding）。为了排除骨折的可能，必须进行普通 X 线检查。近年来，超声设备也常用于检查受伤的韧带。

问诊

在与患者访谈的过程中，首先要确定受伤时患者的肢位。如上所述，大多数患者（85% 以上）是内翻扭伤，即踝关节（脚踝）向内扭曲（图 4.3.30 ）。其次，要询问患者是否有扭伤史，扭伤是否反复发生，如果是，则询问受伤程度如何，以及接受过哪些治疗。如果患者曾有踝关节扭伤并就医的经历，那么可能遗留有踝关节不稳定的后遗症，检查时应考虑到陈旧性踝关节扭伤的可能性。

视诊和触诊

问诊后，应进行视诊和触诊。视诊应着重于肿胀的位置。在内翻扭伤中，肿胀通常靠近外踝关节顶端的前方（距腓前韧带区）和顶端的下方（跟腓韧带区）（图 4.3.31）。如果在受伤早期采取妥善的措施，如按压和冷敷，就有可

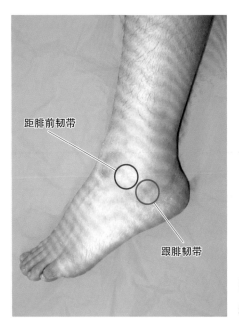

距腓前韧带

跟腓韧带

图 4.3.31 ◆ 距腓前韧带损伤和跟腓韧带损伤的肿胀和压痛区

能减少肿胀和皮下出血。如果经过了一段时间，由于重力的作用，足跟附近可能出现皮下出血。

接下来是进行触诊。与身体其他部位相比，踝关节的皮下组织较少，从体表到韧带的距离较近，因此能够为触诊提供有用的信息。牢记踝关节的解剖结构，进行仔细的触诊，能够让诊断更准确。在更常见的距腓前韧带损伤中，最强烈的压痛几乎总是出现在外踝关节的前方。如果在腓骨上出现压痛（尤其是在其中心线的后方），则应怀疑发生了腓骨骨折，并通过 X 线片（至少 2 个方位）进行仔细观察。一些内翻扭伤可能包括分歧韧带损伤或第五跖骨底部的骨折。

另外，外翻扭伤包括三角韧带损伤，以及在踝关节背屈和足部外旋受伤时发生的联合韧带损伤，这些损伤可以通过询问患者受伤肢位和检查压痛点来估计受伤部位。

X 线检查

X 线检查是排除骨折的一项基本检查，至少需要拍摄踝关节 2 个方位的 X 线片，即正位片和侧位片（图 4.3.32a、b）。如果踝关节前部有压痛（如第五跖骨或分歧韧带处），还应该拍摄足部的正位片和侧位片，由此可以排除骨折的可能性。但在小儿病例中，由于发生骨软骨撕脱骨折的频率很高，还应通过影像学和超声检查来进行评估。

一旦排除了骨折的可能性，就可以用应力位 X 线片来评估不稳定性。由于这在急性期是一种伴有疼痛的检查，应在与患者交谈的同时缓慢地施加应力。尽管判断韧带损伤的截断值（cut off value）在文献报道中没有统一的标准，但如果内翻应力位摄片显示距骨倾斜角超过 10°（图 4.3.32c），或与健侧相差 3° 以上，可视为关节不稳定；前抽屉应力位摄片显示前抽屉距离超过 6 mm，或与健侧相差 3 mm 以上，也可视为关节不稳定（图 4.3.32d）。

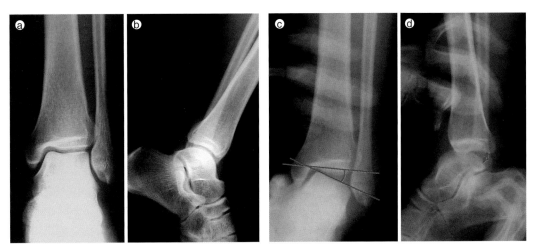

图 4.3.32 ◆ 踝关节扭伤的普通 X 线片

a、b. 踝关节正侧位片：证实没有发生骨折。

c. 踝关节内翻应力位正位片：测量距骨倾斜角，以确定扭伤的程度。

d. 踝关节前抽屉应力位侧位片：测量前抽屉距离，以确定扭伤的程度。

此外，可能还存在隐匿性距骨软骨损伤的合并损伤。在患者发生严重的内翻损伤的情况下，距骨后内侧容易合并距骨软骨损伤。病变在一般的踝关节普通 X 线正位片上往往不明显，但在踝关节跖屈正位片（图 4.3.33a）、CT（图 4.3.33b、c）或 MRI 成像上可以确定病变部位。

超声检查

近年来，随着超声检查技术水平的发展，已经可以确认韧带损伤的程度。虽然检查手法需要熟练掌握，但其可以在施加应力和放松的同时，通过观察对韧带状况和关节活动度进行动态的评估，所以它仍然是一项非常重要的检查手段。检查方法：将患足放在桌子或椅子上，用探头沿距腓前韧带的长轴探测（倾斜角度与足底大致平行，图 4.3.34，视频 4.3.1）。当患足放在桌子或椅子上时，高度不稳定的踝关节已经处于距骨的前抽屉应力之下。检查者一只手握住探头，另一只手握住患者的小腿，轻推或抬起小腿，直至患者足跟能够勉强离开桌面或椅面，以使前抽屉得到复位。检查者通过以上反复操作，可以动态地评估患者踝关节前部的活动度（图 4.3.35， 视频 4.3.2 ）。由于应力位 X 线片是一种伴随 X 线曝射的检查，越来越多的医师只用超声检查来进行诊断。

鉴别诊断

鉴别诊断包括外踝关节骨折、第五跖骨基底骨折、分歧韧带损伤、前下胫腓韧带损伤、腓骨肌腱滑脱、跟骨载距突骨折等。需要通过临床检查、普通 X 线检查和超声检查，将这些疾病与踝关节扭伤相鉴别。

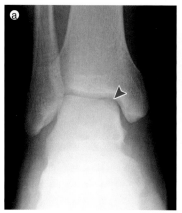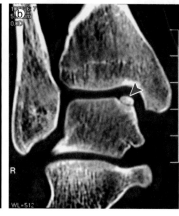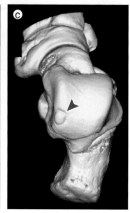

图 4.3.33 ◆ 距骨的骨软骨损伤

a. X 线片可以看到在距骨滑车的内侧发生了损伤（▶）。

b. CT 示病变部位（▶）比在 X 线片上显示得更清楚。

c. 从距骨上方俯视的 3D CT 视图。在此病例中，病变（▶）位于距骨的后内侧，这是最常见的损伤部位。

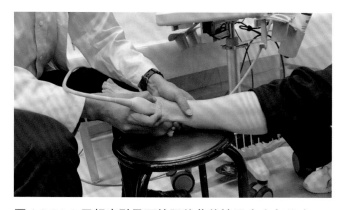

图 4.3.34 ◆ 于超声引导下的踝关节前抽屉应力复位术

检查时，将患者的患足放在桌子或椅子上。检查者一只手握住探头，另一只手握住患者的小腿，轻推或抬起小腿，直到患者足跟能够勉强抬离桌面或椅面，以使前抽屉得到复位。

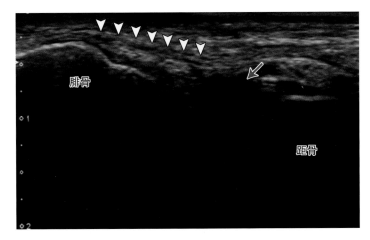

图4.3.35 ◆ 于超声引导下的踝关节前抽屉应力位影像

可以确定距腓前韧带（▷）和靠近距骨的受伤部位（→）。在距骨一侧可以观察到撕裂的情况。

腓骨

距骨

治疗流程（图4.3.36）

在发生急性损伤后，应立即进行 PRICE 处理［即保护（protection）、休息（rest）、冰敷（ice）、压迫（compression）、抬高（elevation）］。根据损伤的严重程度，应在患者受伤后 48 小时内进行以上处理。对于不具有关节不稳定的 1~2 度扭伤，经过 1~2 周的支具或夹板固定，症状通常会有所改善。对于具有关节不稳定的 3 度扭伤，基本治疗方法是保守治疗。不同的医疗机构有不同的治疗方案，笔者所在的医院一般采取在石膏或夹板固定约 2 周后加装支具的方法。

在损伤急性期，选择手术修复的情况越来越少，但一些运动员比较认可手术治疗。在急性期但存在骨软骨碎片游离的情况下，或在普通扭伤治疗后同一部位持续疼痛的慢性期，也可以考虑手术治疗。虽然保守治疗是主流的治疗方法，但据统计约有 30% 的患者在韧带完全断裂时经过保守治疗后，遗留有关节不稳定的后遗症。如果关节不稳定持续存在并造成功能障碍，手术则成为首选的治疗方法。目前，随着关节内镜手术技术水平的发展，人们正在尝试于关节内镜下完成韧带缝合术，以及采用人工韧带加固及通过肌腱移植重建韧带的手术。如果在急性期可以确定患者发生了距骨软骨损伤，并且没有游离的骨软骨碎片，采用石膏固定 6 周的保守治疗方法是首选。

如果经过扭伤治疗后疼痛仍然存在，应考虑到患者合并有距骨软骨损伤的可能性，并增加 CT 和 MRI 等更进一步的精密检查。手术方案取决于患者病变的情况，可以采用骨穿孔术（钻孔术和关节镜下微骨折术）、病灶切除术、骨面新鲜化、用骨钉或螺钉固定的骨软骨碎片复位固定术，以及骨软骨柱移植术等各种治疗方法。

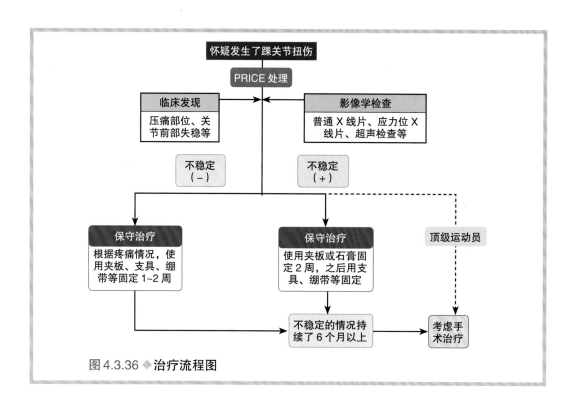

图 4.3.36 ◆治疗流程图

提示 当踝关节因内翻而受伤时，如果断定为踝关节扭伤，可能会漏诊第五跖骨骨折、分歧韧带损伤、跟骨前结节骨折等情况。因此，一定要确定压痛点，并进行必要的检查，以确保做出准确的诊断。

■ 参考文献

1）平野貴章：残存靭帯をどう診るか・徒手検査と鏡視 –. MB Orthop, 30（7）: 23–28, 2017
2）Ballal MS, et al: Management of sports injuries of the foot and ankle: an update. Bone Joint J, 98–B: 874–883, 2016

距骨骨折

森川丞二

距骨骨折在临床上相对罕见，但往往由于合并无菌性骨坏死和骨关节炎等并发症而难以治疗。因此，当距骨骨折合并移位或脱位时，需要特别注意。

解剖学结构和症状

距骨的形态如图 4.3.37 所示。

● 距骨颈和距骨体骨折

此类骨折主要表现为局部肿胀和压痛，患者无法行走，踝关节活动范围受限（如果伴有脱位，则可出现畸形）。

● 周围骨折

此类骨折患者通常可以行走，但会主诉骨折部位有肿胀、压痛和皮下出血，行走时疼痛。

受伤方式

一般由高能量的创伤引起，如跌倒和道路交通伤害。不过，周围骨折也

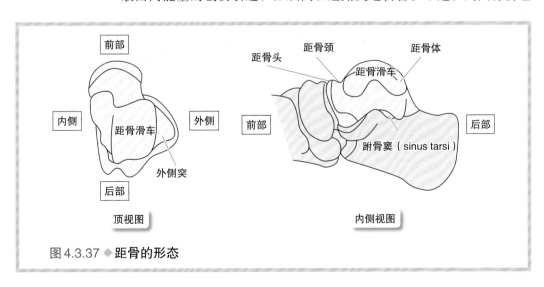

图 4.3.37 ◆ 距骨的形态

可能由运动引起，而后突骨折则常见于经常将踝关节过度跖屈的运动员（体操、足球等）中。

外侧突基底部的骨折更容易发生在踝关节过度背屈和外翻时，而外侧突前端的撕脱骨折更容易发生在内翻时。

另外，距骨滑车的骨软骨病变也往往是由踝关节被迫内翻引起的，并且常常合并由踝关节外侧韧带损伤后的不稳定导致的足踝关节反复扭伤的病例中。

影像学检查和诊断

伴有移位的距骨颈和距骨体骨折，可以通过普通 X 线片诊断出来，诊断相对容易（图 4.3.38），但对于不伴有移位的骨折和周围骨折，往往难以诊断，所以 CT 检查对于准确诊断和制订治疗方案是必不可少的。

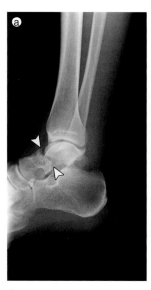 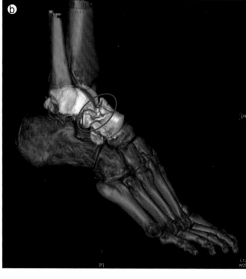

图 4.3.38 ◆ 距骨颈骨折

Marti-Weber 分型 Ⅲ a 型的病例（骨折部位：▷，O）。

a. X 线侧位片。

b. 3D CT。

鉴别诊断和并发症

因为多为高能量的创伤引起，所以应注意其他骨折和脱位、循环障碍、皮肤坏死和足部筋膜间隔综合征的发生。在极少数情况下，也会出现不伴有骨折的距下关节脱位和跗横关节（chopart joint）脱位。

无菌性坏死是距骨骨折中特别常见的并发症，可发生在 Marti-Weber 分型 Ⅱ 型以上的骨折中，在 Ⅳ 型中几乎是不可避免的（图 4.3.39）。另外，在

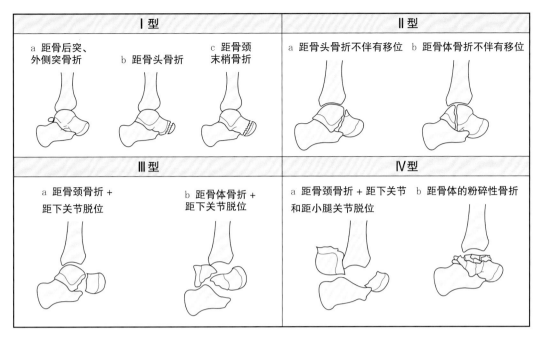

I 型		
a 距骨后突、外侧突骨折	b 距骨头骨折	c 距骨颈末梢骨折

II 型	
a 距骨头骨折不伴有移位	b 距骨体骨折不伴有移位

III 型	
a 距骨颈骨折 + 距下关节脱位	b 距骨体骨折 + 距下关节脱位

IV 型	
a 距骨颈骨折 + 距下关节和距小腿关节脱位	b 距骨体的粉碎性骨折

图 4.3.39 ◆ Marti–Weber 分型（距骨骨折和骨折脱位）

Ⅰ型：无无菌性坏死。

Ⅱ型：少数情况下可发生无菌性坏死。

Ⅲ型：常见无菌性坏死。

Ⅳ型：多数情况下常发生无菌性坏死，整个距骨可能都会受到无菌性坏死的影响。

有些情况下还会发生骨愈合不全，从而导致假关节的形成。因此，即使实现了骨愈合，仍有可能发生骨关节炎和距下关节炎。

有必要与三角骨（后突愈合不全）相鉴别。

提示 　**距骨体的无菌性坏死**

· 这种情况是由流向距骨体的血流中断所引起的。如果骨坏死的负荷导致了距骨滑车的塌陷骨折，可能会遗留严重的后遗症。当血液循环恢复使骨复活后，骨强度就会恢复，但也有报道，受伤后超过 2 年会发生塌陷骨折。

· 距骨 60% 以上的表面是关节面，其特征是缺乏血液循环。距骨的血管滋养管主要沿韧带走行，这也增加了伴有韧带损伤的骨折脱位导致无菌性坏死的可能性。

急救处理

如果出现骨折脱位的并发症，应尽快进行复位。复位后，应检查周围循环和神经系统是否存在障碍。在严重肿胀的情况下，还应该注意患者是否有足部筋膜间隔综合征的发生。

治疗

伴有移位的距骨颈和距骨体骨折，适合采取手术治疗。原则上，应通过手术使用螺钉进行强有力的内固定，并采取早期运动疗法（图 4.3.40），但如果不能实现充分内固定的情况下，可以采取保守治疗，进行约 3 周的外固定。对于撕脱骨折，也要按照韧带损伤的治疗方法进行约 3 周的外固定。如果在骨折的分类中，没有距骨体无菌性坏死的风险，3 周后患者可以开始进行部分负重行走训练。当患者存在无菌性坏死的可能性，如果踝关节普通 X 线正位片显示距骨滑车的软骨下出现了霍金斯征（图 4.3.41），则排除骨坏死；但如果胫骨远端的软骨下骨质出现霍金斯征，而距骨滑车没有霍金斯征，则提示有骨坏死。这要结合磁共振成像结果和其他信息来确定，不过，如果发生骨坏死，应延长患者免负重期，以避免距骨体受到挤压。在各种报道中，对于免负重期没有一致的标准。

X 线侧位片

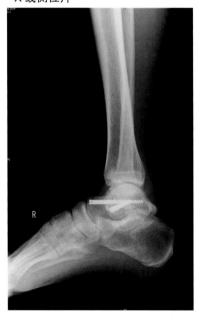

图 4.3.40 ◆ **距骨颈骨折（术后）**

将无头螺钉从距骨头的内侧和外侧插入距骨体，并进行内固定。

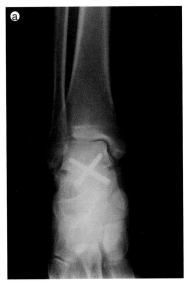
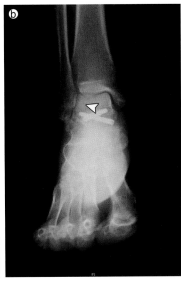

图 4.3.41 ◆ 霍金斯征

观察距骨滑车（▷），在图 b 中可以看到一个半透明的影像。

a. 术后 1 个月。

b. 术后 2.5 个月。

注意 距骨骨折相对罕见，但治疗起来特别困难，容易遗留伤残的后遗症。如果伴有骨折脱位，应尽早进行复位，并在骨接合术后进行密切的病程观察。

■ 参考文献

1）Grob D, et al: Operative treatment of displaced talus fractures. Clin Orthop Relat Res: 88–96, 1985

2）Penny JN & Davis LA: Fractures and fracture–dislocations of the neck of the talus. J Trauma, 20: 1029–1037, 1980

跟骨骨折

森川丞二

跟骨骨折是最常见的跗骨骨折，由于经常遗留畸形和疼痛的后遗症，治疗起来可能比较困难。对于高能量创伤患者，也应注意是否有筋膜间隔综合征等情况的发生。

症状

● **跌落伤等压缩应力造成的骨折**

患者可表现为整个足部肿胀，足跟无法负重。

● **扭伤等拉伸应力造成的撕脱骨折**

在骨折部位可以观察到压痛、肿胀和皮下出血点。在某些情况下，患者可以行走。

受伤类型

最常见的受伤类型是高空跌落或坠落，但也常见于交通事故和运动损伤。在运动损伤中，常见伴有扭伤的韧带和肌腱附着点撕脱骨折是其特征。

影像学检查和诊断

普通 X 线片和 CT 是必不可少的检查手段：可以从 3 个方位拍摄 X 线片，即侧位片、对切线位片和 Anthonsen 位片（图 4.3.42）。在侧位片中测量 Bohler 角（图 4.3.43），并评估纵向的畸形（图 4.3.44a）。在对切线位片中评估横径增加和剪切骨折（图 4.3.44b）的情况，在 Anthonsen 位片中评估距下关节的位置。

CT 检查可提供关于骨折的详细信息，并能发现普通 X 线片难以诊断的撕脱骨折，还有助于制订手术病例的术前计划（图 4.3.45）。

鉴别诊断和并发症

当患者畸形、肿胀和疼痛明显时，比较容易诊断，但在这种情况下，循环障碍可能导致足部骨筋膜间隔综合征、皮肤坏死和水疱形成。在开放性骨折的情况

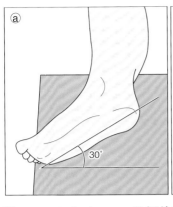
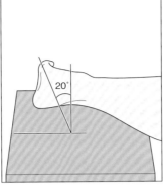
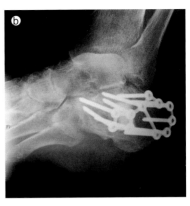

图 4.3.42 ◆ Anthonsen 位摄片法

a. Anthonsen 位摄片法：将患足放在桌子上，使足跟外侧下方呈 30°，从足跟后部向下 20° 拍摄 X 线片，以使后跟距关节可以被观察到。

b. 跟骨骨折钢板固定术后的 Anthonsen 位片。

根据参考文献 1）编制。

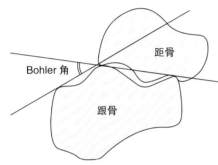

图 4.3.43 ◆ Bohler 角

Bohler 角通常呈 20°~30°，可在侧位片中测量，是平足畸形的一个指标。在复位过程中，除了这个角度外，还应对对切线位片中的宽度和跟距关节面进行复位。引自参考文献 2）。

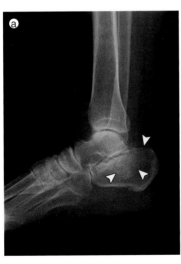
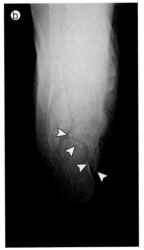
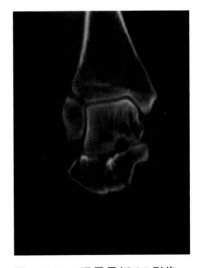

图 4.3.44 ◆ 跟骨骨折 X 线片

骨折部位：▷。

a. 侧位片。

b. 对切线位片。

图 4.3.45 ◆ 跟骨骨折 CT 影像（MPR 冠状位成像）

可见跟骨变平，横径增加。

下，骨髓炎是一种常见的并发症，需要引起注意。除了骨髓炎外，在少数情况下可能还会形成假关节，但即使实现了骨愈合，也可能由于距下关节的不适位置而使患者遗留疼痛的后遗症。这种情况下，可以实施距下关节固定术进行补救。

急救处理

在严重畸形的情况下（尤其是跟骨横径增大），尽早对损伤进行复位可以减少筋膜间隔综合征等并发症的发生。此时通过 RICE 处理原则控制局部肿胀也很重要。在开放性骨折的病例中，应彻底清洗和处理伤口，并使用预防性抗菌药物，以防止骨髓炎的发生。

如果患者有手术治疗的指征，并且处于受伤的早期阶段且局部肿胀仍然很轻，可以在肿胀变得更严重之前进行有创的复位固定术。

治疗

撕脱骨折通常采取外固定等保守治疗方法，但根据骨碎片的大小、移位程度和位置（如跟腱附着点），可能需要手术治疗。几乎没有移位的跟骨体骨折也可以采取保守治疗。

如果骨折伴有距下关节错位、跟骨横径增大或 Bohler 角减小（跟骨扁平化），则必须通过手术等方法进行复位。

徒手复位法（omoto technique，图 4.3.46）

如果外科医师手法纯熟的话，在大多数新鲜骨折的病例中，距下关节面的不适位置可以得到复位。但在一般情况下，仅用这种方法在技术上难以达到理想的复位效果。一旦达到良好的复位位置，就应将患者转入保守治疗。

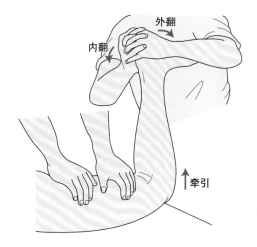

图 4.3.46 ◆ 徒手复位法

外科医师位于治疗床尾，以强大的向上牵引力，迅速将骨折处内翻和外翻数次。由助手紧紧按住患者的大腿，避免其上浮。

Westhues法

这是一种固定方法，具体方法是将钢丝从后方插入跟骨，将后方的骨碎片下拉实现复位，此法适用于舌型骨折中的Bohler角的恢复。但横径几乎不能得到复位，以及对距下关节的复位也有局限性。有时，可以结合徒手复位法或压迫装置来复位横径，这种方法是介于保守治疗和手术治疗之间的方法。

钢板固定法

这种方法适用于粉碎性骨折。通常从外侧入路，复位距下关节面和外侧突，并用专用的钢板进行内固定（图4.3.47）。在严重肿胀或形成水疱的情况下，会增加术后皮肤坏死或感染的风险，因此应直至患者局部情况改善，再进行手术。

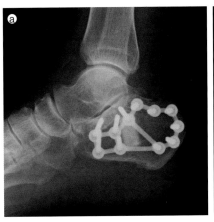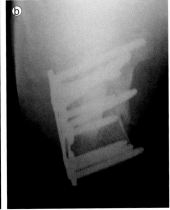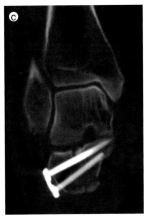

图4.3.47 ◆ 钢板固定法

在跟骨的中心植入人工骨。

a. 侧位片。

b. 对切线位片。

c.CT（MPR 冠状位成像）。

> **注意**
> - 如果骨折局部有明显的肿胀，应注意是否有筋膜间隔综合征和皮肤坏死的情况发生。
> - 撕脱骨折很难用普通X线片来诊断，应该通过CT检查进行评估。

■ 参考文献

1）笹重善朗：踵骨骨折.「カラーアトラス膝・足の外科」(越智光夫 / 編著)，pp497–534，中外医学社，2010

2）北田　力：踵骨骨折.「足部診療ハンドブンク」(高倉義典，他 / 編)，p257，医学書院 , 2000

3）大本秀行：踵骨骨折の治療 – 最近の動向. 北整・外傷研誌，16：94–103, 2000

跗跖关节韧带损伤和骨折脱位

中空繁登

跗跖（lisfranc）关节是一个由跗骨和跖骨组成的三维结构。跗跖关节损伤可大致分为伴有骨折的关节脱位和不伴有骨折的关节脱位。因此，了解解剖结构，并进行准确的诊断和实现复位是非常重要的。

创伤的概述

当前足因道路交通事故或从高处跌落而受到巨大的外力时，或前足在固定状态受到挤压时（前足受到强大的纵向压力，同时受到由于屈曲和内/外旋转而产生的各种力），就会发生这种情况。

解剖学结构

在跗跖关节中，楔骨（内侧、中间和外侧）与第一至第三跖骨基底部衔接，骰骨与第四和第五跖骨基底部衔接，这对于足部纵向和横向足弓的形成起到了主要作用（图 4.3.48）。特别是第二跖骨基底部位于 3 个楔骨之间，与相对的中间楔骨一起起着足弓拱顶石（key stone）的作用。第二和第五跖骨之间有联合韧带连接，相对稳定，但第一和第二跖骨之间没有韧带，这可能导致运动损伤中的跗跖关节韧带损伤。

> **提示** 跗跖关节韧带损伤（lisfranc subtle injury）
>
> 相对较小的外力，如踩踏或在踝关节跖屈位时对足部的轴向压力，可引起跗跖关节韧带的断裂，导致内侧楔骨和第二跖骨之间的分离（图 4.3.49）。上述情况主要发生在运动时。

症状

患者足中部可出现肿胀和畸形，跗跖关节周围可产生强烈的疼痛。

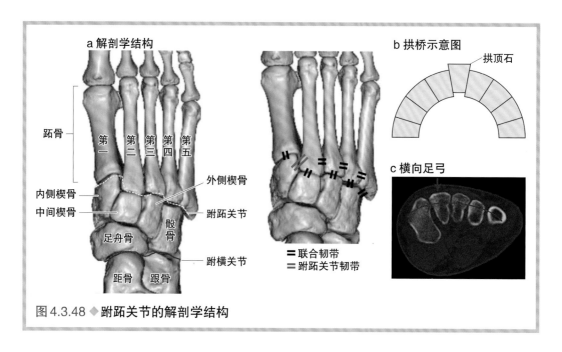

图 4.3.48 ◆ 跗跖关节的解剖学结构

a 解剖学结构

跖骨

第一 第二 第三 第四 第五

内侧楔骨
中间楔骨

足舟骨

距骨 跟骨

外侧楔骨

骰骨

跗跖关节

跗横关节

b 拱桥示意图

拱顶石

▬ 联合韧带
▬ 跗跖关节韧带

c 横向足弓

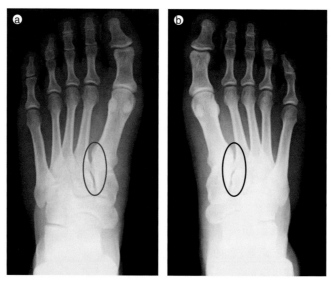

图 4.3.49 ◆ 跗跖关节韧带损伤

与健侧（b）相比，患侧（a）的内侧楔骨和第二跖骨之间有更明显的分离（○）。

影像学检查和诊断

在通常情况下，需要拍摄足部 2 个方位的 X 线片（正位片和斜位片），但如果怀疑是跗跖关节脱位或骨折，则应该拍摄 4 个方位的 X 线片（正位片、侧位片和 2 个斜位片）。CT 检查有助于进行更详细的评估，确认是只发生了跗跖关节脱位，还是发生了伴有跖骨底骨折的脱位。骨折类型一般采用 Myerson 分型进行评估，对于考虑关节不稳定及脱位的范围具有参考作用（图 4.3.50 ）。

鉴别诊断和并发症

需要注意的是，这种疾病往往伴有跗横关节骨折或跖骨骨折，因此在发生多发性创伤时，跗跖关节损伤本身可能会被漏诊。足背动脉的损伤可能导致水疱、皮肤坏死和筋膜间隔综合征等并发症的发生，需要引起注意（图 4.3.51 ）。

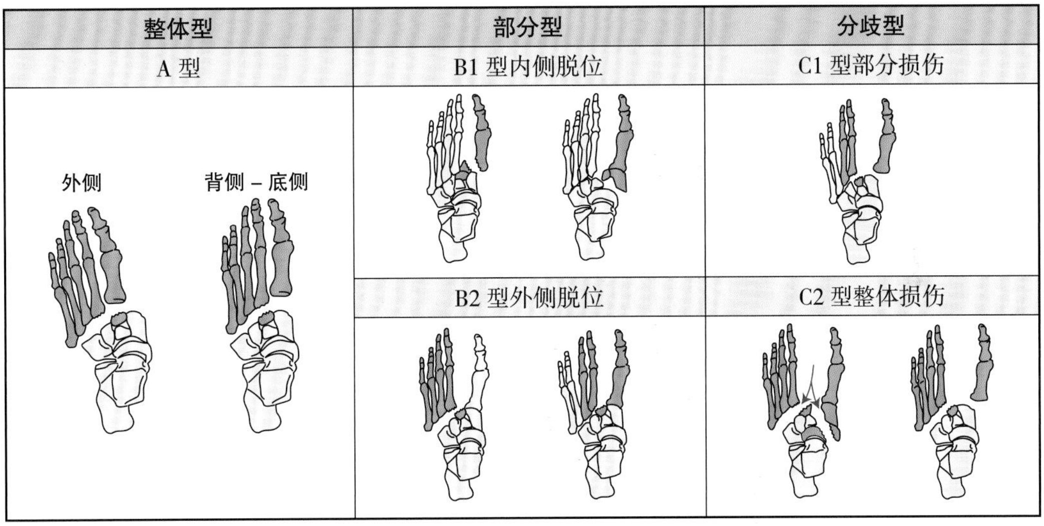

整体型	部分型	分歧型
A 型	B1 型内侧脱位	C1 型部分损伤
外侧　　背侧 – 底侧		
	B2 型外侧脱位	C2 型整体损伤

图 4.3.50 ◆ Myerson 分型

A 型：前足一整块脱位（整体型）。

B1 型：跖骨侧脱位。

B2 型：第二跖骨近腓骨侧脱位。

C1 和 C2 型：第一和第二跖骨之间内外侧分离脱位（→）。

根据参考文献 1）和 2）编制。

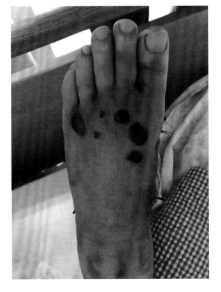

图 4.3.51 ◆ 患者足部肿胀和水疱形成

急救处理和治疗

　　尽早进行复位，并改善循环障碍是非常重要的。在麻醉状态下（下肢阻滞麻醉：腘窝坐骨神经阻滞和腰椎麻醉），抓住脱位的远端即前足部，进行纵向牵引和内外旋转以达到复位的目的。在有的病例中，即使实现了徒手复位，也难以保持复位位置，或者无法实现解剖学复位，这种情况下就需要进行手术治疗（无法实现徒手复位时，也可以转而进行有创复位手术）。在手术中，将作为拱顶石的第二跖骨基底和中间楔骨恢复到解剖学位置，然后用螺钉或钢丝将第一至第三跖骨基底部固定到楔骨之间，将第四和第五跖骨基底部固定到骰骨之间。术后插入的钢丝可以在 6 周后移除，并佩戴足底板支架以支撑足弓，6~8周可以开始部分负重行走，10~12 周可以开始完全负重行走（图 4.3.52）。

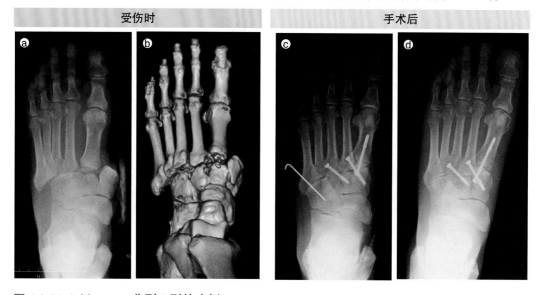

受伤时　　　　　　　　　　　　　手术后

图 4.3.52 ◆ Myerson 分型 A 型的病例

　　a. X 线片。

　　b. CT。

　　c. 手术后。

　　d. 术后 2 个月。

> **注意**　跗跖关节是足弓的基石，对脱位和骨折脱位进行解剖学复位是非常重要的。对脱位患者应尽早实现复位，以防止发生肿胀和循环功能障碍的并发症，强有力的内固定能够提高治疗的效果。

■ 参考文献

1）Myerson MS, et al: Fracture dislocations of the tarsometatarsal joints: end results correlated with pathology and treatment. Foot Ankle, 6: 225–242, 1986

2）「骨折治療基本手技アトラス」（最上敦彦／編），全日本病院出版会，2019

跖骨骨折

伊东直也

跖骨骨折在日常诊疗工作中很常见，没有移位的骨折通过采取保守治疗可以痊愈，但当出现骨折移位时，如果不能恰当地复位和固定，会导致足弓断裂，并遗留疼痛的后遗症。

创伤的概述

当跖骨骨折由直接外力造成时，一般是被落下的重物砸中或被车辆碾压，有时是多发性骨折或开放性骨折（图 4.3.53）。而由间接外力造成时，一般是由前足被迫扭转导致的，第五跖骨基底部撕脱骨折则是由行走被绊倒时腓骨短肌的牵引导致的，也就是俗称的"木屐骨折"（图 4.3.54）。

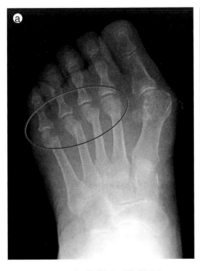
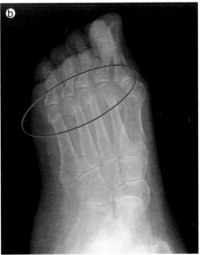

图 4.3.53 ◆ 多发性跖骨骨折

骨折部位：○。

a. 正位片。

b. 侧位片。

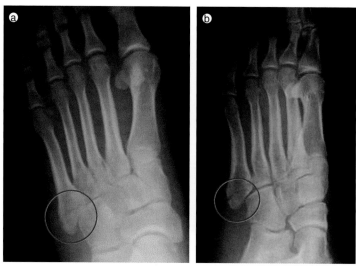

图 4.3.54 ◆ 第五跖骨基底部撕脱骨折

正斜位片（a、b）可见脱位部位：〇。

症状

患者既往有前足创伤发作，症状表现为足背局部的压痛、肿胀和无法行走。

影像学检查和诊断

检查时应拍摄足部 2 个方位的 X 线片，即正位片和斜位片。如果怀疑患者合并有跗跖关节脱位或跗骨骨折，还应该进行 CT 检查。

鉴别诊断和并发症

鉴别诊断包括疲劳性骨折（行军骨折）和足部扭伤 / 挫伤。并发症包括第一和第二跖骨基底部骨折，此部位与足背动脉很接近，应注意循环障碍的问题。另外，还有可能合并跗跖关节脱位（图 4.3.55）。

急救处理

受伤后，应立即按照 RICE、PRICE 等原则进行急救处理。具体来说，应使用弹性绷带来应对肿胀（压迫，compression），进行夹板固定（保护，protection），抬高患肢（抬高，elevation）和用冰袋降温（冰敷，ice），并保持局部制动（休息，rest）。

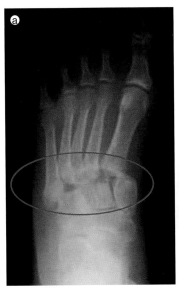
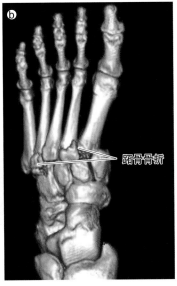

跖骨骨折

图 4.3.55 ◆ 合并跗跖关节
脱位的病例

　　通过 3D CT（b）检查更
容易观察。

　　X 线片（a）可见脱位部
位：○。

治疗

　　对于孤立的不完全骨折或单纯的横向骨折，应指导患者采用足跟行走，
以避免前足负重行走，有些情况下可以只用绷带固定，而不用内收肌夹板固
定。对于没有移位的螺旋形骨折和多发性跖骨骨折，在肿胀减轻后，可以将
小腿到足趾的关节用石膏固定 4~5 周（图 4.3.56）。

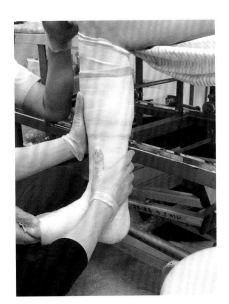

图 4.3.56 ◆ 石膏固定

　　助手站在患肢的外侧，将患者踝关节保持在一个中间位
置，以防止足部向内翻。外科医师应让患者前足石膏充分成
形（在石膏硬化前充分按压，使石膏符合足部形状），以保
留足弓形态，包括足底（足心）。

对于有移位的骨折，在没有麻醉的情况下很难获得充分的复位，而且徒手复位可能会导致再次移位，所以要在麻醉下进行复位，并进行经皮穿针固定。手术通常使用顺行或逆行髓内钉的手法，将 Kirschner 钢丝从足趾关节的基底侧插入（图 4.3.57）。钢板固定则适用于经皮穿针无法修复的长斜行骨折或螺旋形骨折（图 4.3.58）。如果第五跖骨基底部撕脱骨折的移位较大，

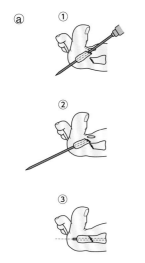
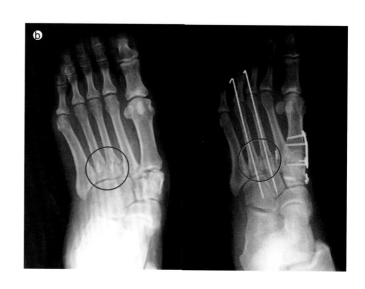

图 4.3.57 ◆ 经皮穿针固定

a. 使用 Kirschner 钢丝的逆行髓内钉固定。① 将钢丝从骨折部位插入；② 将钢丝拉至骨折部位；③ 在复位的同时，将钢丝插入近端骨碎片的髓腔内。

b. 第三和第四跖骨骨折的经皮穿针固定。

受伤时	手术后

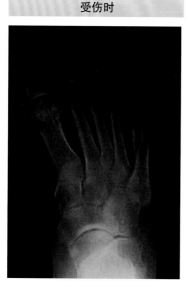
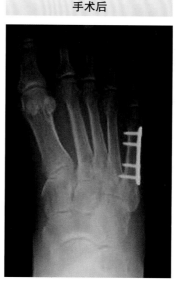

图 4.3.58 ◆ 第五跖骨斜行骨折的钢板固定

则适合采用钢丝张力带内固定术。如果受伤时患者发生足弓断裂，则应在麻醉状态下进行徒手复位和固定，并注意在负重行走时对支具进行取型，以保持足弓形态，并应在术后使用 2~3 个月。

注意事项

在第五跖骨骨折中，距跖骨近端约 2 cm 的骨折称为 Jones 骨折（图 4.3.59）。与木屐骨折相比，跖骨愈合的可能性较小，虽然也可以采取保守治疗，但由于暂时愈合后也容易再次骨折，所以在许多情况下往往要进行手术治疗（图 4.3.60）。

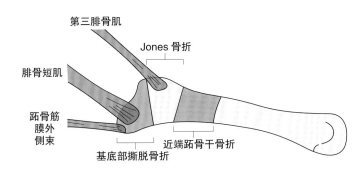

图 4.3.59 ◆ **第五跖骨近端骨折的解剖图**

引自参考文献 1）。

受伤时　　　手术后

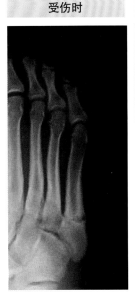
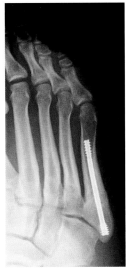

图 4.3.60 ◆ **Jones 骨折**

患者在打篮球时受伤，通过保守治疗恢复了运动能力，但骨折又复发了，所以进行了髓内钉内固定术。

Jones 骨折

第五跖骨近端骨折可分为第五跖骨基底部撕脱骨折、Jones 骨折和跖骨干疲劳性骨折。通常，只有后者被认为是由重复运动负荷引起的，而前两者是由一次性外力引起的。另外，以前的许多论文将 Jones 骨折和跖骨干疲劳性骨折都算作"Jones 骨折"，这也是不同作者在报道中写出的 Jones 骨折的治疗方法和疗效不同的原因之一。

■ 参考文献

1)「足の外科学用語集 第 3 版」(日本足の外科学会 / 編)，日本足の外科学会，2017

主编简介

须藤启广

三重大学大学院医学系研究科骨外科学系　教授

须藤启广 1983 年毕业于日本三重大学医学部，1987 年于同一所大学院研修并获得了博士研究生学位。之后，他在三重大学医学部担任过助教、讲师和副教授，2009 年成为教授。2013 年 10 月至 2019 年 9 月，他兼任三重大学医学部附属医院的副院长，2020 年 4 月起兼任三重大学大学院医学系研究科科长及医学部部长。他擅长髋关节手术和骨质疏松症的治疗，1991 年曾在日本和歌山县田边市纪南医院出诊，积累了丰富的关于肌肉、骨骼、关节创伤治疗的临床经验。除了担任日本骨科协会的理事外，他目前还担任日本髋关节学会、日本骨质疏松症学会、中部日本骨科灾害外科学会、日本骨关节感染症学会及日本关节病学会的理事。

文字编辑　仲小春
责任校对　贾　荣
封面设计　申　彪

骨肌影像诊断技巧丛书

- ■ 肩关节磁共振诊断　第2版
- ■ 膝关节磁共振诊断　第3版
- ■ 足踝关节影像诊断　第2版
- ■ 上肢关节影像诊断
- ■ 骨折　脱位　损伤 影像诊断及治疗图解

ISBN 978-7-5714-3217-1

定价：250.00元